AF627290

DAS KRÄUTER-HANDWERK

Karin Buchart

Mit Illustrationen von
Veronika Halmbacher

DAS KRÄUTER-HANDWERK

Wie Sie die Wirkstoffe der Heilpflanzen gewinnen und für Ihr Wohlbefinden nutzen

Servus

Inhalt

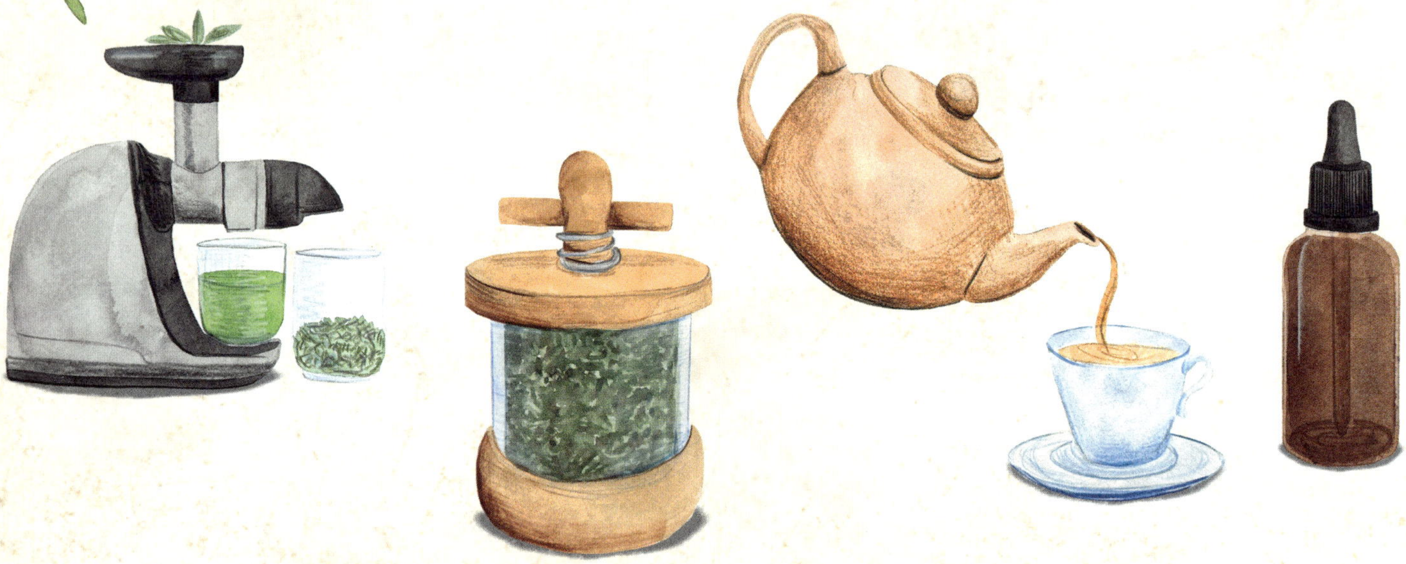

Grundlagen

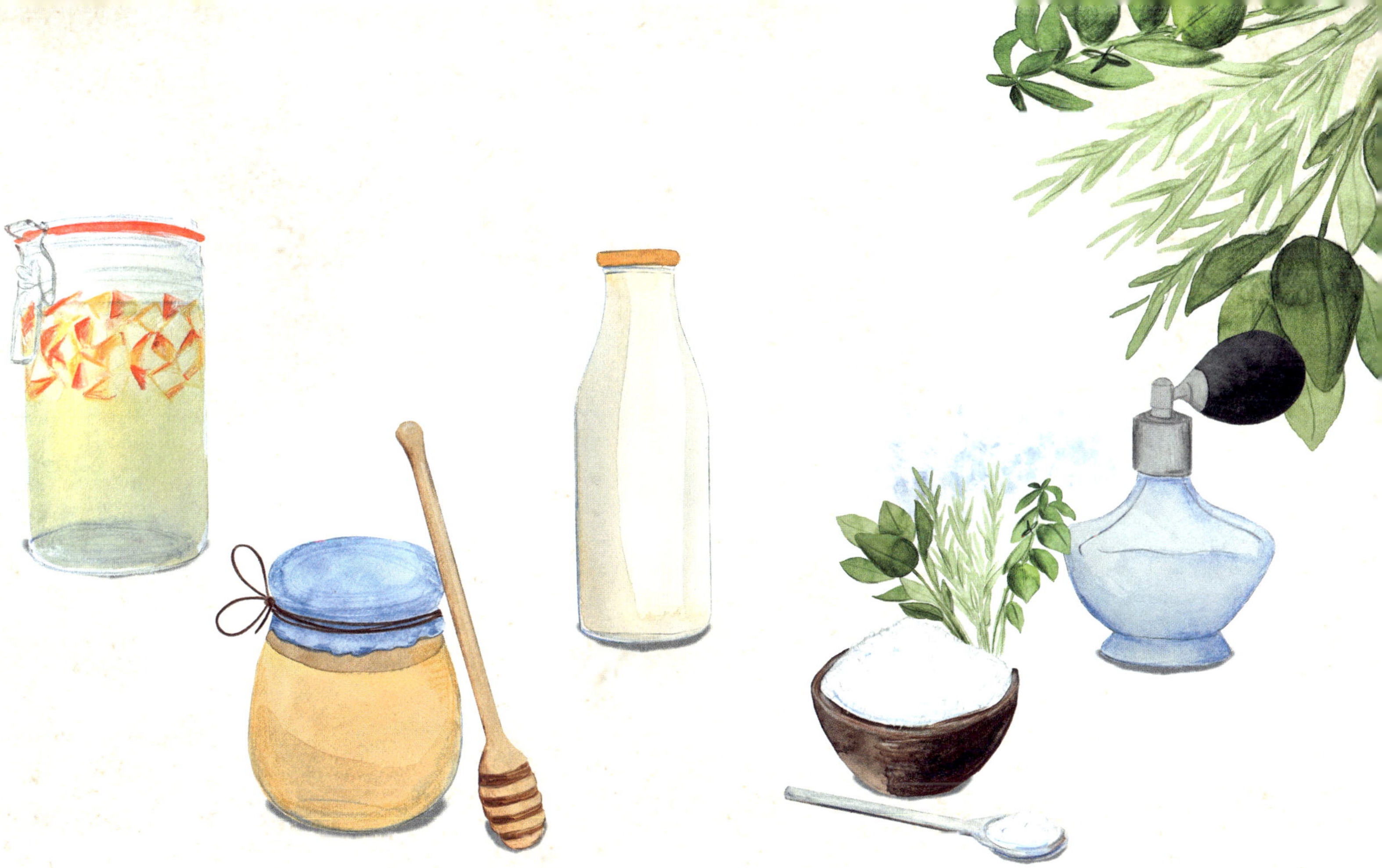

Die Kräuterhandwerke

Das Kräuterhandwerk aktiviert die Pflanzenwirkstoffe

Potente Pflanzenwirkstoffe schlummern in all den Kräutern und Heilpflanzen, die rund um uns herum wachsen. Sie schlummern im wahrsten Sinne des Wortes und werden erst zum Wirken erweckt, wenn wir sie aktivieren, lösen oder so verändern, dass unser Körper etwas damit anfangen kann.

Das grüne Chlorophyll kann bereits wirken, sobald wir auf ein dunkelgrünes Blatt beißen. Dafür muss das Blatt frisch gepflückt sein, weil das Chlorophyll sonst schnell mit dem Sauerstoff reagiert und sich verändert. Es wird braun und verliert seine oxidativen Kräfte. Um das zu verhindern, können wir das Chlorophyll beispielsweise mit Fett einhüllen, wie im Pesto oder im Brennnesselspinat, dann bleibt es in Wirkung. Schleimstoffe saugen sich mit Wasser voll, und in dieser schwabbeligen Form nutzen sie uns und unseren Mikroben. Die Scharfstoffe brauchen Unterstützung von Enzymen, um in Freiheit zu gelangen und ihre Kräfte zu entfalten. Ob diese Kräfte aktiv sind, spüren wir in der Nase. Und für die roten Pflanzenfarben brauchen wir Hitze, Wasser und oft Säure, damit sie sich entfalten können.

Das Kräuter-»Handwerk« ist der Schlüssel zu den Pflanzenwirkstoffen. Es ist uraltes und bewährtes Handwerk, das uns im Alltag begleitet und uns die Türen zur wirksamen Pflanzenarznei öffnet. Die Pharmazie befasst sich schon lange mit dem Weg der Arzneimittel in den Körper, durch den Körper und wieder aus dem Körper hinaus und nennt das »Pharmakokinetik«. Höchste Zeit, dass wir uns auch mit »Nutrakinetik« befassen: Wie kommen Nährstoffe und Pflanzenwirkstoffe aus dem Boden in die Pflanzen, in die Kräutermedizin und in, durch und aus dem Körper? Es reicht uns nicht mehr, zu wissen, dass Salbei Gerbstoffe enthält, heute fragen wir, in welcher Form uns die Gerbstoffe nutzen und wie wir sie in diese geeignete Form verwandeln können.

In diesem Buch werden die grundlegenden Techniken für 12 bewährte Kräuterhandwerke ausführlich beschrieben. Es zeigt Schritt für Schritt, wie man die Kraft der Alpenheilpflanzen nutzbar macht, für welche Pflanzen sich welche Zubereitungen eignen, wie sie wirken und wie man sie aufbewahrt.

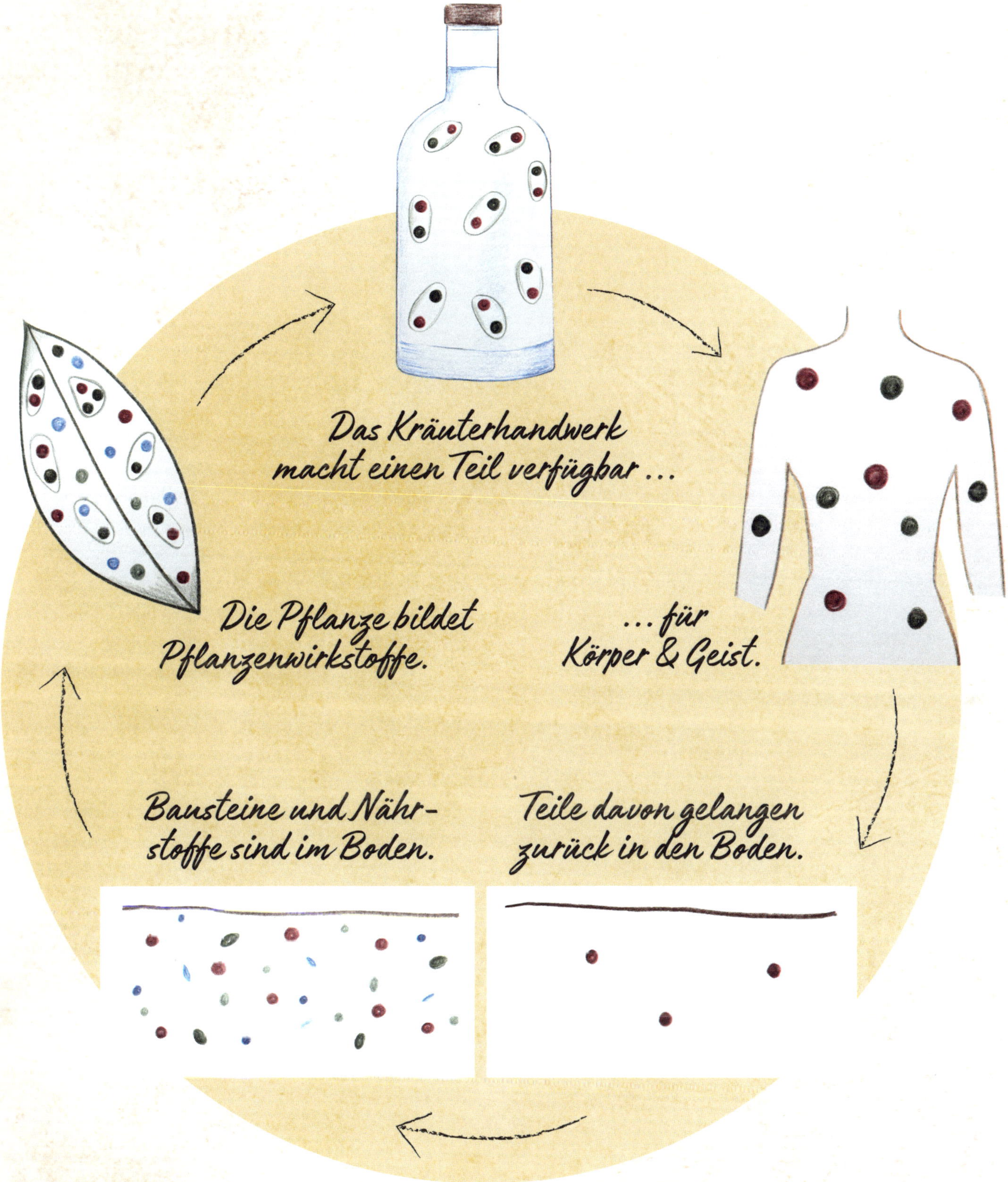

Das Kräuterhandwerk macht einen Teil verfügbar …
Die Pflanze bildet Pflanzenwirkstoffe.
… für Körper & Geist.
Bausteine und Nähr-stoffe sind im Boden.
Teile davon gelangen zurück in den Boden.

Die Kräuterwerkstatt als Ort der Verwandlung

Die Metamorphose der Pflanzen

Leben ist Veränderung, es ist ständiges Auf- und Abbauen. Pflanzen holen Bausteine aus dem Boden und bauen daraus Wunderwerke: Nährstoffe und Pflanzenwirkstoffe (sekundäre Pflanzenstoffe). Diese Prozesse beobachten wir schon seit Jahrtausenden und haben sie noch immer nicht bis in jedes Detail verstanden, weil sie sehr flexibel und anpassungsfähig sind. Unser Körper holt sich aus den Pflanzen in ebenso komplexen Abläufen vieles heraus. Er baut daraus Körperzellen und alles, was er für seinen Betrieb braucht, auch Energie. Der Rest wird abgebaut und geht in den Kreislauf der Natur zurück.

Das Kräuterhandwerk, über Jahrtausende entstanden, haben wir dazwischengeschaltet. Wir nehmen die gesunde Pflanze mit all ihren wertvollen Inhaltsstoffen und lösen Unterschiedliches heraus: Mit Salbeitee, Krentinktur oder Pechsalbe bewirten wir beispielsweise unseren Körper mit Gerbstoffen, Senfölen oder Harzen. Die Pflanzenwelt ist ästhetisch und duftend. Sie spricht uns ohne Worte an, und wir gehen verändert aus diesen Begegnungen hervor. Vieles geschieht im Verborgenen. Wenn wir uns ansprechen lassen, kommen wir den Pflanzenwirkstoffen auf die Spur. Wenn wir uns ansprechen lassen – und uns darauf einlassen!

Unsere Werkstatt

Kräuterwerkstatt ist dort, wo wir leben. Wo die Heilpflanzen in Büscheln über dem Ofen hängen, wo die Gläser mit Ansätzen am Fensterbrett stehen und sich einzelne Sonnenstrahlen darin verirren, und im Kastl, wo die Kräutertees aufbewahrt werden. Kräuterwerkstatt ist an guten Plätzen – überall dort duftet es auch nach Kräutervielfalt.

Kräuterwerkstatt ist auch in den Köpfen der Kräuterkundigen, die genau wissen, wann und bei welchem Wetter geerntet wird und wie lange die Metamorphose der Kräutermedizin braucht. Die Rezepte in diesem Buch sind lange erprobt und wurden für alltagstauglich und wirksam befunden. Das Zubereiten und Anwenden hat sie geformt und zu dem gemacht, was sie jetzt sind. Und sie lassen sich auch in Zukunft weiter formen: Mit jeder Beobachtung nähern sie sich ihrer Bestform. Die Rezepte in diesem Buch sind Leitfäden, anhand derer das eigene und individuelle Rezept entstehen kann. Wer Forschergeist hat, verändert jeweils höchstens ein kleines Detail und schreibt alles in ein Kräuterhandwerksbuch. Es ist vielleicht ein dickes Buch mit einem Einband aus Leinen, das neben den Wörtern auch noch die Düfte der Kräuter einfängt. So ein Buch lässt das handwerkliche Können und Wissen in den Kopf wandern, von wo es beim nächsten Mal wieder in die Hände gelangt. Das passiert so lange, bis die Hände ohne Kopfkontrolle werken. Dieser schöne Moment der Befreiung von vorgegebenen Rezepten darf genossen werden! Wer einen eigenen Raum als Kräuterwerkstatt hat, erlangt diesen Moment möglicherweise leichter. Dann kann eine ganz eigene Energie in der Kräuterwerkstatt entstehen.

Unsere Hände

Das Kräuterhandwerk hat sich durch das Tun entwickelt. Immer wieder wurde ausprobiert und experimentiert, verworfen und weitergegeben. Doch weitergegeben wurden

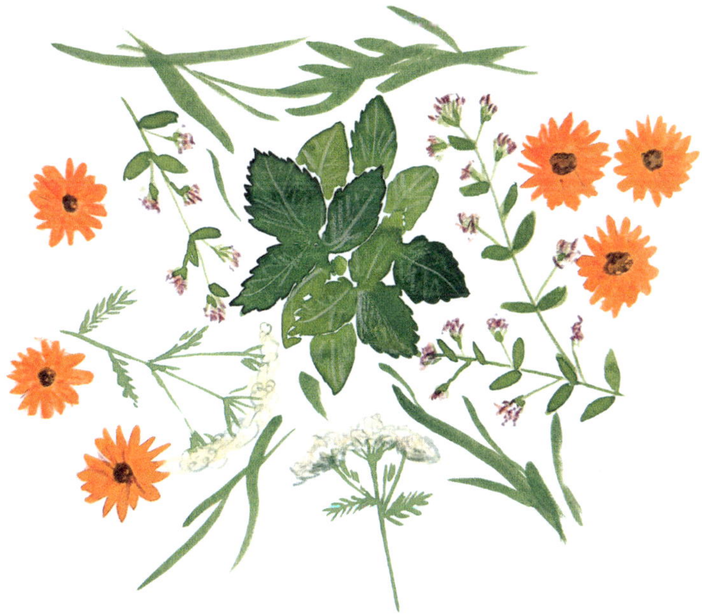

nur jene Praktiken, die wirklich gut waren. Und gut hieß in alten Zeiten nicht nur wirkungsvoll: Die Zutaten mussten verfügbar sein, und die Zubereitung musste sich in den Alltag einbauen lassen. Manches war dennoch aufwendig, denn aufwendig setzte man oft mit wirkungsvoll gleich.

MANUELL DOKUMENTIEREN

Das genaue Beobachten war gleichzeitig auch immer die Dokumentation. Zum Lernen des Kräuterhandwerks wurde beobachtet. Erfahrene Kräuterfrauen ließen sich über die Schulter schauen, erklärten und zeigten vor. Notizen waren also oft gar nicht notwendig.

KRÄUTERHANDWERK WAHRNEHMEN

Noch heute sind die Kräuterhandwerke in vielen Büchern recht kurz und knapp beschrieben, und sie werden nur nebenbei beachtet. Viel zu wenig, wie ich meine!

Ihre vielfältigen Wirkungen betreffen einerseits die Handwerkerin, die ihre Selbstwirksamkeit erfährt, und andererseits die Pflanzenwirkstoffe, die verändert daraus hervorgehen. Die Pflanzenwirkstoffe, die in so vielen Erscheinungsformen auftreten, werden in eine für Körper und Geist verwertbare Form begleitet. Nur so können sie ihre ganze Kraft entfalten.

Dieses Buch ist ein Schaufenster in das Kräuterhandwerk, entstanden aus Bausteinen, die Kräuterkundige eingebracht haben, und aus vielen praktischen Versuchen. Entstanden auch über die Jahrhunderte, in denen dieses wertvolle Handwerk lebensnotwendig war und deshalb praktiziert wurde. Es war jedoch so stark mit dem Alltag verflochten, dass es bis heute kaum als eigenes Handwerk wahrgenommen wird.

HANDWERKSKUNST

Oft wird Handwerk als »Handwerkskunst« bezeichnet. Das kommt besonders zum Ausdruck, wenn die Franzosen das Handwerk als »Artisanat« bezeichnen, als Handwerkskunst. Vielleicht ist es auch eine Art manuelle Intelligenz, die gutes Handwerk ausmacht. Der Philosoph Michael Polanyi meinte, dass wir sowieso mehr wissen, als wir sagen können. Wahrscheinlich ist manches nicht unsagbar, aber mit den Händen besser ausdrückbar.

WAHRNEHMEN

Die Erkenntnis im Handwerk liegt im genauen Beobachten und Wahrnehmen mit allen Sinnen. Gelungene Werkstücke sprechen uns an. Sie sind stumm, und dennoch erzählen sie eine Geschichte. Es ist jeweils die Geschichte, die wir bereit sind zu hören: Sie hat harmonische Farben, wie der Kräutertee mit Malve, der sich über Dunkelblau, Türkis und kräftiges Grün schließlich bei einer Farbe einpendelt, die er mit seinen Kräuterkolleginnen abstimmt und die deshalb jedes Mal anders ist.

Gleichzeitig sendet der Aufguss einen Duft aus, komponiert aus unzählbaren Aromen und in seiner Wirkung in jeder Nase unterschiedlich. Der erste Schluck des Kräutertees ist weich und samtig oder trocken und zusammenziehend, mit einem Nachklang, um sich in Erinnerung zu halten.

EINGESCHLIFFEN

Handwerkskunst wird meisterinnenhaft und vollkommen, wenn sie scheinbar wie von selbst gelingt. Der Soziologe Richard Sennett hat das Handwerk so beschrieben, wie vollkommene Handwerkerinnen es empfinden: Der Körper befindet sich in einem Zustand, der sich eigenartig leicht und gelöst anfühlt und der ganz unabhängig vom Kopf die richtigen Bewegungen ausführt. Sportler erzählen manchmal von einem ähnlichen Befinden. Wer sein Handwerk durch häufiges Wiederholen derartig eingeschliffen hat, dem fällt die Arbeit leicht. Dieser Zustand ist gleichzeitig das Sprungbrett für innovative Weiterentwicklungen: Der befreite Geist hat nun die Muße zum kreativen Denken und kann Neues anstoßen! Jetzt beginnt die unbegrenzte Freiheit der innovativen Phase des Kräuterhandwerks. Die praktisch erworbene grundlegende Handwerkskunst lenkt Erneuerungen in eine fruchtbare Richtung. Denn zu früh begonnenen Innovationen fehlen oft Bezug und Tiefgang. Sie haben keine Beständigkeit. Doch wer auf das eingeschliffene Praxiswissen aufbaut, kann ertragreiche neue Handwerkstechniken entwickeln, weil das Basisgespür da ist und dennoch der eingefahrene Denkrahmen verlassen werden kann.

Die Leichtigkeit des Geistes und der Sinne der Kräuterhandwerkerin wird sich auch auf die Anwendungen übertragen. Neben der notwendigen Funktionalität der Werkstücke entstehen harmonische Formen, Farben und Düfte. Schon der Anblick der Kräuterzubereitung löst Freude aus. Die Kräutermedizin wird in dieser Form die Anwenderin über alle Wahrnehmungskanäle ansprechen.

Gemeinsam Hand anzulegen gilt es, wenn am Dorfbackofen der Brotteig geknetet wird, im Hochsommer die Kräuterbuschen gebunden werden oder wenn für das Brautpaar ein Kranz entsteht, der die Schwelle zum neuen Lebensabschnitt ziert. Jedes Mal mischen viele Hände ein Potpourri an Mikroben zusammen, das vielfältiger nicht sein könnte. Und jedes Mal ist es eine Belebung im wahrsten Sinne des Wortes: Der Alltag wird mit Blüten zum Aufblühen gebracht, und vielfältige Mikroben heben die Stimmung und beleben den Stoffwechsel. Jedes Mal sind Hände die Überbringer, sie formen und gestalten und geben den Handgeschmack. Sie haben das nötige Gespür erlernt und wissen, wie viel Druck und Berührung es braucht, bis die Minzblätter abgestreift sind, die Kapuzinerkresseblüten richtig liegen und Himbeerblätter gewuzelt sind. Vielleicht wurden Melisse und Thymian zuvor von Hand bei trockenem Wetter geerntet und nicht gewaschen, weil sie sich richtig angefühlt haben.
Es macht einen Unterschied, ob und wie lange das Handmikrobiom auf die Zutaten einwirkt.

SELBST IN DER HAND HABEN

Es gibt Dinge, die möchten wir selbst in der Hand haben. Nicht aus Egoismus, sondern damit wir abschätzen können, ob sie sich gut und richtig anfühlen. Weil keine Kennzahl und keine Laboranalyse uns das sagen kann, was das Fingerspitzengefühl an unser Gehirn schickt.

WIEDERHOLUNGEN, ABLÄUFE UND PAUSEN

Endlich ist die Zeit gekommen, in der wir die Abläufe genau betrachten. Gute und naturbelassene Zutaten sind uns schon lange wichtig, aber heute gewinnen auch die Prozesse an Bedeutung. Es sind eingeschliffene Handgriffe und Bewegungen, von Pausen unterbrochen, mit denen die Kräuter bearbeitet werden. Beides ist wichtig. Das Brechen des getrockneten Salbeiblattes lässt uns spüren und hören, ob die Trocknung fertig ist. Beim Mörsern von Wacholderbeeren sagt uns der Widerstand, ob sie schon fein genug sind.

Und dann sind da noch die Pausen, in denen sich viel tut in den Pflanzen. Winzige, verborgene Reaktionen in den Kräutern entscheiden, welche Qualität das Kräuterprodukt bekommt. Es ist schwer zu verstehen in unserer hastigen Welt, dass gerade das In-Ruhe-Lassen wertbestimmend sein kann.

WAS DAS WERKSTÜCK MIT UNS MACHT

Es liegt in der Natur unseres Denkens, dass wir das vor allem in eine Richtung tun. Wir betrachten ganz genau, was unsere Hände mit den Kräutern tun, welche Auswirkungen das hat und wie gut die Zubereitung gelingt. Doch geht es nicht auch um die Frage, was die Kräuter über die Hände mit uns machen? Über Augen, Nase, Mund und Ohren ist uns das noch einigermaßen bewusst. Wir sehen die orangen Ringelblumen und freuen uns, wir riechen am Steinklee und sind gut drauf, wir essen eine Wacholderbeere und sind überrascht von der Süße, oder wir brechen das rascheltrockene Blatt.

Die Kräuter wirken auch über die Haut. Ätherische Öle gelangen in unglaublicher Geschwindigkeit durch die Handfläche in den ganzen Körper. Und noch bevor irgendein Pflanzenwirkstoff die Haut durchdringt, ist bereits das Mikrobiom der Haut von den Kräutern gelenkt worden. Auf der Handfläche sind auch Reflexzonen, die von den Kräutern beeinflusst werden. Einmal in den Kräuterbuschen hineingegriffen, und alles ist verändert!

VON MEINEN HÄNDEN GEMACHT

Allein das Bewusstsein, dass etwas von meinen Händen selbst gemacht wurde, hat enorme Wirkung. Es gibt mir das Gefühl, selbstwirksam zu sein und damit eigenständig und unabhängig. Es verbindet Körper und Geist über die Hand-Hirn-Achse. Der Körper zieht seine physiologischen Schlüsse daraus und lernt dazu, der Geist denkt darüber nach und hat die Freiheit, Logos und Mythos zu verbinden.

DER KRÄUTERHANDWERKERIN ÜBER DIE SCHULTER SCHAUEN

Zugegeben, die beste Variante der Lehre zum Kräuterhandwerk ist die ganz reale, das »Über-die-Schulter-Schauen«. So prägen sich unbewusst (Hand-)Bewegungen, Düfte, Geräusche und Farben ein. Alles setzt sich im Gedächtnis fest und wird bei der nächsten realen Begegnung wieder aktiviert. Dennoch wird seit vielen Jahrhunderten versucht, auf Steintafeln oder auf Papier die Abläufe der Handwerke schrittweise darzustellen. Genau das versuche ich auch hier in diesem Kräuterhandwerksbuch. Die Schritte der einzelnen Handwerke sollen so auch ihre Bedeutung stärken. Kurze Stehzeiten, einmaliges Schütteln oder die Temperatur beim Ausziehen haben großen Einfluss auf das, was am Ende herauskommt. Und damit auch auf die Bioverfügbarkeit der Pflanzenwirkstoffe und auf die Wirkung der fertigen Kräutermedizin. Das stille und unsichtbare Wissen, das sogenannte implizite Wissen, vermitteln die wundervollen handgemalten Zeichnungen. Man hat fast das Gefühl, einer Kräuterfrau über die Schulter zu blicken. Die Erklärungen dazu mit den wichtigsten Botschaften stehen im übersichtlichen Text.

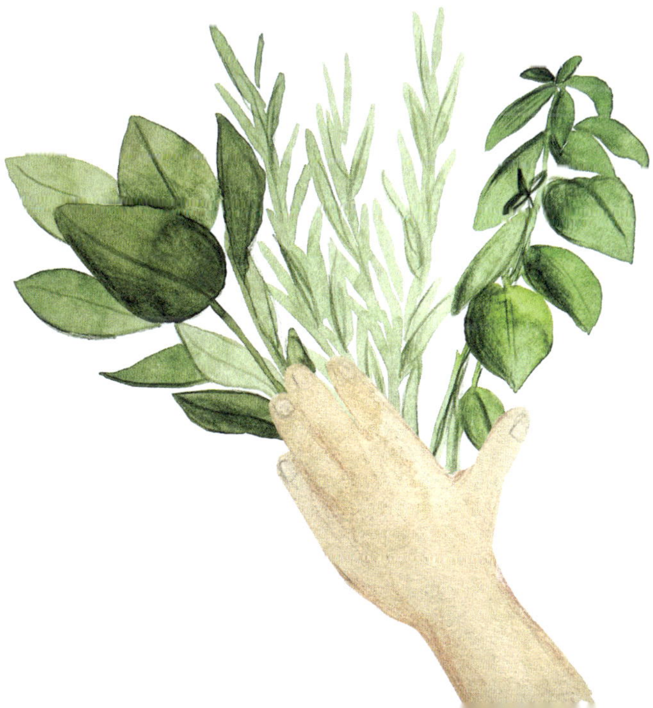

HÄNDEWASCHEN MIT WASSER

Gesunde Hände werden nur mit Wasser gewaschen. So rinnen Staub und kürzlich aufgefangene Partikel den Abfluss hinunter. Das Basismikrobiom der Hände bleibt auf den Händen. Und so soll es auch sein, denn gesunde Hände haben ein diverses Mikrobiom, das sich selbst ständig erneuert und eine Wechselwirkung mit den Pflanzen und naturbelassenen Zutaten eingeht. So entsteht der Handgeschmack der Kräuterfrau in den Kräuterzubereitungen. Und so entstehen auch der Hausgeschmack im Lebensraum der Kräuterfrau und der Gartengeschmack. Wer in diesen Hausgeschmack eintaucht, wacht in einer anderen Welt wieder auf. Sie ist harmonisch und angenehm. So wirkt Vielfalt!

KRÄUTERHANDWERK ALS FRUCHTBARE LEBENSMITTELVERARBEITUNG

Über Lebensmittelverarbeitung und hochverarbeitete Lebensmittel wird in der Ernährungswissenschaft derzeit intensiv diskutiert. Ich möchte die Verarbeitung hier in einen positiven Kontext stellen, da es bei Lebensmitteln nicht um die Verarbeitung generell geht, sondern um die Art und Weise der Verarbeitung. Es geht darum, die Lebensmittel entweder lebendig zu halten oder lebendige Lebensmittel mit Hitze, Alkohol, Salz oder Zucker in Postbiotika zu überführen oder aus Kohlenhydraten, Ballaststoffen und Flavonoiden wirksame Präbiotika herzustellen. Dafür braucht es Küchenhandwerke, die sich in diesem Buch auf das Feld der Kräuter konzentrieren. Das bedeutet gleichzeitig, konservierende Pflanzenschutzmittel und Zusätze zu vermeiden. Verarbeitung ist oft nötig, damit Körper und Geist an möglichst viele Nährstoffe und Pflanzenwirkstoffe herankommen und sie verwerten können.

Das Gedächtnis unserer Hände

Kräuter gehen durch viele Hände. Bei wilden Kräutern gehen die Wege vom Boden über das Ernten und die Metamorphosen in der Kräuterwerkstatt bis in die Kräutermedizin und dann in die Anwendung. Im Garten beginnen sie beim Säen oder Pflanzen. Die jungen Kräuterpflänzchen werden gehegt und gepflegt, gestreichelt und aufgemuntert. Sie werden zu einem guten Zeitpunkt geerntet, von Hand verlesen und sorgfältig getrocknet, angesetzt und ausgezogen. Sie werden so aufbewahrt, dass es ihnen gut geht. Irgendwann werden sie angewendet.

Die Hände der Kräuterfrau haben ein Handgedächtnis. Das merkt sich, wie sich die Pflanzen in den verschiedenen Phasen anfühlen. Auch die naturbelassenen Pflanzen haben ein Handgedächtnis: Sie wissen noch Monate oder Jahre später, in welchen Händen sie lagen. Denn Kräuter und Hände haben ihre Mikroben ausgetauscht, und sie haben sich damit untrennbar miteinander verbunden. Sie haben sich verändert und können nicht mehr zurück. Denn diese ausgetauschten Mikroorganismen können nicht mehr zurückgegeben werden.

Was Hände und Sinne mit den Kräutern machen

Wir haben viele Wörter für das Kräuterhandwerk. Viele Begriffe, die feine Unterschiede erkennbar machen, deuten auf die Wichtigkeit des Themas hin. Meistens haben wir auch ein Gespür dafür, was die genaue Bedeutung sein könnte.

· **angreifen:** mit Händen ohne Handschuhe bearbeiten und dabei Erkenntnisse gewinnen
· **beobachten:** immer wieder anschauen und Veränderungen erkennen
· **brechen:** getrocknete Kräuter zerkleinern
· **drücken:** mit den Handflächen oder dem Handballen Druck ausüben
· **fühlen:** sich ein Gespür verschaffen an den Händen oder im Mund
· **garnieren:** optisch schön anrichten
· **Handballen:** das Werkzeug zum gefühlvollen Druckausüben auf Kräuter, Teige usw.
· **Hand anlegen:** mit Händen ohne Handschuhe bearbeiten
· **hören:** Geräusche wahrnehmen
· **knödeln:** mit den Händen Kugeln formen
· **kosten:** probieren, wie es schmeckt
· **mörsern:** im Mörser zerkleinern
· **quetschen** und **anquetschen:** im Mörser oder auf dem Schneidbrett mit Messer oder Löffel andrücken oder zerdrücken
· **reißen:** Blätter händisch zerkleinern
· **riechen:** daran riechen und Düfte und Veränderungen erkennen
· **rollen:** halbtrockene Blätter oder Blüten einrollen
· **schnüffeln:** daran riechen in kurzen und schnellen Episoden
· **streifeln:** die Blätter vom frischen Stängel abstreifen
· **walken:** mit den Handflächen, dem Nudelholz oder anderen Rollen bearbeiten
· **wuzeln:** zusammenknäueln mit den Händen
· **zerbröseln:** mit den Händen oder Fingern in grobes Pulver überführen
· **zerreiben:** mit den Händen oder Fingern in Pulver überführen
· **zerzupfen:** Kraut und Pflanzenteile händisch zerkleinern

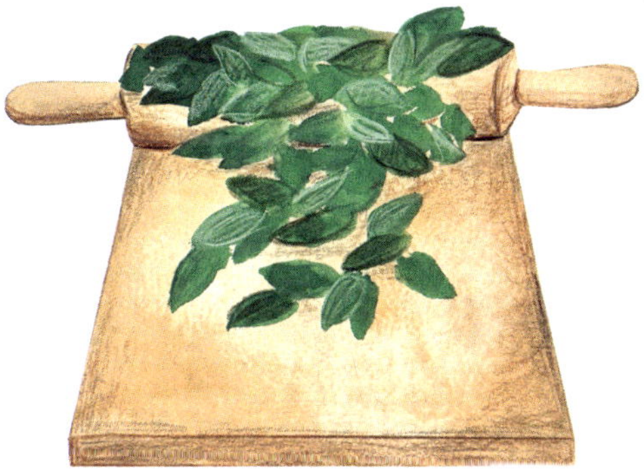

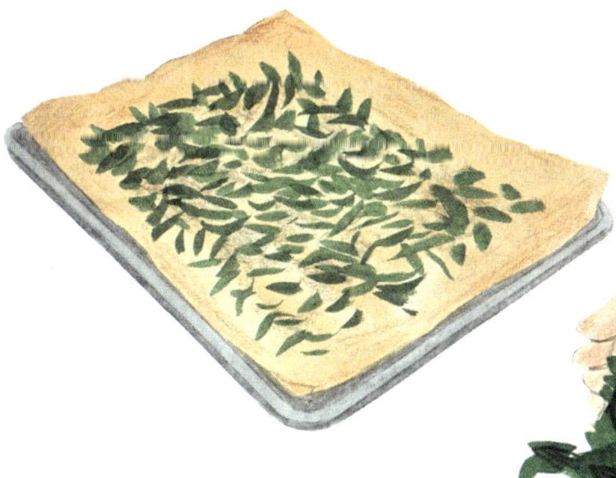

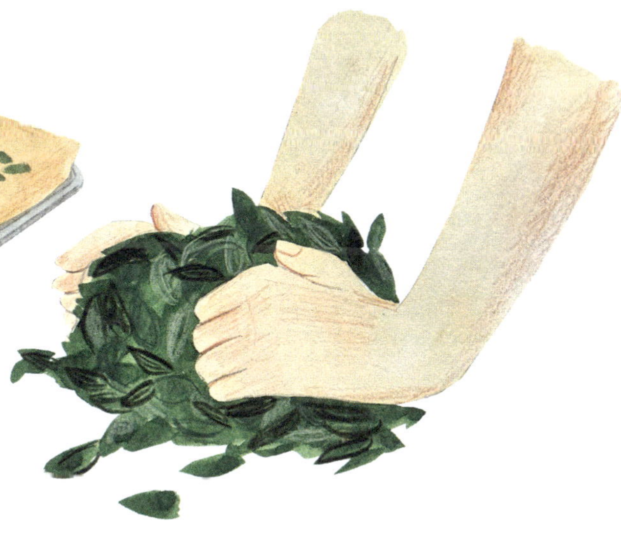

Werkzeuge

Die wichtigsten Werkzeuge des Kräuterhandwerks sind die Werkzeuge des Körpers. Einige zusätzliche Werkzeuge sind dennoch brauchbar:

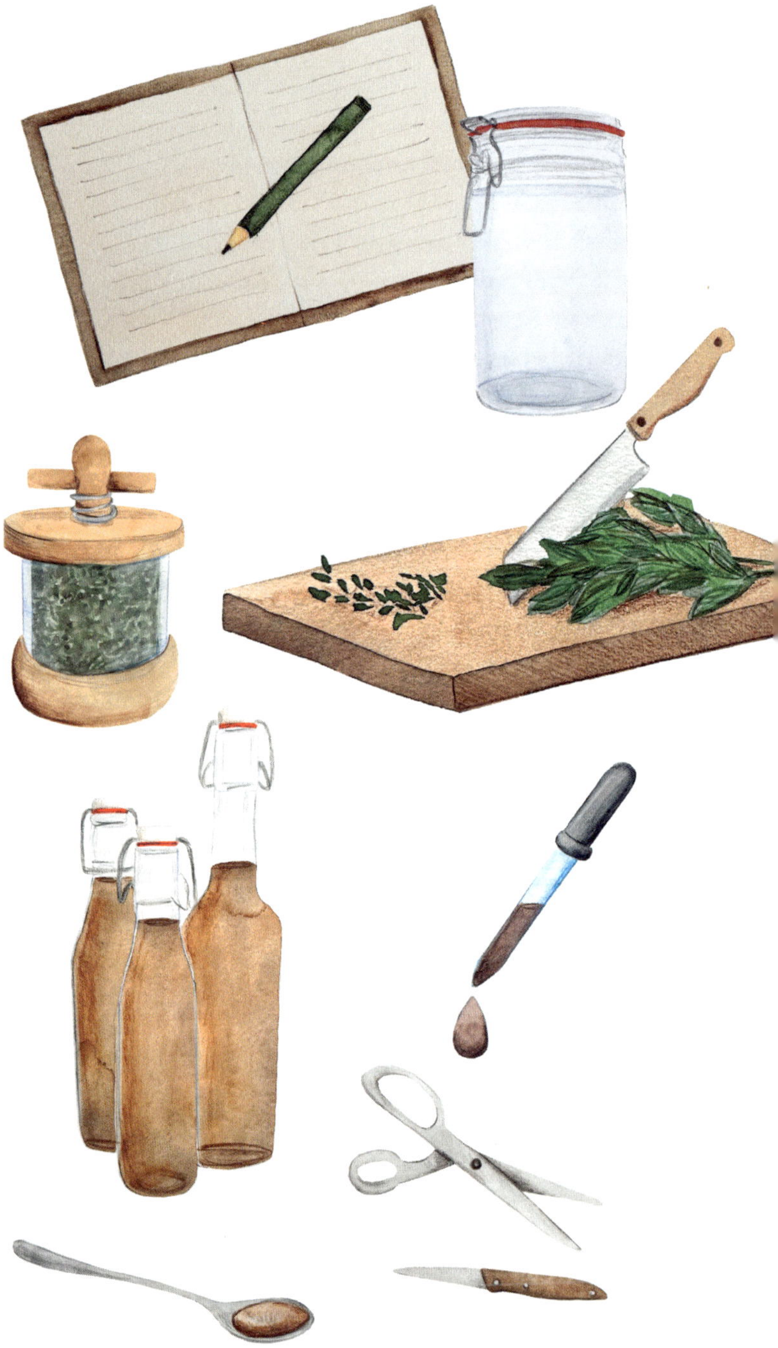

- Schneidbretter aus Holz
- Trichter in verschiedenen Größen, am besten aus Edelstahl oder Glas
- Siebe, unterschiedlich fein
- saubere Tücher zum Abseihen
- Glasflaschen, Schraubgläser und Tropfflaschen aus Glas
- Mörser aus Keramik oder Stein
- Papiersäcke für Lebensmittel
- Schalen aus Holz, Email, Ton oder Keramik
- Waage
- Kräutermühle oder Küchenmaschine
- Dokumentationsbuch

Was außerdem sehr praktisch ist:

- Weidenkorb zum Ernten und Sammeln der Kräuter
- Keramiklöffel zum Verkosten
- Keramikmesser zum Schneiden
- Gartenschere
- Küchenschere
- Pürierstab
- Flaschen mit Sprühaufsatz
- Milchfilter zum Abseihen
- Spritzen zum Abmessen von kleinen Volumen
- kleine Flaschen mit Pipetten
- große Gastro-Pinzetten
- Bechergläser
- Messzylinder
- kompostierbare Gefäße

Materialwissen und Gebrauchsgegenstände

Das Kräuterlabor der Kräuterhandwerkskunst ist die Natur. Wenn die Blätter, Blüten und Wurzeln von draußen den Wohnraum betreten, liegen sie in naturbelassenen Körben, Holzschalen oder Tontöpfen. Wir lassen sie weiterleben, indem wir sie nur mit Naturmaterialien in Berührung bringen. So kann auch das vielfältige Mikrobiom der Pflanze erhalten bleiben und später seine Wirkung entfalten.

Das Wissen um die Materialien hat auch einen gesellschaftlichen und ökologischen Mehrwert. Wie, wie viel und wann geerntet wird, signalisiert der Pflanze, wie sie sich weiterentwickeln soll. Ausbeutung bedeutet für sie Stress und Angst. Sie bietet alles an Energie auf, um schnell nachzuwachsen, und manchmal ist sie dann derartig überfordert, dass sie stirbt. Die Pflanze lässt schnell Angsttriebe wachsen und verliert ihre Heilkraft.

HARTHOLZ FÜR SCHNEIDBRETTER

Esche, Nussbaum, Eiche, Buche, Ahorn und Kirsche sind harte Hölzer, die sich gut für Schneidbretter eignen.

DER APOTHEKERLÖFFEL

Ursprünglich wurde er aus Buchsbaumholz gefertigt. Dieses harte Holz ist langlebig und bietet den Mikroben kaum Möglichkeiten, ungünstige Biofilme darauf zu bilden.

DER WEIDENKORB

Die Weide hat sich mit ihrer salicylsäurehaltigen Rinde in der Medizin einen Namen gemacht. In ihr wurde schon im 19. Jahrhundert Salicin entdeckt, aus dem später die schmerzlindernde Salicylsäure gewonnen werden konnte. Beim Flechten der Weidenkörbe wird sie über die Hände aufgenommen. Der Weidenkorb ist zum Kräutersammeln auch wegen seiner antimikrobiellen Wirkung gut geeignet.

KRÄUTER MEINT HIER PFLANZEN

Wenn in diesem Buch über »Kräuter« geschrieben wird, so sind im Allgemeinen »Heilpflanzen« damit gemeint, die nicht immer zur botanischen Gruppe der Kräuter gehören. Es ist ein Ratgeber und kein Fachbuch, deshalb werden häufig landläufige Ausdrücke verwendet und nicht die wissenschaftlichen Fachausdrücke.

TECHNISCHE GERÄTE

Ganz bewusst werden die Kräuterhandwerke in diesem Buch an möglichst wenig Technik gebunden. Einige technische Geräte erleichtern allerdings die Arbeit so sehr, dass sie immer wieder erwähnt werden. Manche händischen Bearbeitungen wie Mörsern oder Zerreiben, um Kräuterpulver herzustellen, sind für eine gute Qualität von Kräuterpulvern nicht ausreichend.

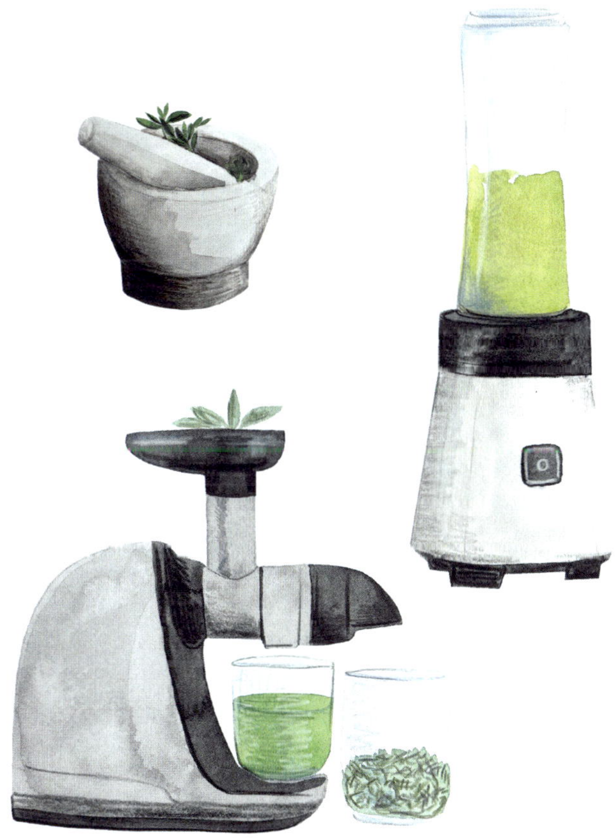

Messen

Das Kräuterhandwerk lässt sich gerne auf natürliche Messmethoden ein. Eine Prise, eine Handvoll und eine Mondphase lang sind gute und immer verfügbare Anhaltspunkte. In diesem Buch sind die Mengen und Zeitangaben möglichst einfach dargestellt. Wenn die Genauigkeit »von einer Handvoll« oder einem »Esslöffel« ausreicht, ist es auch so angeführt. Wobei ein Teelöffel oder ein Esslöffel immer einen leicht gehäuften Löffel meint. Das hat einen ganz praktischen Grund: Die meisten von uns nehmen einen gehäuften und nicht einen gestrichenen Löffel bei solchen Angaben.

Die Zeitangaben orientieren sich an der Natur, wie bei einer Mondphase, oder an der Beobachtung. Das Beobachten und Probieren misst die Zeit sehr präzise und gibt zudem den Anstoß zur ständigen Betrachtung. So kann der Zeitpunkt von Reaktionen im Glas genau bestimmt werden. Allerdings braucht es dafür viel Erfahrung, deshalb sind für den Start in das Kräuterhandwerk in diesem Buch oft ganz objektive Messmethoden angeführt.

Die Mengenangaben in den Rezepten sind auf eine Anwendungsphase, eine Kur oder den Bedarf für ein Jahr und eine Person abgestimmt. Zu kleine Mengen sind den Aufwand des Handwerks nicht wert, und zu große Mengen werden womöglich gar nicht aufgebraucht.

Haushaltsmaß	Maßeinheiten
1 gehäufter Esslöffel Frischpflanzenkraut	2–5 g
1 gehäufter Esslöffel getrocknetes Kraut, geschnitten	1–2 g
1 gehäufter Teelöffel getrocknetes Kraut, geschnitten	0,5–1 g
1 gehäufter Esslöffel getrocknete Samen oder Früchte	5–10 g
1 gehäufter Teelöffel getrocknete Samen oder Früchte	3–4 g
1 gehäufter Esslöffel getrocknete Wurzel	4–8 g
1 gehäufter Teelöffel getrocknete Wurzel	2–3 g
1 Prise Pulver	0,05 g
1 Teelöffel Tinktur	3 g
1 Sprühstoß einer Sprühflasche	0,6 g
1 Likörglas	60 ml
1 Teelöffel gesättigte Sole	3–4 g

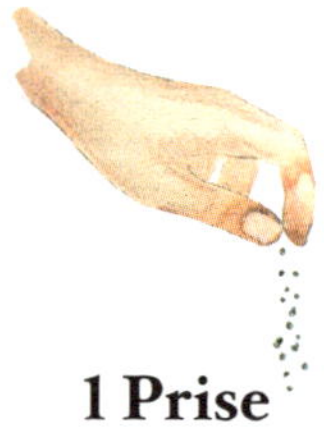

1 Prise

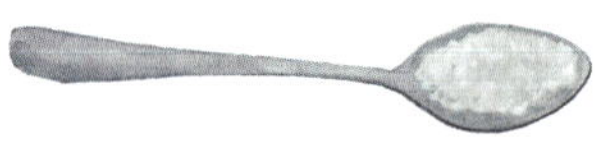

1 gehäufter Esslöffel

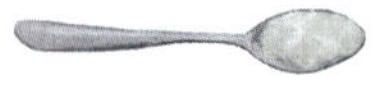

1 gehäufter Teelöffel

Wie das Grundkochbuch verwendet wird

Das Kräuterhandwerk begleitet die Kräuterhandwerkerin von den Kräutern bis zur anwendbaren Kräutermedizin. Es zeigt die Eckpunkte der Handwerke, auf die es ankommt und mit denen gestartet werden kann. Es bündelt Erfahrungswissen, gleicht es mit wissenschaftlichen Erkenntnissen ab und verwendet davon die alltagstauglichen Versionen. So sollte ein leichter Einstieg in die Welt der Kräuterhandwerke gelingen.

Das Kräuterhandwerksbuch ist also eine Art Grundkochbuch für die Kräutermedizin. Davon ausgehend bieten sich alle Handwerke für innovative Weiterentwicklungen an. Erst wenn individuelle Rezepturen entstehen, beginnt die intuitive Phase und gleichzeitig jene Zeit, die so magisch auf uns wirkt. Es braucht ein wenig Vorlauf, bis Überzeugung und Mut für die eigenen Rezepturen wachsen!

ANWENDUNGSEINSCHRÄNKUNGEN

Die Kräuterhandwerke und ihre Anwendungen richten sich an gesunde Erwachsene in gesunden Phasen als Vorsorge und bei kleinen gesundheitlichen Problemen als therapeutische Anwendung. Viele der Anwendungen sind auch für Kinder ab drei Jahren geeignet, allerdings ist das eine eingeschränkte Empfehlung. In besonderen Lebenssituationen wie in Schwangerschaft und Stillzeit gelten oft Vorsichtsmaßnahmen, die in diesem Buch nicht berücksichtigt sind. Bei chronischen Erkrankungen ist es besser, die Anwendung mit Ärzten und Therapeuten abzusprechen.

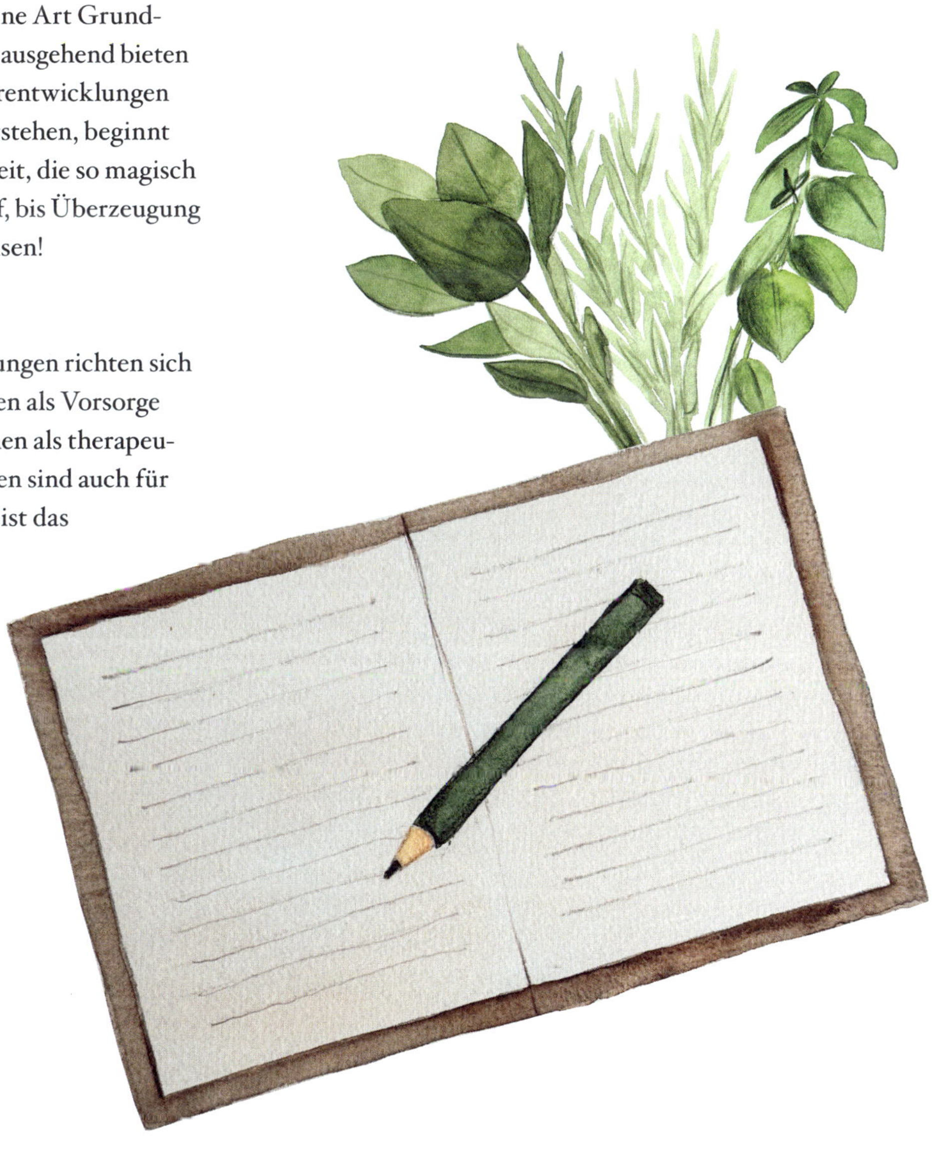

Die Kräuterhandwerke im Überblick

Kapitel	Handwerk	Frische oder getrocknete Pflanzen	Auszugsmittel oder Mischung	Ausziehzeit, Fermentierzeit	Auszieh-temperatur, Arbeitstemperatur
Frisch-pflanzen	Presssaft	frisch	Mischung	keine	ZT
	Smoothie	frisch	Mischung	keine	ZT
	Pesto	frisch	Mischung	keine	ZT
Trocknen und Pulverisieren	Kräutertrocknung	frisch	–	Trocknung	35–40 °C
	Kräuterpulver	getrocknet	Mischung	keine	ZT
	Potpourri	getrocknet	Mischung	keine	ZT
	Duftkissen	getrocknet	Mischung	keine	ZT
Wässrige Auszüge	Infus	frisch/ getrocknet	Wasser	2–15 min	90–100 °C
	Mazerat	frisch/ getrocknet	Wasser	1–4 h	ZT
	Dekokt	frisch/ getrocknet	Wasser	3 min – 1 h	90–100 °C
	Suppe	frisch/ getrocknet	Wasser	30–60 min	80–100 °C
Alkoholische Auszüge	Tinktur	frisch/ getrocknet	Branntwein: Schnaps Korn Wodka	2–4 Wochen	ZT
	Ansatzschnaps	frisch/ getrocknet		2–12 Wochen	ZT
	Likör	frisch/ getrocknet		2–12 Wochen	ZT
	kalter Weinauszug	frisch/ getrocknet	Wein	7 Tage	ZT
	warmer Weinauszug	frisch	Wein	5–30 min	80–90 °C

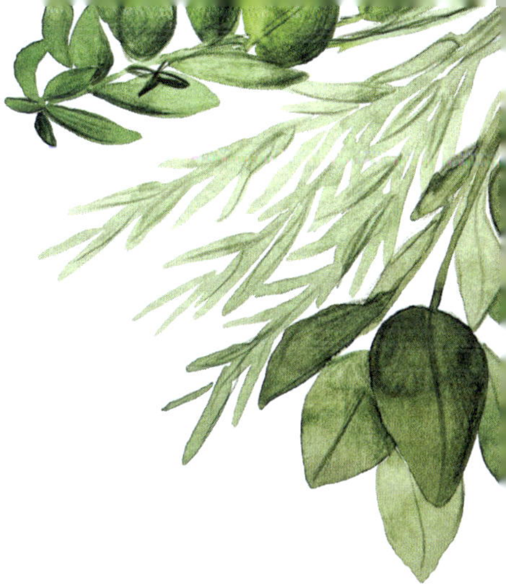

Verhältnis Pflanzen zu Auszugsmittel	Dunkel lagern	trocken lagern	Ohne/mit wenig Luft lagern	Kühl lagern	Empfohlener Verbrauch[1]
1 Teil Pflanzensaft + 5 Teile Wasser	–	–	–	–	sofort
Kräuter, Gemüse und Früchte als Hauptbestandteil	–	–	–	–	sofort
Kräuter als Aromageber	–	–	–	–	sofort bis einige Tage
100% Kräuter	x	x	x	–	2 Jahre
100% Kräuter	x	x	x	–	1 Jahr
100% Kräuter	x	x	x	–	6 Monate
bis zu 100% Kräuter	x	x	x	–	1 Jahr
Therapie: 1 TL pro Tasse Genuss: 1 TL pro ½ Liter	–	–	–	–	sofort
	–	–	–	–	sofort
2 EL pro Liter	–	–	–	Kühlschrank	1 Woche
Kräuter und Gemüse als Hauptzutat	–	–	–	Kühlschrank	3 Tage
mit Alkohol gut bedecken 1:5 bis 1:50	x	–	x	–	3 Jahre
mit Alkohol gut bedecken 1:5 bis 1:50	x	–	x	–	5 Jahre[2]
mit Alkohol gut bedecken 1:5 bis 1:50	x	–	x	–	2 Jahre[2]
1 EL Kräuter pro 100 ml Wein, 30 g pro l Wein	x	–	x	–	1 Monat
Kräuter in Wein schwimmend	x	–	x	8–18 °C	1 Monate

Kapitel	Handwerk	Frische oder getrocknete Pflanzen	Auszugsmittel oder Mischung	Ausziehzeit, Fermentierzeit	Auszieh-temperatur, Arbeitstemperatur
Medizinalessige	kalte Essigauszüge	frisch/ getrocknet	Apfelessig	2 Wochen	ZT
Oxymele Sauerhonige	Essig-Kaltauszug	frisch/ getrocknet	Apfelessig	2 Wochen	ZT
	Essig-Honig-Kaltauszug	frisch/ getrocknet	Apfelessig, Honig	2 Wochen	ZT
	Essig Warmauszug	frisch/ getrocknet	Apfelessig	10–30 min	80–90 °C
Milchauszüge	Milchauszug	frisch/getrocknet	Milch	5–15 min	80 °C
	Auszug aus gesäuerter Milch	frisch/getrocknet	gesäuerte Milch	30 min bis mehrere Stunden	ZT
Kräutersalze	Kräutersalz mit getrockneten Kräutern	getrocknet	Mischung	keine	ZT
	Inhalationssalz	getrocknet	Mischung	keine	ZT
	Kräutersalz mit frischen Kräutern	frisch	Mischung	Trocknung	ZT 35–40 °C
	Salzpaste	frisch	Mischung	keine	ZT
	Kräutersole	frisch	gesättigte Sole	1 Woche	ZT
Honig	Kräuterhonig	frisch/getrocknet	Mischung	keine	ZT
Zucker	Kräuterzucker, ge-trocknete Kräuter	getrocknet	Mischung	keine	ZT
	Kräuterzucker – frische Kräuter	frisch	Mischung	Trocknung	ZT 35–40 °C

Verhältnis Pflanzen zu Auszugsmittel	Dunkel lagern	trocken lagern	Ohne/mit wenig Luft lagern	Kühl lagern	Empfohlener Verbrauch[1]
mit Essig gut bedecken	x	–	x	10–21 °C	6–8 Monate[3]
mit Essig gut bedecken	x	–	x	10–21 °C	6 Monate
mit Essig und Honig gut bedecken	x	–	x	10–21 °C	6 Monate
im Essig schwimmend	x	–	x	10–21 °C	6 Monate
1–2 EL pro ¼ Liter	–	–	–	–	sofort
1–2 EL pro ¼ Liter	–	–	–	Kühlschrank	einige Tage
20 g Kräuter und 80 g Steinsalz	x	x	x	–	2 Jahre
5 g Kräuter und 95 g Steinsalz	x	x	x	–	2 Jahre
50–100 g Kräuter und 100 g Steinsalz[5]	x	x	x	–	2 Jahre
300–700 g Kräuter und 100 g Steinsalz	x	x	x	Kühlschrank	4 Monate
4–10 g Kräuter und 100 g gesättigte Sole	x	–	x	–	4 Monate
10–20 g Kräuter und 100 g Honig	–	–	–	–	4 Monate
10 g Kräuter und 100 g Zucker	x	x	x		2 Jahre
50 g Kräuter und 100 g Zucker	x	x	x	nach dem Öffnen im Kühlschrank	1 Jahr

Kapitel	Handwerk	Frische oder getrocknete Pflanzen	Auszugsmittel oder Mischung	Ausziehzeit, Fermentierzeit	Auszieh-temperatur, Arbeitstemperatur
Sirupe	fermentierter Sirup	frisch	Kandiszucker	4–6 Monate	ZT
	Sirup kaltausgezogen	frisch	Zucker	einige Stunden	ZT
	Sirup 1 Tag gesäuert	frisch	Zucker	12 Stunden	ZT
	Sirup 2 Tage ausgezogen	frisch	Wasser und Säure	2 Tage	ZT
	Sirup kurz gekocht	frisch	Wasser, Säure und Zucker	10–30 min	80–90 °C
	Sirup gekocht	frisch	Wasser, Säure	20–60 min köcheln, 60–240 min einkochen	70–90 °C
Fermentierte Kräuter, Sprudel	fermentierter Tee	frisch	keines	3–5 Tage	ZT
	fermentierte Kräuter	frisch	Steinsalz	4 Wochen	ZT
	Kräutersprudel	frisch	Wasser, Säure und Zucker	1,5–3 Tage	ZT
Hydrolate	Pflanzenwässer	frisch/getrocknet	Wasserdampf	1 h für 0,5 l	100 °C
Ölauszüge	kalter Ölauszug	angetrocknet/ getrocknet	Olivenöl	2–6 Wochen	ZT
	warmer Ölauszug	frisch/getrocknet	Olivenöl	½–1 h	60–80 °C
Kräuterfette	Kräuterbutter	frisch	Butter	nein	–
	Kräuterbutter-schmalz	frisch/getrocknet	Butterschmalz	10–60 min	60–80 °C

1 Die Haltbarkeit hängt stark von der Art der Kräuter ab.

2 Ansatzschnäpse (und zum Teil auch Liköre) haben eine Sonderstellung: Ihr Aroma verändert sich während des Lagerns meistens zum Guten.

3 Ein halbes Jahr sind diese Zubereitungen schmackhaft, dann verlieren sie an Aroma, wenngleich sie jahrelang genießbar bleiben.

4 Die Haltbarkeit von Hydrolaten hängt stark von der Pflanze ab.

5 Das Verhältnis von frischen Kräutern und Steinsalz hängt vom Wassergehalt der Pflanzen ab.

ZT: Zimmertemperatur

Verhältnis Pflanzen zu Auszugsmittel	Dunkel lagern	trocken lagern	Ohne/mit wenig Luft lagern	Kühl lagern	Empfohlener Verbrauch[1]
Kräuter und Kandiszucker in zentimeterdicken Schichten	x	x	x	–	mehrere Jahre
1 Teil Gemüse und 1 Teil Zucker oder Kandiszucker	–	–	–	–	sofort
so viele Kräuter der Ansatz gut aufnehmen kann	x	x	x	8–18 °C, nach dem Öffnen im Kühlschrank	8 Monate
so viele Kräuter der Ansatz gut aufnehmen kann	x	x	x	8–18 °C, nach dem Öffnen im Kühlschrank	12 Monate
so viele Kräuter der Ansatz gut aufnehmen kann	x	x	x	Kühlschrank	2 Wochen
so viele Kräuter der Ansatz gut aufnehmen kann	x	x	x	–	1 Jahr
100% Kräuter	x	x	x	–	2 Jahre
Kräuter als Hauptzutat	–	–	x	8–18 °C, nach dem Öffnen im Kühlschrank	4 Monate
1 Holunderdolde pro l Wasser	–	–	–	Kühlschrank	1 Woche
1 l Frischpflanzen für 0,5 Liter Wasser	x	x	x	8–18 °C	2 Jahre[4]
mit Öl gut bedecken	x	x	x	8–18 °C	6 Monate
mit Öl gut bedecken	x	x	x	8–18 °C	6 Monate
1–3 EL pro 100 g	–	–	–	Kühlschrank	2 Monate
1–3 EL pro 100 g	–	–	–	–	6 Monate

Frischpflanzen

Presssaft, Smoothies und Pestos

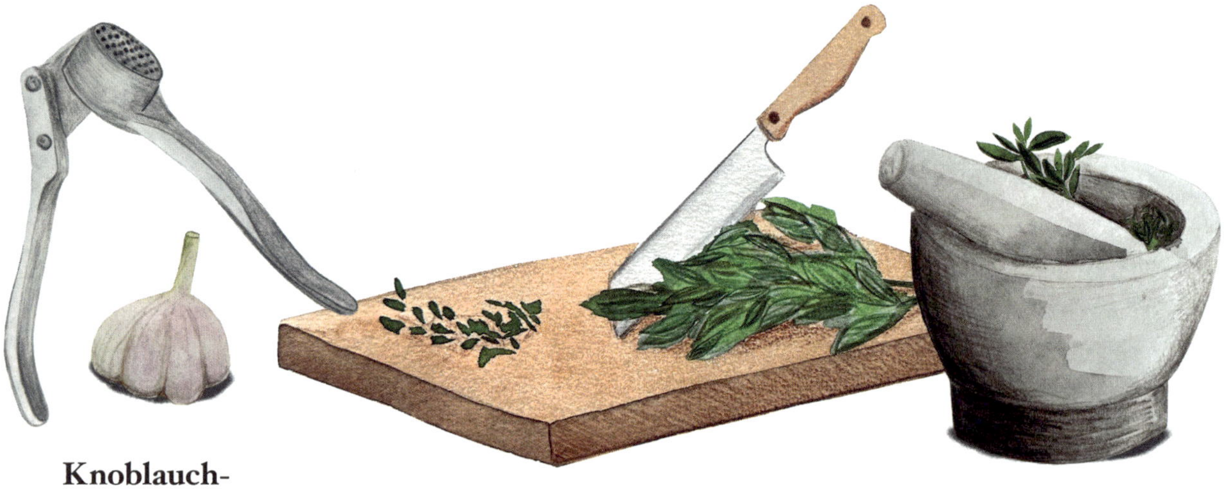

Knoblauch-presse

Schneidbrett und Messer

Mörser

Gesunde Pflanzen wachsen in gesunder Umgebung: Ausgewogene Erde und frische Luft mit wechselnden Temperaturen umhüllen sie. Dabei tauschen sich die Mikroorganismen aus Erde und Luft mit jenen der Pflanzen aus. Kräuter sind ständig auf der Suche nach einer guten Balance und ständig in Veränderung.

So ist es auch sehr verständlich, dass sich der Gehalt an Pflanzenwirkstoffen ständig ändert: mit der Jahreszeit, dem Wetter, der Tageszeit und vielen anderen Umständen rund um die Kräuter. Wenn wir selbst frische Pflanzen von Hand ernten, nehmen wir natürlich nur die richtigen und die gesunden. Keine zusätzlichen Blätter oder Stängel mischen sich da ein. Wir nehmen sie auch nur dann, wenn sie vor Kraft und Energie strotzen. Müde herunterhängende oder dürre kommen nicht in den Korb. Dennoch: Sobald das Kraut abgeschnitten ist, beginnt es sich in seinem Inneren zu regen. Alles gerät durcheinander, Enzyme beginnen zu werken und Oxidationsreaktionen laufen überall ab, wo Luftsauerstoff dazukommt. Nichts ist mehr so, wie es war. Je länger die Kräuter herumliegen, desto massiver sind die Veränderungen. »Nacherntephysiologie« nennen Biologen das. Und manchmal sind diese Veränderungen auch erwünscht, zum Beispiel wenn der Waldmeister so richtig nach Heu duften soll.

Die Hochsaison zur Ernte von Frischpflanzen bewegt sich zwischen Ostern und der

Die Vorzüge

- Frischpflanzen liefern uns sensible Pflanzeninhaltsstoffe,
- bringen lebendige Mikroben aus der Natur mit,
- gelangen in wenigen Minuten oder Stunden vom Feld bis in die fertige Pflanzenarznei,
- erzielen eine große Wirkung mit kleinen Mengen,
- ermöglichen Zubereitungen mit den Pflanzen in unserer Nähe.

Entsafter

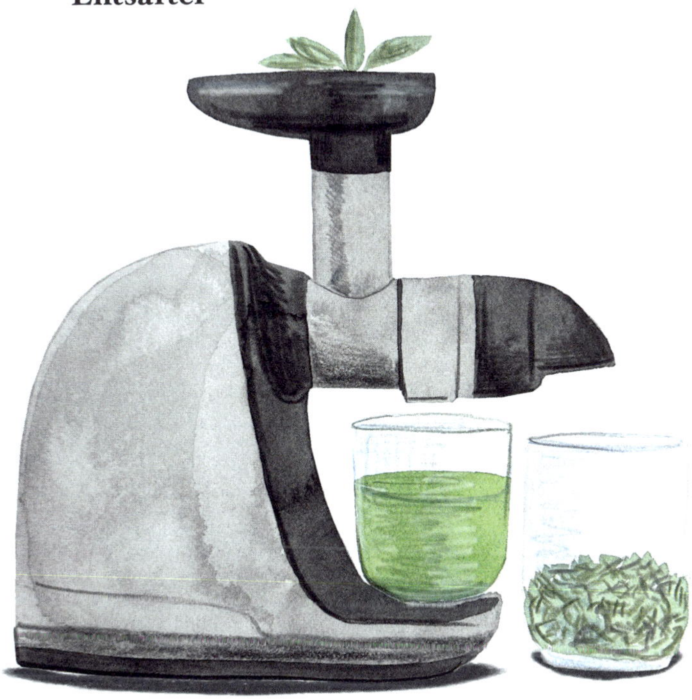

Vollblüte, die recht unterschiedlich ist. Für unsere Frischpflanzenzubereitungen verwenden wir die Pflanzen natürlich sofort: frisch vom Feld, vom Hochbeet oder von der Terrasse. Wir schneiden sie ab und legen sie in einen Korb oder in einen Leinenbeutel, jedenfalls in einen Behälter aus natürlichen Materialien. Nur so bleibt das pflanzeneigene Mikrobiom ausgewogen. Schnell zurück damit in die Kräuterwerkstatt, und das Handwerk kann beginnen. Auch dabei heißt es wieder: arbeiten nur auf und mit Naturmaterialien. Das Holzbrett, die Steinplatte oder der Mörser, alles ist unbehandelt und naturbelassen. Im Mixer haben wir oft keine Wahl, der ist aus Metall oder Kunststoff.

Manche werden sich jetzt denken: Da kann ich gleich ein Blatt direkt vom Strauch essen! Doch es ist nicht genau das Gleiche. Gemixte Frischpflanzen riechen und schmecken ganz anders. Und was sensorisch so unterschiedlich ist, unterscheidet sich wahrscheinlich auch in der Wirkung.

Einige innere Werte der Kräuter sind sensibel und empfindlich. Enzyme etwa: Sie sind die Katalysatoren im natürlichen Gefüge und starten so manche Reaktion. Doch sie sind auch schnell irritiert. Wenn wir die frischen Pflanzen gleich mixen und trinken, erwischen wir diese zerbrechlichen Proteine noch in einem guten Zustand. Die empfindlichen, zarten Teile der Pflanze sind es, die oft frisch gepflückt gut verdaulich sind. Genau diese können wir in Mund und Magen in einen Brei umwandeln, aus dem wir Nährstoffe und Pflanzenwirkstoffe leicht in den Körper einschleusen können.

Frischpflanzen essen und trinken wir meist pur. Das Einzige, was wir ergänzen, sind ein paar Gewürze oder ein wenig Wasser, und ab und zu verwenden wir einen Mörser oder Mixer.

Welche Zutaten wir brauchen

Frischkräuter

Die frischen Pflanzen werden sorgfältig ausgewählt: nach Jahreszeit, Tageszeit und Pflanzenkraft. Wenn die Heilpflanze vor Kraft strotzt, ernten wir sie.

Dann spricht sie uns auch an: Mit einer tiefgrünen Farbe signalisiert sie ihren hohen Chlorophyllgehalt; mit gelben, orangen, roten und blauen Pflanzenfarben zeigt sie ihr antioxidatives Potenzial; ihre harmonisch geformten Blüten und Blätter bedeuten, dass sie nicht angreifbar ist, sich nicht anknabbern lässt; und mit ihren Düften meldet sie sich in unserer Nase.

Für Frischpflanzen-Presssaft geeignete Heilpflanzen	
Wurzeln, Zwiebeln, Knollen	Ingwer, Kartoffel, Knoblauch, Kurkuma, Meerrettich, Rote Rübe, Schwarzer Rettich, Zwiebel
Blätter und Nadeln	Bärlauch, Birke, Brunnenkresse, Rosmarin, Petersilie, Salbei, Spitzwegerich, Zitronenmelisse
Blüten nach Saison	Weißdorn, Thymian, Schafgarbe, Johanniskraut, Bärlauch
Früchte	Apfel, Preiselbeere, Johannisbeere
Kraut und Wurzel	Löwenzahn, Knollensellerie
Kraut	Beifuß, Brennnessel, Johanniskraut, Quendel, Schafgarbe, Thymian, Wermut

FÜR SMOOTHIES EIGNEN SICH ZUSÄTZLICH NOCH

- Früchte nach Saison
- Gemüse nach Saison
- Sprossen, Microgreens und Keimlinge aller Art
- Nüsse
- **Fermente:** Apfelessig, Oxymel, Sauermilchprodukte, Perga (»Bienenbrot« aus Blütenpollen), Kombucha, Wasserkefir, Honig

FÜR PESTOS EIGNEN SICH

- Basilikum
- Petersilie
- Koriandergrün
- Rucola
- Karottengrün
- Bärlauch
- und viele andere grüne Blätter aus dem Garten

Erntezeitpunkt

Der Zeitpunkt und der Ort, an dem die Kräuter, Gemüse und Früchte für Frischpflanzen-Presssäfte, Smoothies und Pestos geerntet werden, ist entscheidend für die Qualität. Der gute Zeitpunkt bürgt für eine gehaltvolle Ernte, ein Ort in der Nähe, abseits von Emissionen, garantiert eine schnelle Pressung. Traditionelle Sammelzeiten sind Anhaltspunkte für einen guten Zeitpunkt, der sich aber auch durch Klima, das Wetter und die Höhenlage verschieben kann. Deshalb hilft nur: genau beobachten!

OSTERN

Zu Ostern, der Zeit der Grünen Suppe, finden wir oft junges, frisches Grün, das uns in dieser Qualität in den Wintermonaten gefehlt hat. Die Lust darauf ist deshalb besonders groß. Birkenblätter, Löwenzahnblätter, Brennnesselblätter oder Spitzwegerichblätter sind nur einige davon.

WALPURGISNACHT
ENDE APRIL / ANFANG MAI

Rund um die Walpurgisnacht ist die Sammelzeit für Gundelrebe, Vogelmiere und Bärlauchblüten. Die ersten zarten Blätter sind frisch von der Erde ein ganz besonderer Genuss.

SOMMERSONNENWENDE IM JUNI

Johanniskraut und Beifuß haben zur Sommersonnenwende in der zweiten Junihälfte viel heilsame Kraft.

HOCHSOMMER

Im Hochsommer bekommen wir eine Fülle von Grün, Blüten und Früchten. Das Kraut vieler Pflanzen ist jedoch oft schon etwas verholzt und herb. Viele Gerbstoffe stören die Frischpflanzenwirkung eher.

HERBST UND WINTER

Wurzeln ernten wir in jenen Monaten, in denen sich die Pflanze völlig zurückgezogen hat. Ob im Herbst oder im Frühjahr, hängt dann wiederum davon ab, welche Qualität die Wurzel haben soll. Im Herbst sorgt sie sich um ihr eigenes Überleben und legt Vorräte für den Winter an. Das ist bei der Löwenzahnwurzel beispielsweise das Speicherkohlenhydrat Inulin, das sich im Herbst als Energiequelle für den Winter anreichert. Im Frühling wird die Löwenzahnwurzel bitter, um sich selbst zu aktivieren und das Austreiben zu schaffen.

Alte Blätter und Stängel eignen sich kaum für Frischpflanzen-Presssäfte.

DIE TAGESZEIT

Die meisten Pflanzen, in denen ätherische Öle enthalten sind, haben um die Mittagszeit bei sonnigem Wetter den höchsten Wirkstoffgehalt: Pfefferminze, Zitronenmelisse, Basilikum, Rosmarin, Salbei, Thymian und Lavendel werden im besten Fall zwischen 10 und 14 Uhr geerntet, Rosenblüten eher etwas früher. In den Bergen dauert es am Morgen länger, bis die Pflanzen getrocknet sind.

Für Wurzeln müssen wir früh aufstehen. Sie werden am besten sogar vor Sonnenaufgang gesammelt, solange sich die Pflanze noch in die Erde zurückgezogen hat.

DER ORT

Wir verwenden nur naturbelassene und gesunde Pflanzen. In der Gärtnerei können wir erfragen, ob die Pflanzen unbehandelt und ungespritzt sind. Lavendel oder Rose werden meistens als Zierpflanzen gezogen, daher ist die Heilpflanzenqualität nicht immer gegeben.

Sammeln auf Wiesen und in Wäldern verlangt ebenfalls Naturbelassenheit: Der Abstand zu Straßen und zu landwirtschaftlich genutzten Flächen ist wichtig. Gefährdete oder geschützte Pflanzen dürfen nicht gesammelt werden!

DAS WASSER

Die Pressung für den Frischpflanzen-Presssaft ist zu Hause nicht so intensiv wie in einer gewerbsmäßigen Verarbeitung. Die Ausbeute ist geringer, und eine Verdünnung mit Wasser ist notwendig. Doch das hat auch Vorteile, weil die Pflanzenmasse nicht warm wird.

Pesto verlangt einen niedrigen Wassergehalt, dafür sollen die grünen Pflanzen wirklich trocken (aber nicht getrocknet) sein.

Welche Materialien wir brauchen

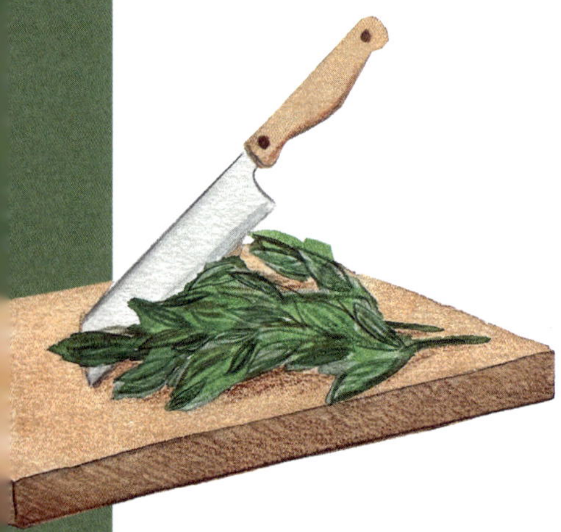

KÜCHENSCHERE, GARTENSCHERE ODER MESSER
Zum Abschneiden der Kräuter und Heilpflanzen eignen sich Scheren: Küchenscheren und Gartenscheren schaffen den Schnitt durch unterschiedlich dicke Stängel, Blätter oder Blüten. Manche Pflanzen halten sich sehr stark an ihren Wurzeln fest. Auch hier hilft das Abschneiden, um sie nicht auszureißen.

LUPE
Es klingt verwegen, aber eine Lupe ist ein Kräuterwerkzeug, das so manches an den Tag bringt. Dabei geht es manchmal um Ungeziefer, aber noch viel öfter um einen interessanten Einblick oder Aufblick auf die Pflanze. Auch Handys können die Funktion der Lupe übernehmen.

KORB ODER LEINENTASCHE
Die Mengen für einen Frischpflanzen-Presssaft oder einen Smoothie sind so klein, dass sie in den Händen gehalten werden können. Wer gleich etwas mehr für weitere Zubereitungen sammelt, legt die Kräuter locker in Behälter aus Naturmaterialien: Korb oder Leinentasche bieten sich an.

DIE PRESSE
Frischpflanzen-Presssäfte werden in ganz kleinen Mengen eingenommen, deshalb empfehlen sich auch kleine Pressen. Manchmal reicht sogar die Knoblauchpresse. Auch eine Kartoffelpresse ist ein Küchenwerkzeug, das dafür verwendet werden kann. Wer solche Pressen nicht zur Verfügung hat, nimmt ein feines Küchensieb und drückt die zerkleinerten Pflanzenteile mit einem Löffel durch. Für Gemüse oder Früchte und etwas größere Mengen ist ein Entsafter gut, der allerdings ziemlich viel Saft im Presskuchen verliert.

Im Handel gibt es kleine manuelle Pressen, die wie ein Fleischwolf funktionieren. Wer viel Freude an den Frischpflanzensäften findet, kann sich von so einer Presse unterstützen lassen.

Die handwerklichen Schritte zum Frischpflanzen-Presssaft

FRISCH GEERNTET: HANDVERLESENE, NATURBELASSENE UND GESUNDE PFLANZEN WERDEN GEPRESST
Es entsteht ein meist grasig riechender Pflanzenbrei mit grünen bis bräunlichen Farbtönen. Frischpflanzen-Presssäfte entstehen ganz in der Nähe ihres Ernteplatzes. Vom Abschneiden bis zum Pressen vergeht kaum Zeit.

WASCHEN: PFLANZEN MIT WASSER ABSPÜLEN
Die Kräuter und Wildpflanzen werden mit kaltem Wasser gewaschen, aber nicht getrocknet. Sie gehen gleich anschließend wieder eine Verbindung mit Wasser ein, deshalb ist dies eine der ganz wenigen Kräuterzubereitungen, bei denen gewaschen wird. Ist das Wetter gut und die Pflanze sauber, kann sie auch direkt verwendet werden.

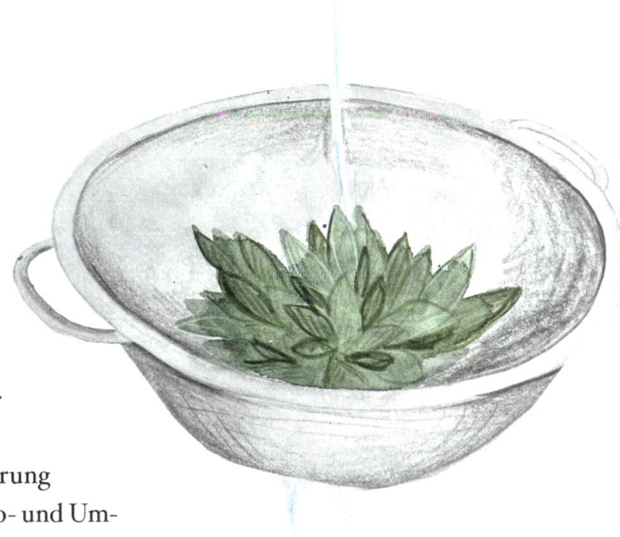

ZERKLEINERN UND PRESSEN: IN DER SAFTPRESSE, KRÄUTERMÜHLE ODER KNOBLAUCHPRESSE

Frische Pflanzen schneiden oder hacken. Für die eigentliche Pressung gibt es unterschiedliche Varianten. Die Pflanzenteile werden geschnitten oder in der Kräutermühle gehäckselt und anschließend in der Knoblauch- oder Kartoffelpresse ausgepresst. Als einfachste Variante kann der Pflanzenbrei auch in einem feinen Sieb oder in einem Leinentuch händisch ausgepresst werden. Manuelle Saftpressen aus Metall sind ebenfalls geeignet.

VERDÜNNEN: 1 TEIL FRISCHPFLANZEN-PRESSSAFT UND 5 TEILE WASSER

Der Frischpflanzen-Presssaft wird mit 5 Teilen Wasser verdünnt. Um die Menge zu veranschaulichen: Etwa 1 Teelöffel Frischpflanzen-Presssaft ergibt nach der Verdünnung schon ungefähr die Tagesdosis.

Bei sehr trockenen Pflanzen ist es manchmal von Vorteil, wenn das Wasser gleich bei der Zerkleinerung oder Pressung untergemischt wird.

TEMPERATUR: ALLES BEI ZIMMERTEMPERATUR

Es kommt zu keiner Temperaturerhöhung während der Pressung.

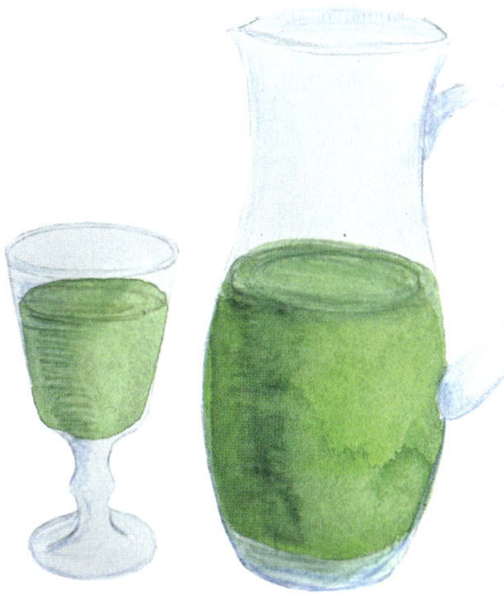

GLEICH TRINKEN: DER FRISCHPFLANZEN-PRESSSAFT IST NICHT HALTBAR

Gleich nach der Zerkleinerung beginnen Oxidationen, Ab- und Umbauprozesse im Pflanzenbrei. Es empfiehlt sich daher, den Frischpflanzen-Presssaft gleich nach der Zubereitung zu trinken.

DREI VARIANTEN: FRISCHPFLANZEN-PRESSSAFT MIT SAUERHONIG

Der extrem grasige Geschmack, oft begleitet von sehr herben Aromen, verträgt ein wenig Oxymel. Diese süßsaure Zubereitung macht den Geschmack des Frischpflanzen-Presssafts versöhnlich, Säure und Honig schleusen die Pflanzenwirkstoffe durch die Schleimhaut und verstärken die Wirkung.

FRISCHPFLANZEN-PRESSSAFT MIT FRÜCHTEN

Die feine Süße, verbunden mit den Säuren, die wir in Früchten finden, fügt sich gut in den Frischpflanzen-Presssaft ein. Sie macht ihn leichter trinkbar und erhöht die Bioverfügbarkeit von vielen Pflanzenwirkstoffen, die sich darin tummeln.

FRISCHPFLANZEN-PRESSSAFT MIT SAUERMILCH UND ANDEREN FERMENTEN

Nicht nur Sauerhonig passt als Ferment zu den Frischpflanzen-Presssäften. Auch gesäuerte Milch wie Sauermilch oder Buttermilch harmoniert gut, ebenso wie Kombucha oder Kefir. Das leicht saure Milieu fördert die Bioverfügbarkeit von einigen Pflanzenwirkstoffen und optimiert das Mikrobiom der Schleimhaut.

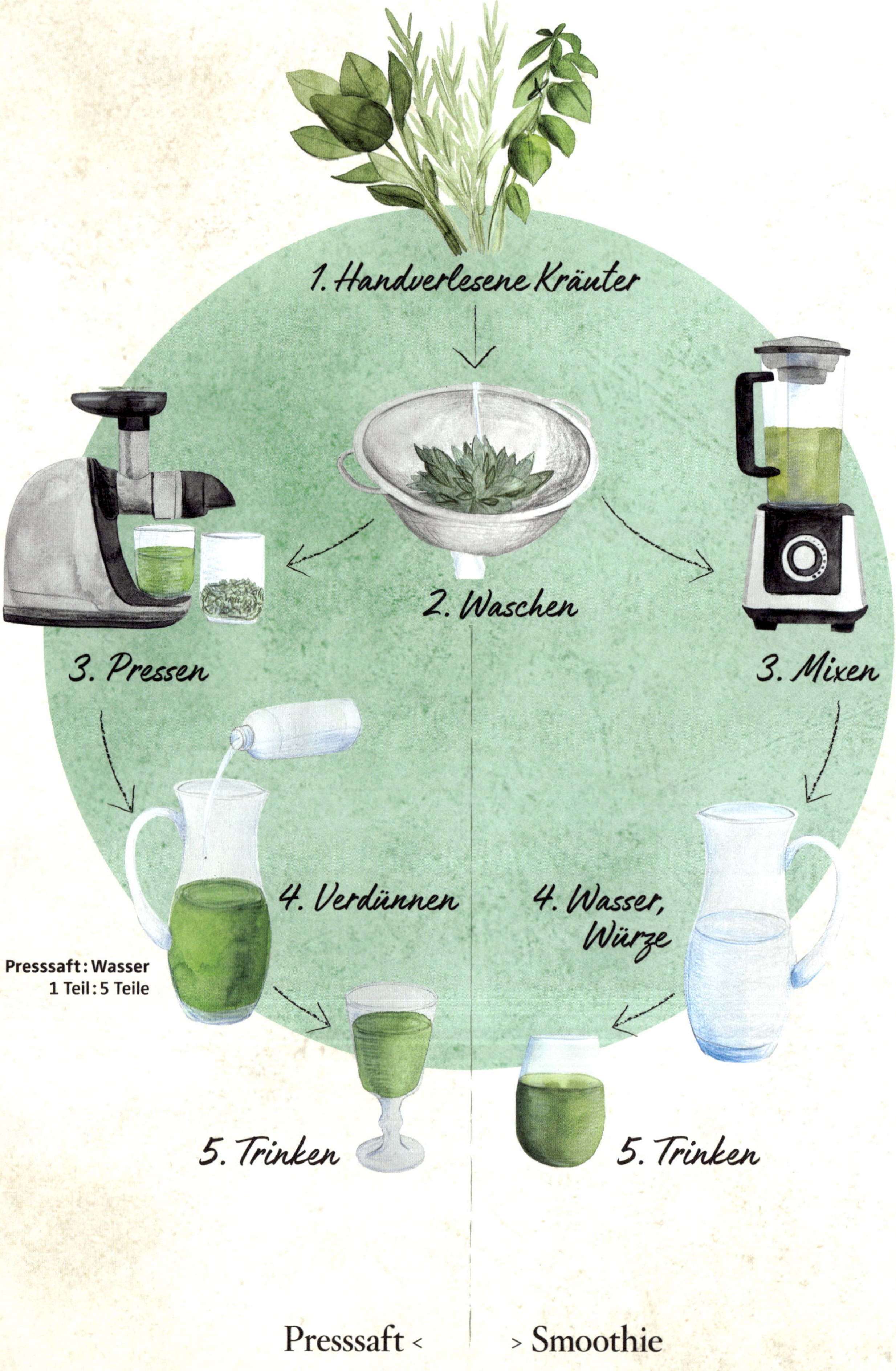
1. Handverlesene Kräuter
2. Waschen
3. Pressen
3. Mixen
4. Verdünnen
Presssaft : Wasser
1 Teil : 5 Teile
4. Wasser, Würze
5. Trinken
5. Trinken
Presssaft <
> Smoothie

Die handwerklichen Schritte zum Smoothie

HANDVERLESENE ZUTATEN

Frische, naturbelassene und gesunde Pflanzen werden gemixt.

OBST, GEMÜSE, KRÄUTER UND GEWÜRZE

Smoothies entstehen aus den frischesten Zutaten: vom Garten oder von den Töpfen, vom Feld, vom Markt oder aus der Gemüsekiste.

SMOOTHIE-ZUSAMMENSETZUNG

Harmonisch Grünes wie Blattsalate, Spinat, Melden, Brennnessel; Kräuter, Heilpflanzen und Wildpflanzen; Früchte; Gemüse; Nüsse; Saures und Belebtes (Fermentiertes); Wasser

WASCHEN: DIE LEBENSMITTEL FÜR DEN SMOOTHIE MIT WASSER ABSPÜLEN

Früchte, Gemüse und Kräuter können mit kaltem Wasser gewaschen und brauchen nicht getrocknet werden. Sie gehen ja gleich anschließend wieder eine Verbindung mit Wasser ein. Naturbelassene und saubere Kräuter müssen nicht gewaschen werden.

ZERKLEINERN: DIE ZUTATEN ZU FEINEM MUS MIXEN

Um einen sämigen Smoothie herzustellen, brauchen wir eine Küchenmaschine oder ein Spezialgerät für Smoothies. Früchte, Gemüse und Kräuter werden mit Wasser auf Hochtouren gemixt.

LEBENSMITTEL-WASSER-VERHÄLTNIS:

Dem Smoothie wird so viel Wasser zugesetzt, bis er eine weiche, breiige Konsistenz bekommt.
Temperatur: Rohkostqualität bis 40 °C. Der Smoothie belässt die Lebensmittel unerhitzt und in voller Mikrobiom-Lebendigkeit. So zerlegen die Mikroben die Pflanzenwirkstoffe in kleinere Teile, machen sie bioverfügbar und ersetzen zum Großteil das Kochen.

VARIANTEN: SMOOTHIE MIT BUTTERMILCH ODER JOGHURT

Der Smoothie bekommt durch Sauermilchprodukte oder vegane Joghurts einen im Mund spürbaren Körper. Die Vorteile sind nicht nur haptisch, der Smoothie wird mit Sauermilchprodukten auch proteinreicher und bekömmlicher. Vorausgesetzt, das Milcheiweiß wird gut vertragen.

SÄUREBALANCE IM SMOOTHIE

Zitronensaft, Saft anderer saurer Früchte oder ganz wenig Essig runden den Smoothie geschmacklich ab und machen die Pflanzenwirkstoffe besser bioverfügbar. Neben Sauermilchprodukten sind auch Oxymele, Essige, Kombucha und Wasserkefir gut zum Säuern geeignet.

Die Balance der Säure im Smoothie nimmt ihm den grasigen Geschmack und macht ihn angenehm trinkbar. Ganz wenig Honig reicht bereits aus, um seine »Medizinpferd«-Wirkung zu nutzen und den Smoothie süßsauer zu machen.

MIX MIT KRÄUTERN UND KRÄUTERZUBEREITUNGEN

Im Smoothie fühlen sich auch andere Kräuterzubereitungen wohl: ein Zitronenverbenenhydrolat, der Fencheltee, das Zitronensalz oder der Brennnesselsirup. Experimente bringen Vielfalt an Geschmack und Wirkungen!

Die handwerklichen Schritte zum Pesto

HANDVERLESENE, FRISCHE GRÜNE PFLANZEN WERDEN GEMIXT
Blätter im Garten mit tiefgrüner Farbe enthalten viel Chlorophyll: von Spitzwegerich über Petersilie, Brennnessel, Mangold, Basilikum und viele andere.

WEITERE ZUTATEN
Öl, fettfrei angeröstete Nüsse oder Samen, Knoblauch, Käse.

ZERKLEINERN: DIE ZUTATEN ZU FEINEM MUS MIXEN
Die frischen grünen Blätter werden gemixt, das setzt ein enormes antioxidatives Potenzial aus Chlorophyll und anderen Pflanzeninhaltsstoffen frei. Wenn das grüne Mus an der Luft steht, oxidiert es, und seine antioxidative Kraft schwindet. Die volle Wirkung des Pestos bekommen wir also nur dann, wenn wir es frisch zubereiten und gleich essen. Um die Reaktionen an der Luft einzudämmen, mixen wir zuerst Öl, vorrangig Olivenöl, mit gerösteten Nüssen und Knoblauch.

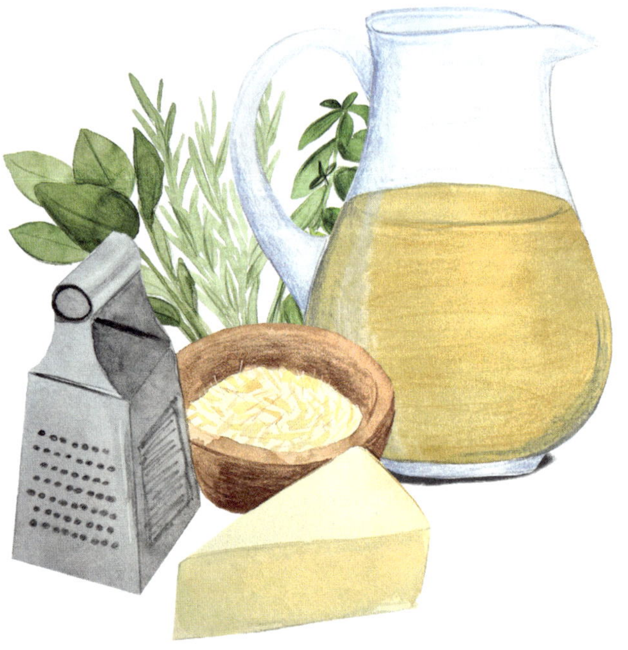

GRÜNKRAFT: BLÄTTER MIT VIEL CHLOROPHYLL
Die grünen Blätter werden grob geschnitten und ebenfalls hineingemixt. Danach wieder Öl zugeben.

UMAMI: REIFER KÄSE BRINGT GESCHMACK UND PROTEINE
Das Pesto bekommt noch eine pikante Aufwertung mit lang gereiftem Käse. Der wird fein gerieben und händisch eingerührt. Jetzt kommt die letzte Portion Öl dazu, dann nochmals mit einem Löffel umrühren.

SERVIEREN UND ABFÜLLEN: AM BESTEN GLEICH ESSEN
Das Pesto wird gleich serviert. Einige Tage kann es auch im Kühlschrank aufbewahrt werden.

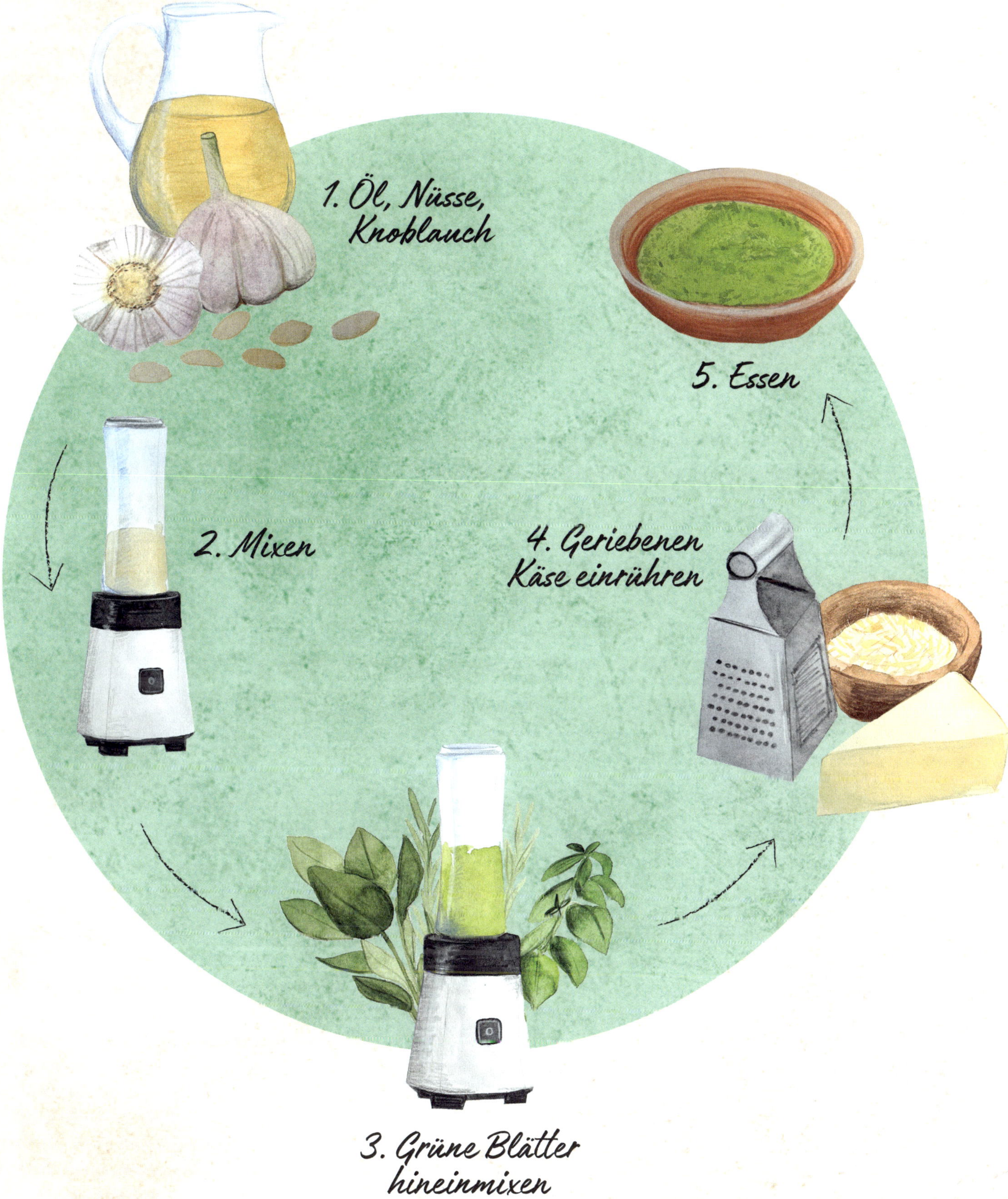
1. Öl, Nüsse, Knoblauch
2. Mixen
3. Grüne Blätter hineinmixen
4. Geriebenen Käse einrühren
5. Essen

Was bei Frischpflanzen-Presssäften schiefgehen kann

Was auffällt	Mögliche Ursachen	Lösungen
Schwarzfärbung	Der Saft ist zu lange gestanden.	Frischpflanzen-Presssaft sofort nach der Herstellung trinken.
wenig Pflanzensaft	Manche Pflanzen geben nur sehr wenig Saft her.	Frischpflanzen-Presssäfte haben auch in ganz kleinen Dosen gute Wirkung.
Presssaft schmeckt nur grasig.	Ein nicht sehr aromatisches Kraut wurde verwendet.	Einige Tropfen Zitronensaft oder Sauerhonig zugeben.

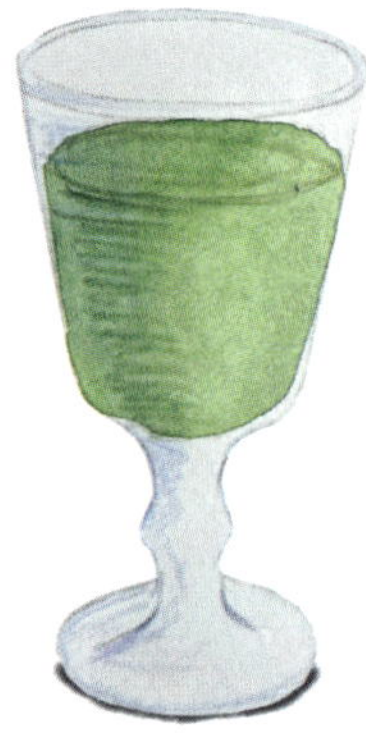

Was bei Smoothies schiefgehen kann

Was auffällt	Mögliche Ursachen	Lösungen
zu dick	zu wenig Flüssigkeit	Mit Wasser, 100%igem Fruchtsaft oder fermentierten Getränken verdünnen.
zu dünnflüssig	zu viel Flüssigkeit, zu wenig feste Anteile	Mit Joghurt, Apfel, Birne, Karotte, Kohlrabi o. Ä. verdicken.
schmeckt zu grasig	zu wenig Säure	Mit Zitrone oder anderen Früchten, Apfelessig und Honig abschmecken.
schmeckt zu sauer	zu viel saure Zutaten	Mit einer Prise Natron, etwas Honig, Obers oder Nüssen abrunden.
hat eine unansehnliche Farbe	Einige Zutaten sind schnell oxidiert.	Zitronensaft gleich mitmixen.

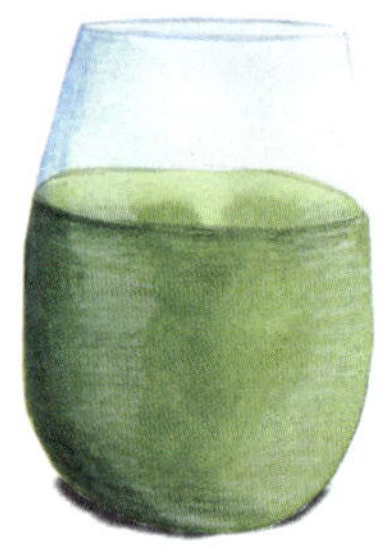

Was bei Pestos schiefgehen kann

Was auffällt	Mögliche Ursachen	Lösungen
Das Pesto ist klumpig.	zu wenig gemixt	Die Zutaten nacheinander gut mixen.
Das Pesto ist braungrün.	Das Chlorophyll ist oxidiert.	Das Pesto gleich servieren oder jeweils mit Öl abdecken und gut verschließen.
Das Pesto schmeckt zu grasig.	zu viele grüne Blätter und zu wenig Aromen	Mehr Knoblauch und alten Käse verwenden.
Das Pesto ist zu fest.	Das Olivenöl war zu kalt.	Olivenöl mit Zimmertemperatur verwenden.

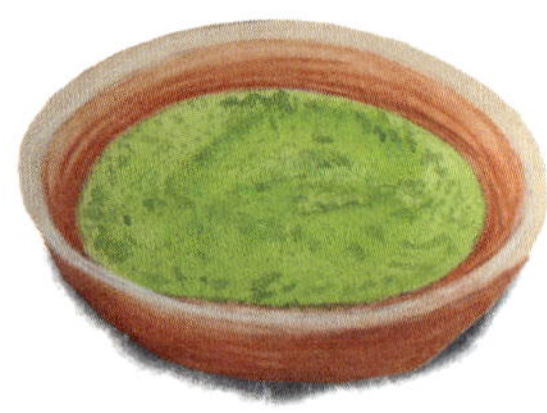

Verborgene Reaktionen

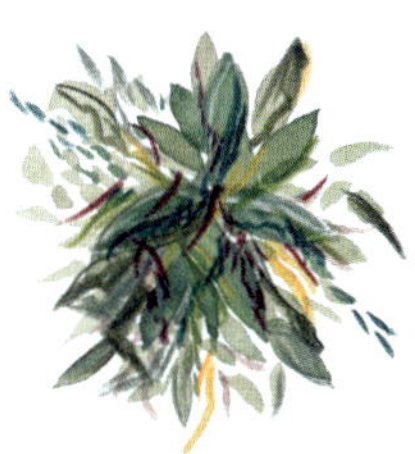

selbst gesammelte Kräuter

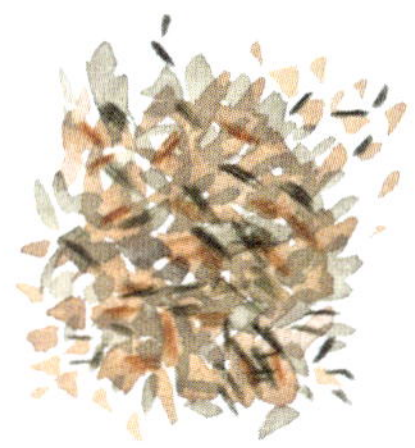

gekaufte Kräuter

HANDVERLESENE ZUTATEN

Der hohe Wirkstoffgehalt von handverlesenen Kräutern ist in der industriellen Verarbeitung nicht erreichbar. Das Wetter, die Auslese jeder einzelnen gesunden Pflanze und die Zeit zwischen Ernte und Verarbeitung zeigen sich im verarbeiteten Produkt auch optisch. Mit etwas Kräutererfahrung sind diese hochwertigen händischen Ernten gleich erkennbar.

KRÜLLSCHNITT

In Plantagen häckselt man die Pflanzen bei der Maschinenernte oft gleich in zentimetergroße Stücke. Jede Schnittfläche ist jedoch eine sensible Fläche, wo Inhaltsstoffe schnell mit dem Luftsauerstoff reagieren und den Wert der Heilpflanze mindern können.

OXIDATIONEN

Wird ein Blatt zerrissen oder eine Blüte gequetscht, kommt Sauerstoff aus der Luft mit dem empfindlichen Innenleben der Pflanze in Berührung, und unvermittelt beginnen Oxidationsreaktionen. Das sichtbare Zeichen ist eine Veränderung der Farbe. Inhaltsstoffe, die antioxidativ wirken, werden selbst oxidiert und verlieren ihr antioxidatives Potenzial. Manchmal können solche Oxidationen jedoch auch von Vorteil sein und Bestandteile besser bioverfügbar machen.

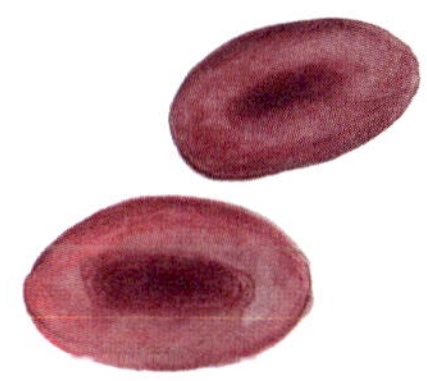

rote Blutkörperchen

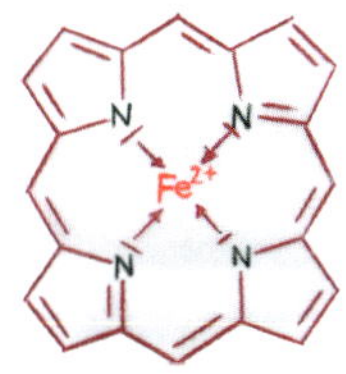

Hämoglobin

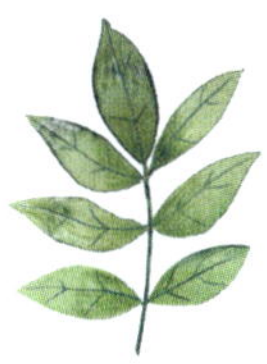

grünes Blatt

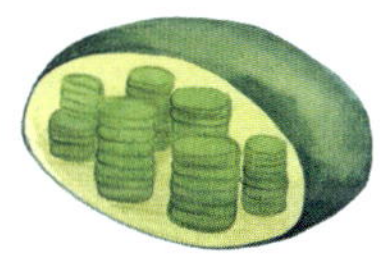

Chloroplast

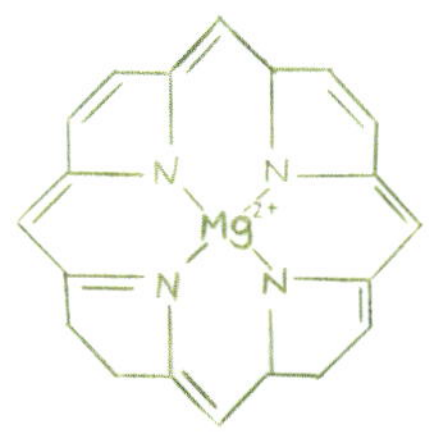

Chlorophyll

In den Frischpflanzenzubereitungen versuchen wir, die geernteten Kräuter, Gemüse und Früchte möglichst frisch und unverändert zu essen oder zu trinken. Etwas Zitronen- oder Fruchtsaft mit vielen organischen Säuren schmeckt uns und zögert außerdem die Oxidationsreaktionen hinaus.

GRÜNKRAFT ERHALTEN

Hartkäse enthält eine Menge Salz, was dem Geschmack und der Grünkraft guttut: Die Salzbalance verhindert, dass das Magnesium aus dem Chlorophyll sickert – das Pesto behält die schöne grüne Farbe.

DIE QUALITÄT DES SELBERMACHENS

Frischpflanzen-Presssäfte aus dem Handel bekommen nach dem Zerkleinern eine Wasserdampfbehandlung, um die Arbeit der Enzyme zu stoppen und die Eiweiße zu denaturieren. Das vermeiden wir beim selbst gemachten Frischpflanzen-Presssaft, weil wir keine Zeit für Transport und Lagerung überbrücken müssen. Die anschließende Pressung erfolgt in den Produktionsstätten unter hohem Druck, bevor die Ultrahocherhitzung die Haltbarkeit des Safts garantiert. Auch das lassen wir zu Hause weg.

Der Frischpflanzen-Presssaft für den Handel benötigt eine Menge an technischem Aufwand. Das ist vielleicht auch der Grund dafür, dass er erst seit den 1960er-Jahren als eigenständige Arzneimittelgruppe geführt wird und keine besondere Aufmerksamkeit erhält.

Anwenden

Die Anwendung empfiehlt sich als zeitlich begrenzte Kur zur Stärkung und Regeneration. Pestos können regelmäßig kulinarisch gemeinsam mit nicht pürierten Speisen genossen werden. Presssäfte werden gerne im Frühjahr eine bis mehrere Wochen als Kur angewendet. Dann sind die jungen Pflanzen besonders reich an Bitterstoffen und Saponinen, gerbstoffarm und wenig verholzt.

ANWENDUNGSEINSCHRÄNKUNGEN FÜR SMOOTHIES

Smoothies gelangen ohne Kauen durch den Verdauungstrakt. In pürierter Form können viel größere Mengen an Kräutern und Früchten getrunken werden, als sie frisch und ganz essbar wären.

Das Sättigungsgefühl wird nicht mehr aktiviert, und die Menge an einigen Nährstoffen und Pflanzenwirkstoffen überfordert den Stoffwechsel. Beispielsweise kann zu viel Fruchtzucker die Transporter vom Darm ins Blut überlasten und der Umbau in Glucose die Leber überfordern.

Smoothies sind deshalb nicht als Daueranwendung geeignet.

Die gute Dosis für Frischpflanzen-Presssaft, Smoothie und Pesto

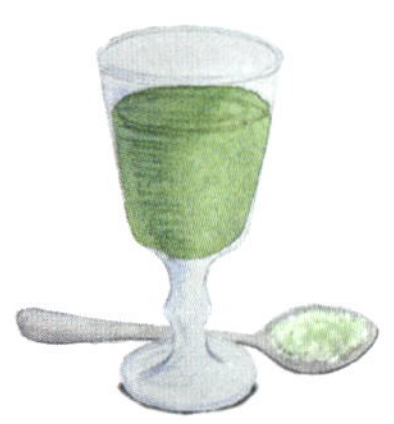

1 bis 3 Esslöffel Frischpflanzen-Presssaft pro Tag als Einzelanwendung
oder als Kur 1 bis 2 Wochen

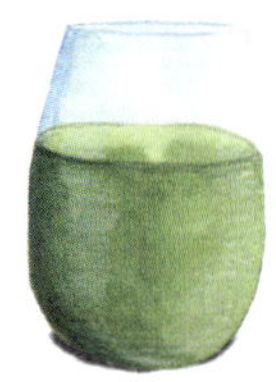

½ bis 1 Glas Smoothie pro Tag als Einzelanwendung
oder als Kur 1 bis 2 Wochen

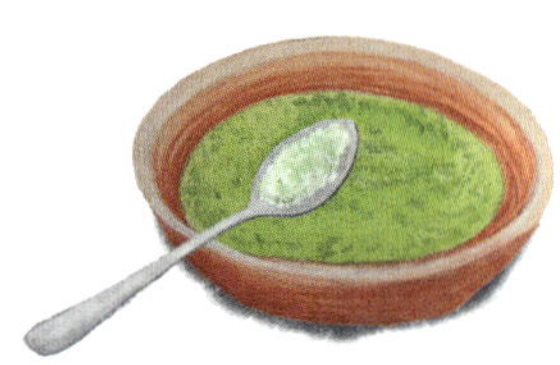

1 bis 3 Esslöffel Pesto

Grundrezepte

Kräuter und Heilpflanzen für Frischpflanzen-Presssaft

Zutaten
- 1 Gewichtsteil Frischpflanzen (2–5 g)
- 5 Gewichtsteile Wasser

Zubereiten
Die frischen Pflanzen schneiden, pur oder mit dem Wasser in der Küchenmaschine fein mixen und auspressen.

Anwenden
Den Frischpflanzensaft gleich trinken. Er kann nach Belieben mit Zitrone, Sauerhonig oder einem anderen Ferment geschmacklich abgerundet werden.

Grüner Smoothie

Smoothies werden ganz individuell zusammengestellt. Von eher neutral schmeckenden grünen Pflanzen kommt mehr hinein, von Wildkräutern, die oft sehr bitter sind, weniger.

Damit der Smoothie nicht nur grasig schmeckt, wird er säuerlich abgerundet. Mit Fermenten wie etwa Sauermilchprodukten, Kwas, Kombucha oder Kefir kombiniert, werden zudem einige Pflanzenwirkstoffe und Nährstoffe besser bioverfügbar.

- **Harmonisches Grün:** Blattsalate, Spinat, Melden, Brennnessel
- **Kräuter:** Garten- und Wildkräuter nach Saison
- **Früchte:** eine Handvoll Obst
- **Gemüse:** eine Handvoll Gemüse
- **Fette:** Nüsse, Nussmus oder kaltgepresste Öle
- **Saures und Belebtes:** ein Stück Zitrone (oder Limette), Essig, saurer Obstsaft, Most, Buttermilch, Joghurt, Wasserkefir, Kombucha, Wasser
- **Ergänzungen:** Sprossen, Keimlinge, Microgreens, Samen
- **Süße:** Honig oder süße Frucht

Zubereiten: Alles in der Küchenmaschine fein mixen und eventuell etwas Wasser zugeben.

Pesto

Zutaten
- ca. 120 g Olivenöl
- 30 g Nüsse oder Samen, geröstet
- 1 Knoblauchzehe, in dünne Scheiben geschnitten
- 1 große Handvoll grüne Blätter, geschnitten
- 60 g Hartkäse, fein gerieben

Zubereiten
Die Hälfte des Öls mit Nüssen und Knoblauch mixen. Die Blätter zugeben, nochmals mixen und etwas Öl zugeben. Zum Schluss den Käse mit einem Löffel unterrühren und das restliche Öl einrühren.

Verwenden
Grüne Pestos werden zu Nudeln, Gemüse, in Suppen, Salaten, auf dem Brot gegessen und vielseitig zum Würzen verwendet.

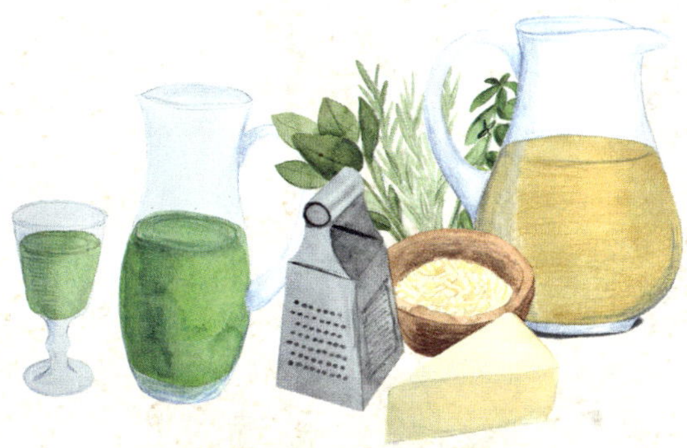

Trocknen und Pulverisieren

Getrocknete Kräuter, Kräuterpulver, Potpourris und Räuchermischungen

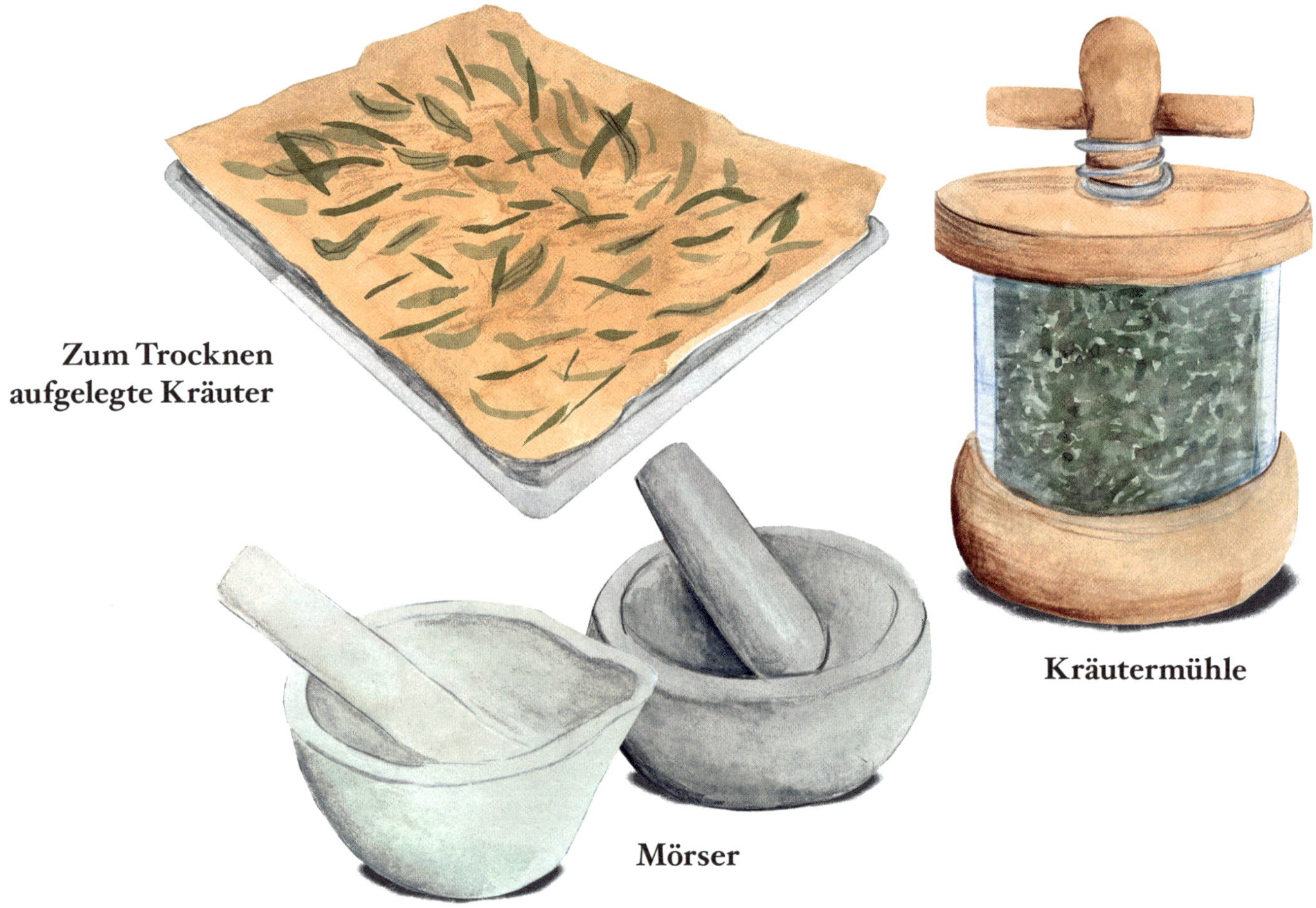

Getrocknete Kräuter sind lebendige Lebensmittel. Wenn über gesunde, kräftige Heilkräuter ein laues Lüftchen streift, steigen unsichtbare Wolken mit einer duftenden Essenz auf. Sie machen das Handwerk der Kräutertrocknung zu einer sanften Aromatherapie.

Kräuter brauchen vom Samenkorn bis in die Medizinflasche gute Bedingungen, damit sie ihre Heilkräfte entfalten können. Unbehandelte, nicht gespritzte Kräuter und Heilpflanzen müssen es sein, um das Spiel ihrer Pflanzenwirkstoffe mit den Mikroben zu beleben. Die Pflanzen werden bei trockenem Wetter geerntet und nehmen ein vielfältiges Mikrobiom aus der guten Erde mit.

Deshalb ist es wichtig, die Kräuter nicht zu waschen, nicht über 40 °C zu erwärmen und nicht mit Spritzmitteln oder Konservierungsstoffen zu behandeln. Nur so bleiben sie richtig lebendig. Beim Waschen könnten Zellen beschädigt werden, in denen ätherische Öle lagern. Wurzeln bilden dabei eine Ausnahme: Sie werden meistens gewaschen, behalten aber dennoch genügend Reste der belebten Erde.

Lebensmittel können sanft an der Luft getrocknet werden, das ist wahrscheinlich die älteste Konservierungsmethode überhaupt. Zuerst verdunstet das Wasser in den äußeren Schichten – und langsam trocknet das Lebensmittel ganz durch. Der Wassergehalt wird weniger und damit auch die Aktivität der Mikroorganismen. Im Unterschied zum Erhitzen sterben sie nicht ab, sondern können mit Wasser wiederbelebt werden. Und sogar im trockenen Zustand spielt sich in den Blättern und Blüten oft noch einiges ab. Es ist möglich, dass wichtige Pflanzenwirkstoffe in getrockneten Pflanzen nach einigen Wochen oder Monaten für den Körper sogar besser verwertbar sind als jene aus frischen Pflanzen. Die Mikroben knabbern an den Molekülen, und es entstehen kleinere Bruchstücke, die bioverfügbarer sind.

Trocknen und Dörren werden meist synonym verwendet. Dörren ist das Handwerk des Trocknens von Lebensmitteln, und Trocknen wird häufig als die sanftere Variante bei niedrigeren Temperaturen angesehen, die für die meisten Heilpflanzen geeignet ist. In der Sprache der Apotheker wird die Arzneipflanze beim Trocknen zur Droge, das stammt von *drog*, einem alten deutschen Wort für »trocken«. Die Droge ist demnach eine schonend getrocknete Heilpflanze, die als Arznei verwendet wird.

Jedes Kraut lenkt das Wachstum der Mikroorganismen in eine andere Richtung. Ein breites Spektrum an Düften, Scharfstoffen, Saponinen, Harzen und anderen Pflanzenwirkstoffen in den Kräutern schafft ganz bestimmte Lebensbedingungen für die Mikroorganismen. Deshalb sitzen auf der Thymianblüte andere Mikroben als auf dem Spitzwegerichblatt.

Die Vorzüge

- Getrocknete Kräuter sind das ganze Jahr über verwendbar und vielseitig anwendbar,
- gut dosierbar,
- alltagstauglich einsetzbar,
- gut weiterzuverarbeiten,
- reich an Probiotika und Postbiotika,
- geeignet für alle Altersgruppen.

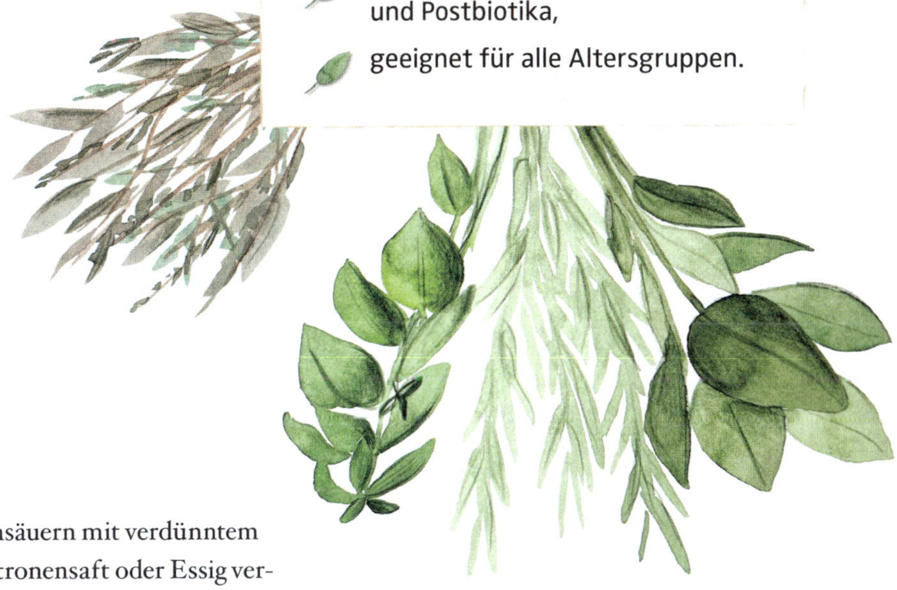

Ansäuern mit verdünntem Zitronensaft oder Essig verschafft Milchsäurebakterien ein gutes Klima und verhindert ein Verfärben, etwa bei Apfelspalten. Weil Mikrobenvielfalt stets unser Mikrobiom stärkt, ist es gut, eine Vielfalt an Kräutern im Alltag zu verwenden.

Gleich nach dem Sammeln kann die Trocknung beginnen. Blätter, Blüten, Samen und Früchte werden vom Stängel befreit und bleiben ganz. Der Verlust an Pflanzenwirkstoffen beim Trocknen liegt zwischen 5 und 40 Prozent, je nach Zerkleinerungsgrad. Die Kräuter liegen oder hängen während der Trocknung luftig, dunkel oder schattig, staub- und ungezieferfrei in einer angenehmen, trockenen Wärme. Bei solchen Bedingungen behalten die Pflanzen ihre Farbe und ihre oxidative Kraft. Trockene Luft verhindert Fermentationen, die hier meistens unerwünscht sind. Wenn Stängel oder Blätter gebrochen werden, erfahren wir, ob sie schon rascheltrocken sind. Ist das der Fall, werden sie aufbewahrt.

Welche Zutaten wir brauchen

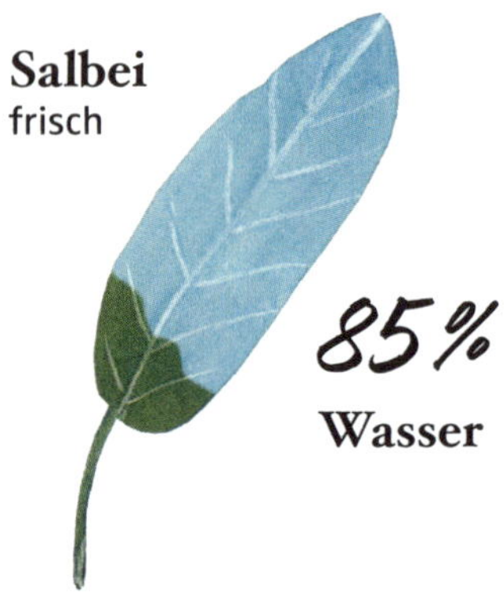

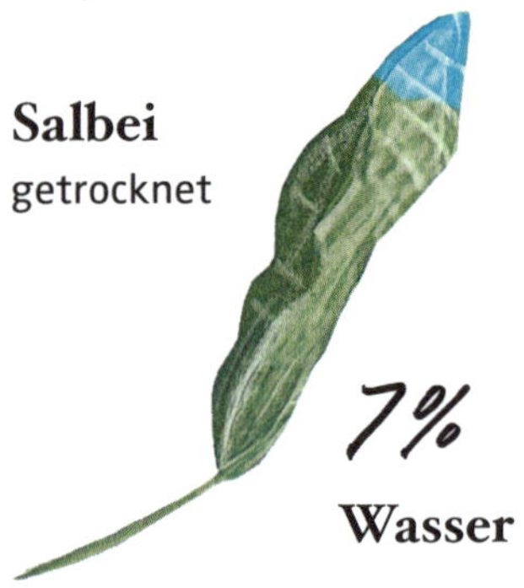

Kräuter, Gewürze, Früchte und Gemüse können durch Trocknen haltbar gemacht werden. Auf die Trocknung von tierischen Lebensmitteln wird hier nicht näher eingegangen.

Manche Kräuter und Gewürze machen schon vor der Ernte einen recht trockenen Eindruck. Das Salbeiblatt, das Büschel Thymian oder das Lorbeerblatt lassen sich ihren Wassergehalt nicht anmerken.

Pflanze	Wassergehalt frisch in g/100 g	Wassergehalt getrocknet in g/100 g
Salbei	85	7
Ingwer	86	18
Apfel	82	27
Himbeere	86	56
Preiselbeere	88	61

Welche Materialien wir brauchen

KRÄUTERSAMMELKORB
In einem Korb beginnt die Trocknung schon auf dem Feld. Die geernteten Pflanzen liegen luftig direkt im sauberen Korb oder auf einem Leinen- oder Baumwolltuch. Einweghandtücher oder Küchenrollen sind weniger geeignet, sie sind nämlich meistens mit Chemikalien behandelt. Der traditionelle Weidenkorb fördert die Haltbarkeit der frischen Ernte durch die antioxidative Weidenrinde.

HOLZRAHMEN
Bespannte Holzrahmen bieten eine luftige Fläche, auf der getrocknet werden kann. Die Bespannung muss auch hier wieder aus unbehandeltem und wenig saugfähigem Stoff bestehen, um eine schnelle und unbeeinflusste Trocknung zu bekommen. Kunststoffe sind ungeeignet, ebenso wie Fliegengitter, wenn sie mit Insektiziden behandelt sind. Holzrahmen sind stapelbar und flexibel. Sie können neben einer Wärmequelle aufgestellt werden.

TROCKNER UND DÖRRGERÄTE
Elektrische Dörrgeräte mit Temperaturregelung für Kräuter zwischen 30 und 40 °C garantieren eine gleichbleibende und gute Qualität der Drogen.

Die Trocknungsdauer wird damit von mehreren Tagen auf mehrere Stunden verkürzt. Pflanzenfarben und -düfte bleiben zum Großteil erhalten.

SOLARTROCKNER ZUM SELBERBAUEN

Solartrockner sind einfache, meistens selbst gebaute Geräte, die bei einigermaßen trockenem Wetter gut funktionieren. Eine Solarzelle reicht aus, um haushaltsübliche Mengen an Kräutern zu trocknen. Die selbst gebaute Solarzelle kann aus dunklem Blech bestehen, darüber eine Glas- oder Plexiglasplatte in geringem Abstand. Luft streicht zwischen Blech und Glas entlang und wird von der Sonne angewärmt. Oben erreicht sie die gestapelten Rahmen mit den Kräutern.

Solartrockner zum Selberbauen

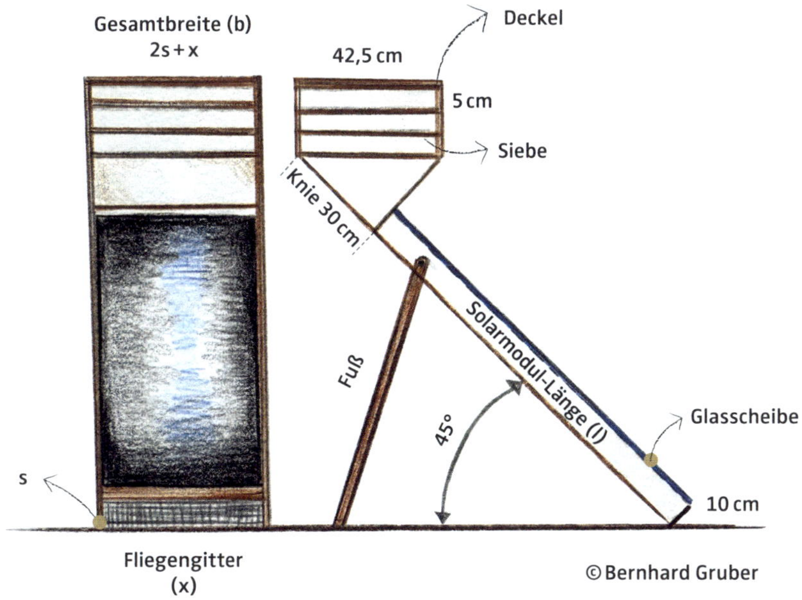

TROCKNEN IM BACKROHR

Grundsätzlich ist eine Trocknung bei 40 °C im Backrohr möglich. Eigentlich wäre Umluft besser geeignet, viele Herde lassen bei Umluft jedoch keine so niedrige Temperatur zu. Auch das Entweichen der Feuchtigkeit ist im Backrohr gar nicht so einfach, die Backrohrtüre muss immer wieder geöffnet werden. Das Backrohr braucht außerdem relativ viel Energie für die Trocknung.

GLAS, KERAMIK, EMAIL, PAPIER UND HOLZ ZUR AUFBEWAHRUNG

Glas und Keramik sind inerte Materialien, sie mischen sich kaum in die Lebenswelt der Kräuter ein. Allerdings haben diese Gefäße nur ein begrenztes Volumen. Für größere Mengen stehen Papiersäcke (Lebensmittelsäcke) zur Verfügung. Sie sind nicht luftdicht und müssen in einem trockenen Raum stehen. In früheren Zeiten wurden in den Drogerien große Dosen aus Pappe verwendet. Holzbehälter sind natürlich auch möglich. Holz tritt in Wechselwirkung mit den Kräutern. Es gibt Harzdüfte ab, die die Haltbarkeit sogar unterstützen. Allerdings kann man das dann auch riechen und schmecken.

MÖRSER

Mörser aus Stein, Keramik oder Holz sind in verschiedenen Größen erhältlich. Manche haben eine raue Innenfläche, das erleichtert das Pulverisieren. Andere funktionieren wie ein Kartoffelstampfer, sie sind zum Quetschen gut geeignet.

KRÄUTERMÜHLE

Für den Hausgebrauch gibt es kleine elektrische Kräutermühlen, mit denen aus harten Wurzeln oder trockenen Hagebutten schnell feines Pulver hergestellt werden kann. Auch für Pasten aus Kräutern und Salz sind diese elektrischen Mühlen praktischer als ein Mörser. Manuelle Kräutermühlen ergeben viel weniger feine Pulver.

DOSIERLÖFFEL

Dosierlöffel mit verschiedenen Volumen sind für viele Kräuterexperimente praktisch. Auch der übliche Löffel aus der Besteckschublade kann zum Dosierlöffel werden, wenn das Gewicht für unterschiedliche trockene Pflanzenteile einmal abgewogen wird. Eine solche individuelle Eichung ist die beste Methode, um die Zubereitungen wiederholbar zu machen.

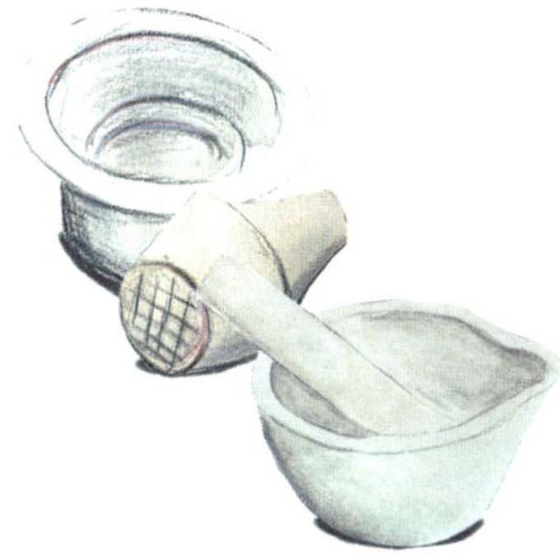

Mörservarianten

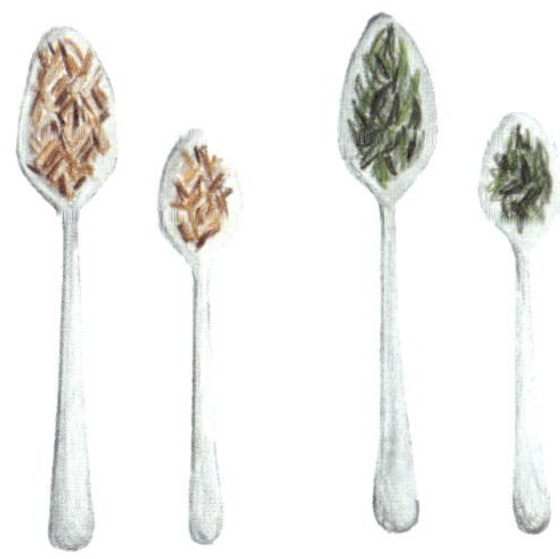

1 Teelöffel/Esslöffel Blätter

Die handwerklichen Schritte zum Trocknen und Pulverisieren

HANDVERLESENE, NATURBELASSENE UND GESUNDE PFLANZEN ERNTEN
Die gesammelten Blätter, Blüten, Samen, Früchte, Stängel und Wurzeln werden locker und luftig in einen Korb gelegt, so entstehen kaum Druckstellen. Die Zeit zwischen Ernte und Beginn der Trocknung sowie die Dauer der Trocknung entscheiden maßgeblich über die Qualität der Drogen.

ZERKLEINERN, ZERZUPFEN UND STREIFELN
Die Blätter der Pflanze werden vom Stängel abgestreift, damit sich die Wirkstoffe während des Trocknens nicht in den Stängel zurückziehen. Blüten werden meistens mitsamt dem Blütenkelch getrocknet. Bei einigen Pflanzen, wie etwa der Rose, kommen oft nur die Blütenblätter in die Trocknung. Blätter, Samen, Blüten und Früchte bleiben ganz. Wenn die Pflanzenteile ungefähr gleich groß sind, dann ist auch die Trocknungszeit ziemlich gleich. Dennoch trennen sich manche Pflanzen weniger gern vom Wasser als andere.

TROCKNEN: AN DER LUFT ODER IM DÖRRGERÄT
Die frischen Pflanzenteile werden meistens zum Trocknen aufgelegt. Im Dörrgerät (Trocknungsgerät) kann als Auflage auf den Sieben ein ausgewaschenes Leinen- oder Baumwolltuch verwendet werden, auf dem dann Blätter, Blüten und andere Pflanzenteile liegen. Die angewärmte Luft streicht durch, und die Trocknung ist in wenigen Stunden oder in ein bis zwei Tagen abgeschlossen. Bei Lufttrocknung ist es noch wichtiger, dass die Auflage durchlässig ist. Für die Lufttrocknung können auch Büschel zum Aufhängen gebunden werden. Das hat allerdings den Nachteil, dass die Stängel dranbleiben. Mitverantwortlich für die Qualität der Kräuter ist das Wetter der nächsten Tage. Das Klima in den Alpen erschwert die Lufttrocknung oft, weil es schnell kalt und feucht werden kann.

TEMPERATUR: ZWISCHEN 35 UND 40 °C
Die beste Temperatur zum Trocknen der meisten Kräuter liegt zwischen 35 und 40 °C. Eine zu niedrige Temperatur lässt die Kräuter zu langsam trocknen. Es kommt zu Oxidationen und damit zu Verfärbungen und unerwünschten Veränderungen, vor allem bei dicken Salbeiblättern oder bei Wurzelteilen. Ab etwa 42 °C wiederum beginnen sich die Eiweiße zu verändern. Enzyme werden inaktiv, und das Lebensmittel verliert an Lebendigkeit. Die Haltbarkeit wird zwar stabiler, aber das Kraut verspielt seine Rohkostqualität.

Gemüse und Obst können in Einzelfällen auch über 42 °C getrocknet werden, um die Trocknungsdauer einzudämmen.

TROCKNUNGSDAUER: STUNDEN BIS TAGE
Temperatur, Luftbewegungen und Teilchengröße entscheiden, wie schnell das Kraut trocken ist. Je dünner und kleiner die Teilchen, desto schneller trocknen sie. Sogar die Schnittrichtung hat einen Einfluss auf

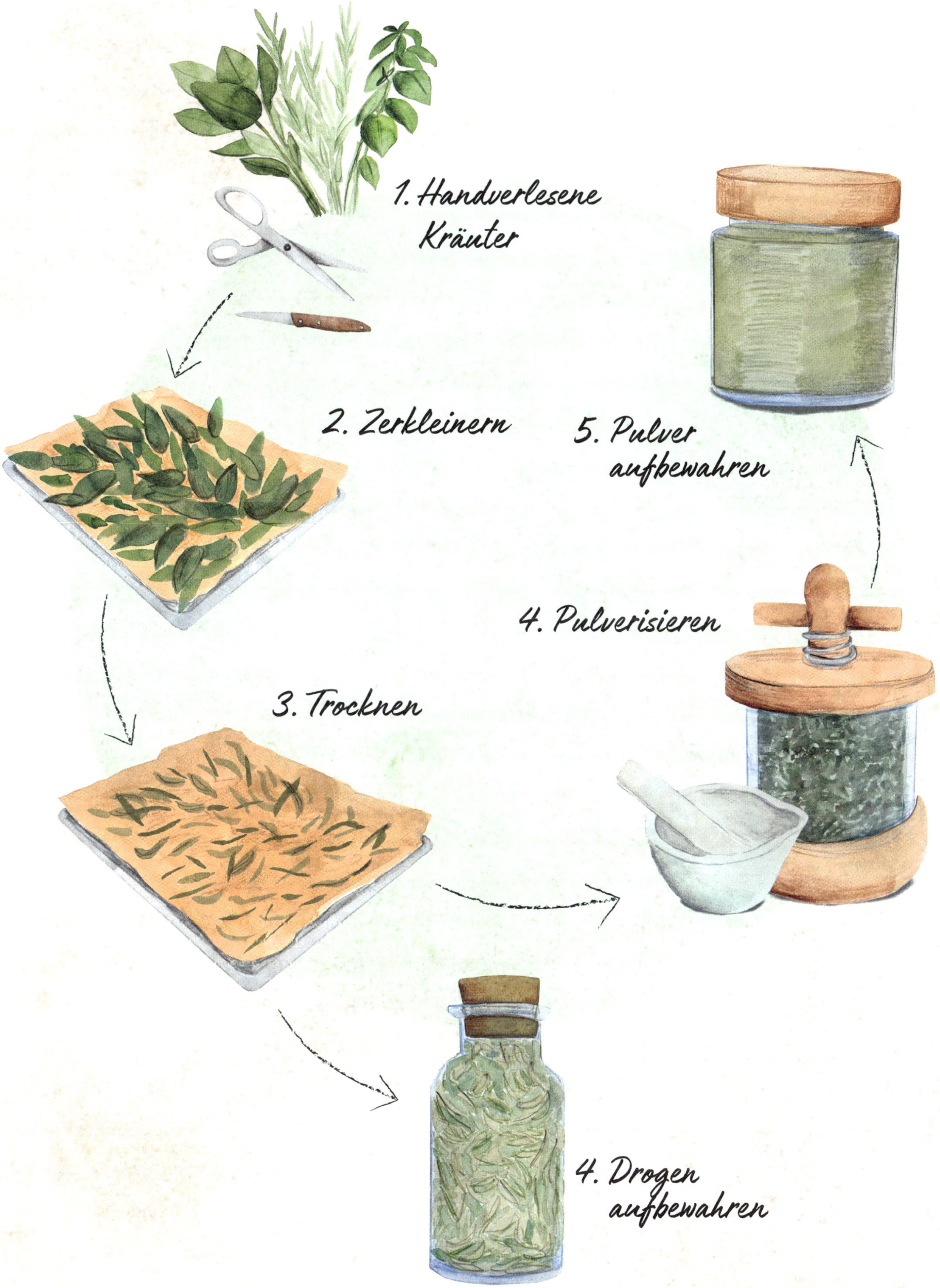
1. Handverlesene Kräuter
2. Zerkleinern
3. Trocknen
4. Pulverisieren
5. Pulver aufbewahren
4. Drogen aufbewahren

die Dauer. Quer zur Faser Geschnittenes trocknet schneller als längs zur Faser Geschnittenes. Luftbewegungen beschleunigen ebenfalls die Trocknung.

ABSCHLUSS: WANN SIND DIE PFLANZEN GENÜGEND TROCKEN?

Das Ende der Trocknung erkennen wir bei Kräutern gut, wenn Blätter oder Stängel rascheln und knacken. Gemüse und Früchte können noch biegsam, ledrig und weich sein. Manche Obstsorten wie Kirschen, Beeren oder Quitten sind sogar noch klebrig. Wichtig ist die gleichmäßige Farbe beim Durchschneiden.

MENGE: WIE VIEL WIRD GETROCKNET?

Die meisten Kräuterhandwerke gelingen auch mit getrockneten Kräutern, manche sogar besser als mit frischen. Es bietet sich also an, den Ernteüberschuss zu trocknen und aufzubewahren. Das Ziel ist jeweils der Verbrauch von getrockneten Kräutern innerhalb von ein bis zwei Jahren.

LICHT: HELL ODER DUNKEL TROCKNEN?

Licht fördert meist unerwünschte Reaktionen. Sichtbar sind diese an den Verfärbungen von Blättern und Blüten. Wir trocknen deshalb dunkel oder zumindest schattig.

PULVERISIEREN: GETROCKNETE PFLANZEN MAHLEN

Alle gut getrockneten Pflanzenteile können pulverisiert werden. Es empfiehlt sich eine elektrische Kräutermühle oder eine Küchenmaschine. Im Mörser können Kräuter zerrieben werden, wenn die Menge sehr klein ist (1 Prise) und wenn kein feines, homogenes Pulver erwartet wird.

TIEFKÜHLEN: DAMIT NICHTS UNERWÜNSCHTES WÄCHST

Die völlig unbehandelten und getrockneten Kräuter sind auch bei so manchem Ungeziefer recht beliebt. Tiefkühlen ist eine sanfte Methode, um Ungeziefer zu entfernen. Dazu werden die getrockneten Kräuter für 48 Stunden in lebensmittelechten Kunststoffsäcken, Papiersäcken oder bei kleinen Mengen in Gefrierbeuteln tiefgekühlt.

ABFÜLLEN UND BESCHRIFTEN: DAS AUFBEWAHREN DER DROGEN

Sind die Kräuter rascheltrocken, werden sie gleich in Papiersäcke, Kartonbehälter, Gläser, Keramik- oder Holzbehälter abgefüllt und beschriftet. Lebensmittelsäcke aus Kunststoff sind möglich, sie beeinflussen jedoch das Mikrobiom der Pflanzen ungünstig. Die Art der Pflanzen, Datum, Menge und Ort der Ernte sind dabei die wichtigsten Angaben.

AUFBEWAHREN: TROCKEN, DUNKEL UND KÜHL

Es gibt zwei Möglichkeiten für die Lagerung der getrockneten Pflanzen: in fest verschlossenen Behältern oder in Papier- oder Leinensäcken. Fest verschlossen im Glas- oder Keramikbehälter kommt von außen keine Feuchtigkeit dazu. Hier muss sichergestellt sein, dass alles wirklich gut getrocknet wurde, damit kein Schimmel wächst.

Wenn in Papiersäcke oder Leinensäcke abgefüllt wird, muss der Lagerraum sehr trocken sein, damit die Kräuter nicht wieder Feuchtigkeit anziehen.

Bei allen Lagerungen werden die Pflanzen vor Licht geschützt. Allerdings haben helle Gläser den Vorteil, dass der Inhalt und seine Veränderungen sichtbar sind. Helle Gläser können einfach abgedeckt, im Schrank oder im Raum verdunkelt werden.

Nicht nur das Licht, auch die Temperatur bestimmt die Haltbarkeit. Eine Lagerung unterhalb der Zimmertemperatur bei etwa 15 bis 18 °C wäre günstig.

Kräuterpulver wird sofort nach dem Pulverisieren in Glas oder Keramik abgefüllt und möglichst ohne Luftraum fest verschlossen. Das Kräuterpulver muss luftdicht gelagert werden, um den Großteil der flüchtigen Bestandteile zu halten.

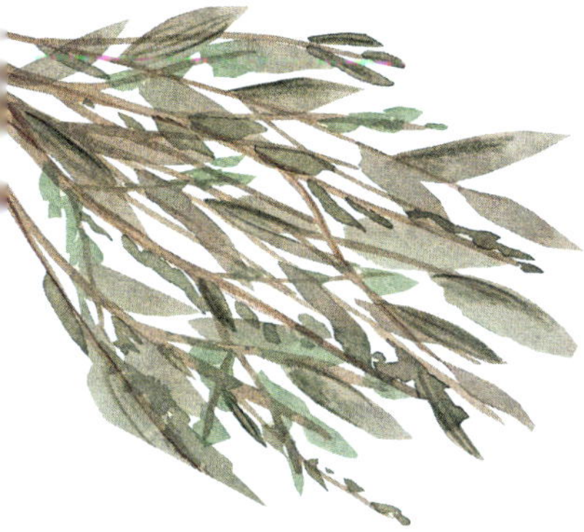

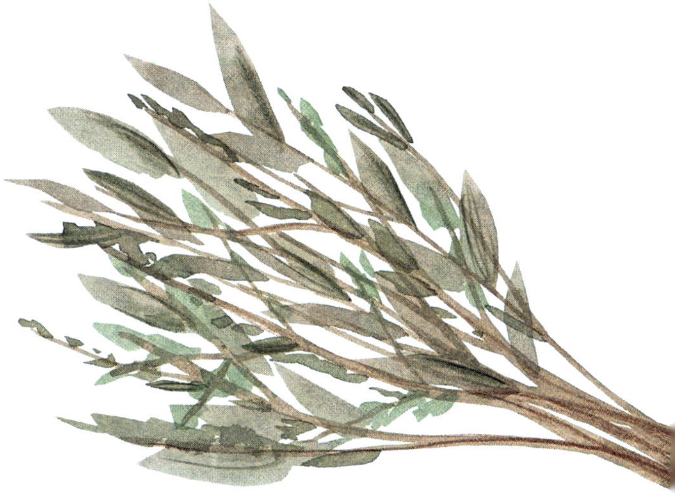

Verwenden

Ganze getrocknete Kräuter

POTPOURRI

Potpourris sind heute wenig in Gebrauch. Wahrscheinlich erscheint der sanfte Duft vielen Menschen als zu wenig intensiv. Doch er wirkt, auch wenn er kaum wahrnehmbar ist. Wenn natürliche, getrocknete Kräuter und Gewürze eine harmonische Mischung bilden, so ist der Duft vollständig. Ein Spektrum an flüchtigen Pflanzenwirkstoffen kommt in der Nase und schließlich im Gehirn an und nicht nur ein einzelnes ätherisches Öl. Manche Düfte drängen sich schnell in die Nase, aber sie sind kurzlebig. Es sind die Kopfnoten, nach denen wir gerne die Duftmischungen voreilig beurteilen. Einige Minuten später gelangen Herznoten zur Wirkung, die einige Stunden anhalten können. Basisnoten kräftigen und runden den Duft ab. Diese erdigen und harzigen Düfte können über Monate wahrnehmbar sein. Ein Potpourri enthält alle Duftnoten in einer ausgewogenen Mischung und in einer optisch schönen Anordnung. Es ist ästhetisch in der Nase und für die Augen.

Kopfnoten mit frischem, leichtem und luftigem Charakter

Basilikum, Bergamotte, Dill, Estragon, Anis, Bitterorange, Grapefruit, Lemongrass

Herznoten bringen Leben in den Duft

Kamille, Lavendel, Rose, Zitronenmelisse, Nelke, Rosengeranie, Veilchen, Zimt und Engelwurz

Basisnoten kräftigen und runden den Duft ab – sie sind erdig und harzig

Vanille, Styrax, Weihrauch, Myrrhe, Tonkabohne, Honig und Bienenwachs

RÄUCHERN MIT KRÄUTERN

Getrocknete Kräuter können, gemeinsam mit Harzen, verräuchert werden. Um den Raum zu beduften, eignet sich ein sogenanntes Stövchen mit einem Sieb oder einer Metallplatte über der Flamme. Es ist ein Teelicht, das im Abstand von einigen Zentimeter Höhe die Halterung für die Räuchermischung hat. Einzelne getrocknete Kräuter oder Mischungen werden durch die Flamme erwärmt und bilden einen duftenden Rauch.

Zum Ausräuchern und dementsprechenden Reinigen der Atmosphäre eignen sich Räucherpfannen mit feinem Sand. In den Sand wird glühende Holzkohle gelegt, darauf Harze und auf die Harze die Kräuter.

Mit der Räucherpfanne erreicht man alle Räume und Ecken des Hauses oder der Wohnung. Kräuterräucherungen werden in kurzen Duftepisoden angewendet, sie sind nicht für die Daueranwendung geeignet.

DUFTKISSEN

Das Duftkissen oder Duftsackerl ist individueller und etwas intensiver als das Potpourri. Für ein wundervolles Duftkissen reichen bereits ein bis fünf Kräuter. Doch auch eine bunte Mischung quer durch das Jahr mit 20 oder 30 verschiedenen Duftpflanzen ist eine angenehme Variante, die für die alltägliche Verwendung nicht in eine Richtung wirkt, dafür meistens harmonisch und ausgewogen duftet. Die getrockneten Kräuter können in einen Ballen aus Heilwolle eingeschlagen werden, so entsteht zum guten Duft eine angenehme Haptik.

DUFTKUGEL

Ein Stück Stoff, das mindestens 20 mal 20 cm groß ist, kann eine Kräutermischung in Form einer Kugel einhüllen, wenn es mit einem Band zusammengebunden wird. Solch kleine Mengen an getrockneten Kräutern reichen völlig aus, um über ein ganzes Jahr Duft zu spenden.

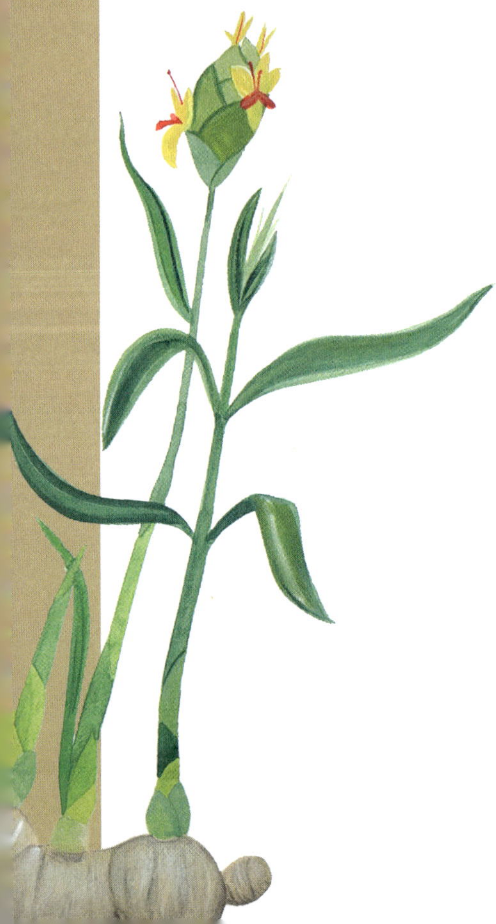

Kräuterpulver

FLAKES

Flakes sind deshalb beliebt, weil sie bequem mit den Fingern genascht werden können. Pulverisierte Kräuter werden dazu mit ein bis zwei frischen, feuchten Zutaten wie etwa Ingwer und Honig geknetet. Honig rundet vor allem bittere Pulver angenehm bittersüß ab. Anschließend wird die Paste auf einen Teller oder auf Backpapier gestrichen und getrocknet. An diesem Punkt entscheidet sich, ob noch einmal pulverisiert wird oder die dünne, jetzt trockene Schicht aus Kräutern und Gewürzen einfach in kleine Stücke gerissen wird. So entstehen Flakes, die als Fingerfood oder als alkoholfreier Fingerfood-Aperitif oder -Digestif Anklang finden.

PASTILLEN

Aus Kräuterpulver kann auch eine Art Pastillen hergestellt werden. So wird das Pulver zu einer dosierten Form, die in die Hand genommen werden kann und wofür wir keinen Messlöffel mehr brauchen. Genauso wie bei den Flakes bringen frische, feuchte Zutaten gemeinsam mit Honig das Kräuterpulver in eine formbare Masse. Diese Masse muss eher trocken sein, damit daraus Kügelchen gedreht werden können.

FRUCHTLEDER

Wenn bunte Früchte gleichzeitig reifen, dann ist die Fülle manchmal so groß, dass sie gut zu Fruchtleder getrocknet werden kann. Die süßesten Früchte werden völlig ohne weitere Zutaten oder Zucker in der Küchenmaschine püriert, dünn auf Papier gestrichen und im Backrohr oder im Dörrgerät getrocknet. Bei 42 °C dauert die Trocknung 12 Stunden bis 2 Tage. Die Dünne des Fruchtbelags entscheidet über die Trocknungsdauer. Das lederartig getrocknete Fruchtleder wird mit dem Papier in Streifen geschnitten und danach abgezogen. Obst für Fruchtleder kann mit allerhand Kräutern, Gewürzen, Nüssen und Samen gemischt werden. Dabei gilt es, die Balance zwischen Süße, Säure und Aromen zu finden.

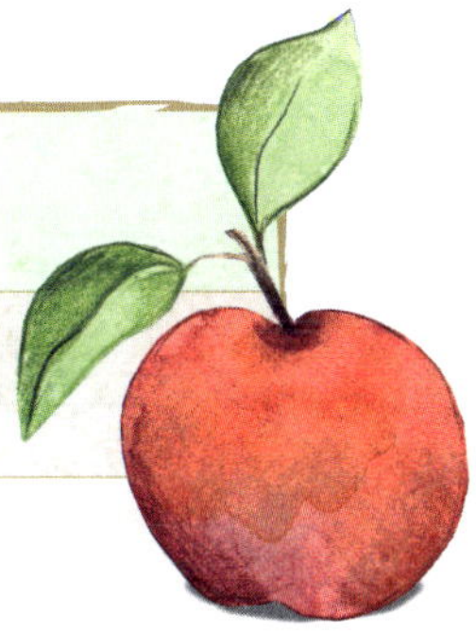

Aromatische Fruchtleder und ihre Kombinationspartner	
Apfel	Nelke, Rose, Salbei, Vanille, Zimt, Zitronenmelisse und den meisten Früchten
Banane	Anis, Kardamom, Kakao, Vanille, Zimt
Birne	Apfel, Anis, Fenchel, Ingwer, Kakao, Kardamom, Vanille, Zimt
Berberitze	Apfel, Langer Pfeffer, Kreuzkümmel, Orangenschale, Piment, Safran, Zimt
Cranberry, Preiselbeere	Apfel, Chili, Nelke, Ingwer, Kardamom, Limette, Sternanis, Vanille
Dattel	Ingwer, Limette, Minze, Safran, Zimt
Erdbeere	Anis, Kakao, Minze, Rhabarber, Zitronenmelisse
Himbeere	Basilikum, Feige, Minze, Vanille
Brombeere	Apfel, Lavendel, Pfirsich, Vanille
Heidelbeere	Apfel, Pfirsich, Koriander, Lavendel, Vanille, Zimt, Zitrone
Karotte	Ingwer, Koriander, Minze, Safran, Vanille, Ysop
Kirsche	Banane, Kaffee, Zimt
Kürbis	Anis, Fenchel, Galgant, Ingwer, Kreuzkümmel, Zitronen
Marille (Aprikose)	Apfel, Ingwer, Kardamom, Koriander, Kreuzkümmel, Kurkuma, Lavendel, Rose, Rosmarin, Pfeffer, Safran, Vanille, Zimt
Pfirsich	Brombeere, Erdbeere, Nelke, Heidelbeere, Himbeere, Kirsche, Mango, Vanille, Weintraube, Zitronenmelisse
Quitte	Sternanis, Nelke, Zimt, Safran, Langer Pfeffer, Vanille, Zitrone
Rhabarber	Apfel, Ingwer, Pfeffer, Sternanis, Zitrone
Zuckermelone	Lavendel, rote Beeren

Was beim Trocknen schiefgehen kann

Was auffällt	Mögliche Ursachen	Lösungen
Druckstellen	Beschädigungen bei Ernte oder Transport zum Trockner	Beim nächsten Mal sorgfältig in einen Korb legen.
Verfärbungen	zu langsam oder bei zu niedriger Temperatur getrocknet	Beim nächsten Mal die Temperatur optimieren.
Schimmel	Die Pflanzen waren noch zu feucht.	Wegwerfen! Beim nächsten Mal die Temperatur kontrollieren (35–40 °C) und die Trocknung erst beenden, wenn die Stängel richtig knacken und die Blätter rascheln.
Ungeziefer, Käfer oder Ähnliches	Unbehandelte Kräuter sind auch bei Schädlingen sehr beliebt.	Beim nächsten Mal die Kräuter gleich nach dem Trocknen in einem Gefrierbeutel für 48 Stunden tiefkühlen.
Löcher in den Blättern	Schädlingsbefall	Wegwerfen!
Das Pulver hat kein Aroma mehr.	zu viel Luftraum beim Lagern, nicht luftdicht verschlossen, das Pulver zu lange gelagert	Das Pulver gleich nach dem Pulverisieren abfüllen, ohne Luftraum luftdicht verschließen.
Das Fruchtleder ist schimmlig.	Der Wasseranteil war zu hoch, zu wenig lang getrocknet.	Noch länger trocknen oder Gewürze zugeben, um die Haltbarkeit zu erhöhen, z. B. Ingwer, Rosmarin.

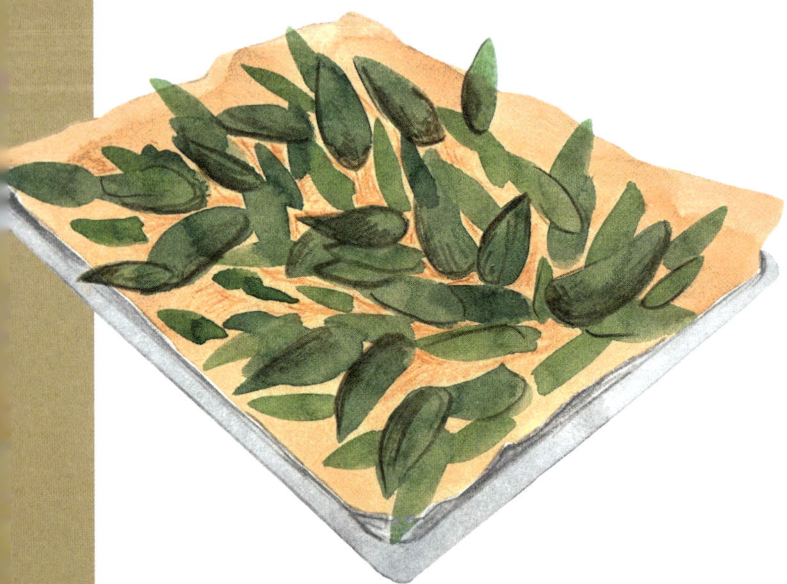

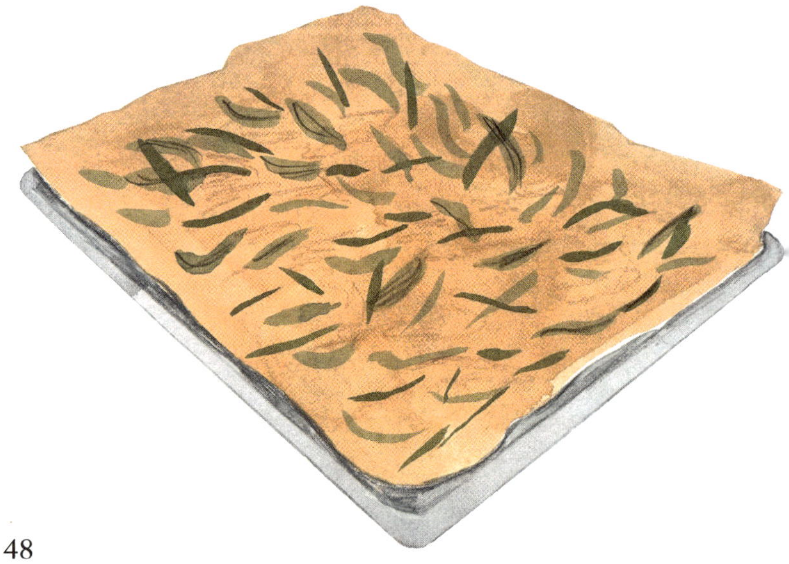

Verborgene Reaktionen

WAS NACH DER ERNTE PASSIERT

Pflanzenwirkstoffe gehen verloren, wenn Blätter oder Blüten gequetscht oder geknickt werden. An diesen beschädigten Stellen laufen daraufhin nicht erwünschte Reaktionen ab, und die Pflanzen verfärben sich.

Es gibt jedoch auch erwünschte Reaktionen nach der Ernte. So wird der angenehme Duftstoff Cumarin erst beim Trocknen frei, weil dadurch Teile abgespalten werden.

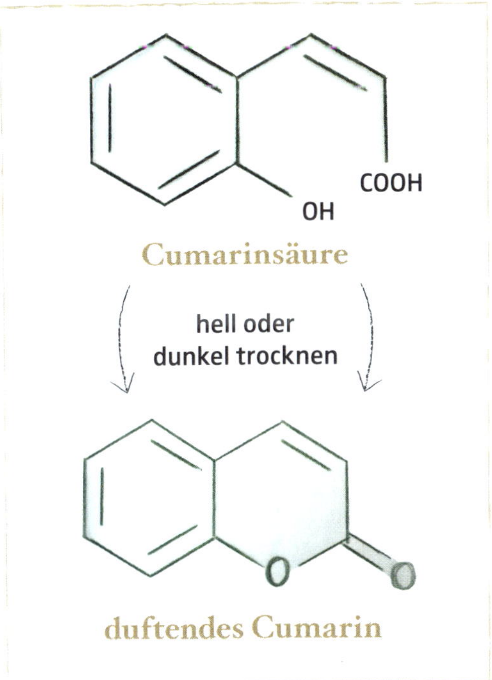

SCHÖNE FARBEN ERHALTEN

Um die Farben beim Trocknen bestmöglich zu erhalten, können Früchte mit Zitronenwasser bespritzt werden. Dazu wird 1 TL Zitronensaft in 100 ml Wasser eingerührt. Die organischen Säuren der Zitrone verlangsamen die Oxidationsreaktionen. Auch Salzwasser kann die Reaktionen mit Luft bremsen, die Früchte werden dann weniger schnell braun. Dafür werden 10 g Steinsalz in 1 Liter Wasser aufgelöst.

NÄHRSTOFFE

Nährstoffe und Pflanzenwirkstoffe bleiben beim Trocknen recht gut erhalten. Fette, Proteine, Kohlenhydrate und Mineralstoffe bleiben intakt. Vitamine gehen teilweise verloren (Vitamin C bis zu 50 %, Vitamine des B-Komplexes zu 10 bis 40 %).

PFLANZENWIRKSTOFFE

Scharfstoffe und ätherische Öle bleiben großteils intakt, wenn die Pflanzenzellen nicht beschädigt werden. So bleiben etwa die Scharfstoffe in den Blättern der Kapuzinerkresse erhalten, wenn man ganze Blätter oder größere Teile trocknet. Pfefferminze oder Thymian behalten ihre ätherischen Öle gut, wenn man sie nicht zu klein zerbröselt.

Bitterstoffe und Gerbstoffe sind weniger flüchtig und halten sowohl Trocknen als auch Pulverisieren gut aus.

Farbstoffe verändern sich zum Teil durchs Trocknen: Grünes Chlorophyll oxidiert schnell, das macht die Blätter graubraun. Carotinoide sind teilweise stabil, so bleibt beispielsweise die Ringelblumenblüte orange. Flavonoide reagieren meistens mit Luft, wie viele antioxidative Pflanzenwirkstoffe, die selbst schnell oxidieren und dadurch ihr Umfeld vor Oxidation schützen.

Cumarine, die einen Duft nach Heu verbreiten, werden erst beim Trocknen aktiviert. Ihre Bindung an Kohlenhydratreste, die sogenannte glykosidische Bindung, wird gelöst, und der intensive Heuduft entsteht.

Schleimstoffe und Saponine bleiben gut erhalten und werden erst beim Kontakt mit Wasser aktiviert.

Harze bestehen zum Großteil aus einem haltbaren, festen Anteil, dem Kolophonium, und aus einem flüchtigen, der sich beim Trocknen verliert.

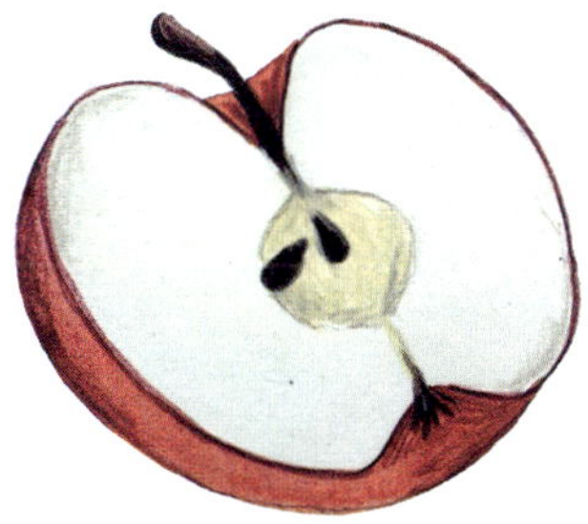

Gleichmäßige Farbe der Fruchtstücke durch Zitronenwasser

Trocknen belebt

Beim Trocknen sind viele Faktoren beteiligt und bestimmen, welche und wie viele Mikroben sich auf den getrockneten Kräutern tummeln. Je nachdem, wie beispielsweise das Wetter im Erntejahr war, wie die Pflanzen am Feld behandelt wurden, wie lange die Trocknung gedauert hat und bei welcher Temperatur getrocknet wurde, vermehren sich die Mikroorganismen auf den Pflanzen mehr oder weniger. Die Mikroben sitzen nicht tatenlos auf den getrockneten Pflanzen herum, sondern arbeiten dort intensiv. Sie zerlegen große Wirkstoffe, setzen Aromen frei, fressen und vermehren sich.

Einige Pflanzenwirkstoffe sorgen dafür, dass sich einzelne Mikroben nicht zusammenrotten und einen infektiösen Biofilm bilden können. Sorgfältig getrocknete Lebensmittel, die am Feld nicht gespritzt und denen keine Konservierungsstoffe zugesetzt wurden, sind ähnlich lebendig wie fermentierte Lebensmittel. Ballaststoffe und Pflanzenwirkstoffe werden durch diese mikrobielle Bearbeitung für unseren Körper besser bioverfügbar. Die Mikroben scheiden Bacteriocine aus, die sich auch wiederum in günstiger Form in das Zusammenleben der Mikroorganismen einmischen, weil sie das Wachstum von Bakterien hemmen können.

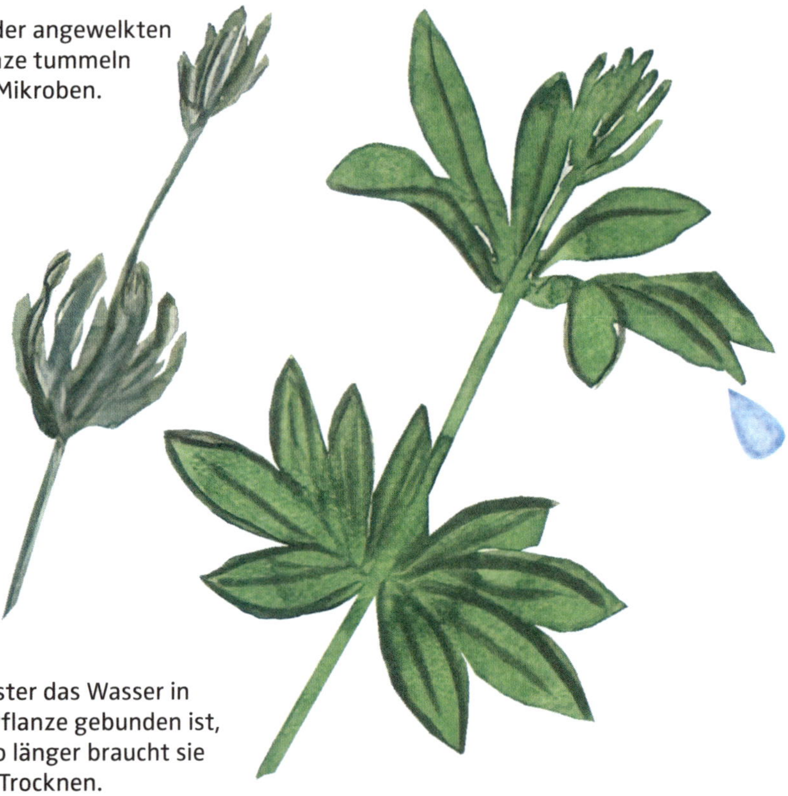

Auf der angewelkten Pflanze tummeln sich Mikroben.

Je fester das Wasser in der Pflanze gebunden ist, desto länger braucht sie zum Trocknen.

WIE SCHNELL TRENNEN SICH DIE KRÄUTER VOM WASSER?

Wie schnell sich die Kräuter vom Wasser trennen, hängt von ihren Inhaltsstoffen ab: Je fester das Wasser gebunden ist, desto länger dauert die Trocknung und desto höher ist die Gefahr, dass sich die Kräuter verfärben und an Qualität verlieren. Zitronenmelisse mit ihren zarten Blättern kann gut im Schatten luftgetrocknet werden, bei Salbei ist dies viel schwieriger.

RESTFEUCHTE

Der Wassergehalt, der in den meisten frischen Kräutern bei über 80 Prozent liegt, reduziert sich beim Trocknen auf weniger als 10 Prozent. Gemüse hat 75 (Meerrettich) bis fast 96 Prozent Wasser (Gurke) und Obst 75 (Bananen) bis 90 Prozent (Wassermelone). Die Restfeuchte am Ende der Trocknung liegt bei Obst und Gemüse bei unter 20 Prozent.

EINFACHER FEUCHTIGKEITSTEST FÜR ZU HAUSE

Wer sich nicht sicher ist, ob das Kraut tatsächlich trocken genug ist, gibt eine kleine Menge davon in ein Glas und verschließt es fest. Sollte sich das Glas nach einigen Stunden beschlagen, ist noch zu viel Wasser in der Pflanze.

Kräuterpulver anwenden

Die gute Dosis

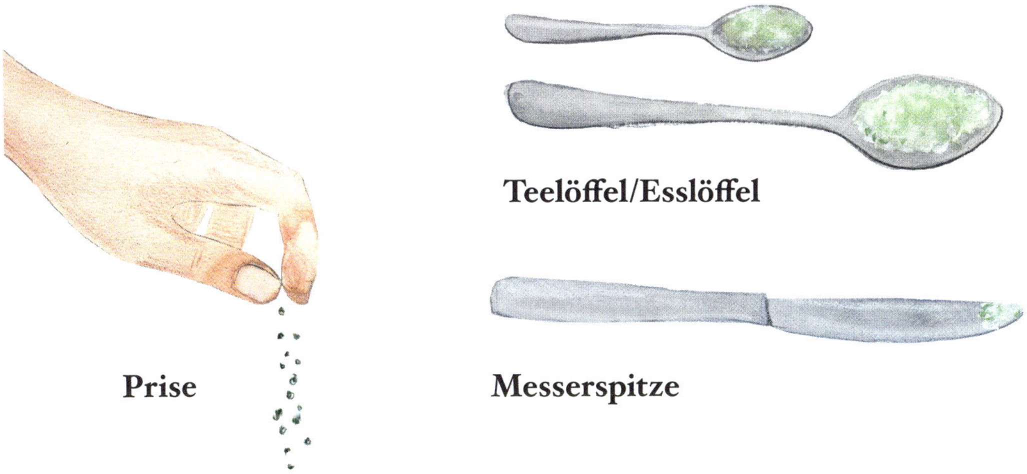

Beim Kräuterpulver hängt die Dosis sehr davon ab, welcher Pflanzenwirkstoff wirken soll. Bitterstoffe und Scharfstoffe sollen einen Reiz im Mund setzen, hier reicht oft 1 Prise oder 1 Löffelspitze. Das Bitterpulver kann niedrig dosiert werden.

Wenn die pulverisierte Pflanze eine quantitative Menge an bestimmten Wirkstoffen liefern soll, dann ist die Menge wichtig. Zum Beispiel das Brennnesselpulver, das mit L-Tryptophan beruhigen oder mit Chlorophyll die Zellen schützen soll.

WAS DIE WIRKUNG BEEINFLUSST

Pflanzenwirkstoffe, die direkt auf der Zunge ihre Signale an die Rezeptoren abgeben, wie etwa Bitterstoffe, wirken intensiv, wenn sie pur auf die Schleimhaut treffen. Bitterpflanzen werden deshalb gerne getrocknet und in kleinen Mengen als Pulver verwendet.

Scharfstoffe aus Knoblauch, Meerrettich, Chili oder Pfeffer reizen den Trigeminusnerv, den dreiteiligen Gesichtsnerv, der im ganzen Mundraum seine Nervenendigungen hat. Es entsteht eine scharfe oder brennende Schmerzempfindung.

Auch Temperaturunterschiede werden vom Trigeminusnerv wahrgenommen. Im Mund können wir einen Bereich zwischen –10 und plus +50 °C spüren. Die Thermorezeptoren unterscheiden dabei nicht zwischen echten Temperaturschwankungen und Molekülen, die das nur vortäuschen. So gibt uns das Menthol aus der Minze ein kühles Gefühl, sogar dann, wenn wir heißen Pfefferminztee trinken.

WIRKUNGEN VON KRÄUTERPULVERN

Senf, Kressen: scharf durch Senföle.
Schwarzer Pfeffer: schmerzhaft heiß und scharf durch den Scharfstoff Piperin.
Pfefferminze: kühl durch Menthol.
Wermut, Wacholder, Ysop, Salbei: bitter durch Bitterstoffe.
Blutwurz, Salbei: zusammenziehend und trocknend (adstringierend) durch Gerbstoffe.

Kaltes Wasser löst vor allem wasserlösliche Wirkstoffe und erleichtert deren

Aufnahme: Mineralstoffe und Spurenelemente, Saponine (schäumende Stoffe), einige Schleimstoffe und manche Flavonoide (rote, violette und blaue Farben). Es reicht auch aus, um den Kaliumüberschuss aus einigen Kräutern zu lösen und die Entwässerung in Gang zu setzen, wie etwa bei Brennnesselblättern. Die Saponine gehen meistens ebenfalls schnell in ihre wirksame Form über. Schleimstoffe lösen sich sehr gut, wenn wir ihnen Zeit zum Quellen geben. So brauchen Malvenblüten oder Leinsamenmehl zwei bis drei Stunden, bis ihre Pflanzenschleime sich mit Wasser vollgesogen haben, Chiasamen dagegen schaffen das in wenigen Minuten.

Gerbstoffe und viele Flavonoide benötigen hingegen heißes Wasser und eine Ziehzeit von mindestens 10 Minuten, um gelöst zu werden. Nach 20 bis 30 Minuten werden einige Gerbstoffe sogar wieder abgebaut, deshalb ist gerade hier das Zeitfenster wichtig.

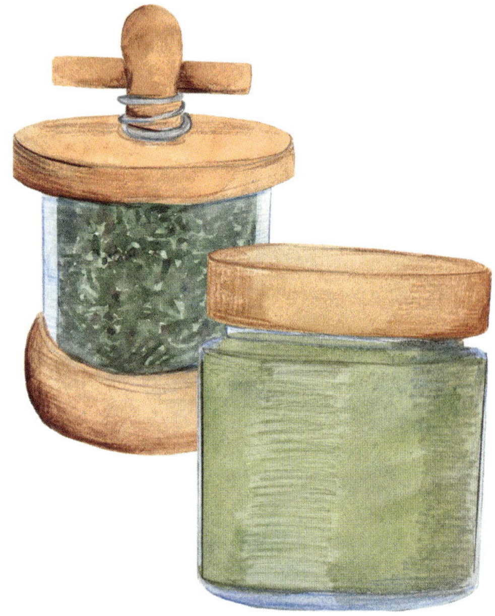

DAS KRÄUTERPULVER ZUM GUTEN ZEITPUNKT ANWENDEN

Kräuterarzneien stehen immer in Wechselwirkung und in Konkurrenz mit den Speisen, die vorher, nachher oder dazu gegessen werden. Die Wirkung von Bitterpulver oder von scharfem Bitterpulver können wir selbst gut einschätzen, denn es wirkt, wenn bitter oder scharf wahrgenommen wird.

Faustregeln zur Anwendung von Kräuterpulvern

Tageszeit	Nach Wirkung	Nach Wirkstoffen	Nach Geschmack
morgens	munter machendes Bitterpulver	Bitterstoffe, Schleimstoffe, Saponine	bittersüß, süßsauer
mittags	verdauungsförderndes Bitterpulver vor und nach dem Essen	Bitterstoffe, Gerbstoffe, Scharfstoffe, Farbstoffe, Saponine	bittersüß, süßsauer, salzig
abends	einschlafförderndes Melissen- oder Baldrianpulver	ätherische Öle, Cumarine, Schleimstoffe	süßsauer

Bewährte Rezepturen

Kräuterpulver

Bitterpulver

Zutaten

· bittere Pflanzen
(Ingwer, Kurkuma, Galgant, Wacholder, Zitrone, Orange, Salbei, Löwenzahn, Enzian, Meisterwurz, Engelwurz, Wermut)
· entkrampfende Pflanzen mit ätherischen Ölen
(Kümmel, Fenchel, Anis, Pfefferminze)
· scharfe Pflanzen
(Galgant, Ingwer, Knoblauch)
· ergänzende Präbiotika
(Apfelschalen oder Apfeltrester/Pektine, Löwenzahnwurzel oder Topinambur/Inulin)

Zubereiten

Alle getrockneten Zutaten fein mahlen und mischen.

Anwenden

1 Messerspitze vor oder nach den Mahlzeiten einnehmen.

Hagebuttenpulver

Zutaten

· 200 g wilde Hagebutten mit Kernen

Zubereiten

Die getrockneten Hagebutten in der Kräutermühle oder Küchenmaschine fein mahlen.

Anwenden

Bei Gelenksabnützungen 4 bis 6 Wochen täglich 5 g Hagebuttenpulver zusammen mit Joghurt, Buttermilch, Kefir oder etwas Honig einnehmen, danach weiterhin einige Monate täglich 1 Messerspitze.

Bittersüße Flakes

Zutaten

· 50 g Fenchelkörner, gemahlen
· 25 g Honig
· Zitronenschale und -saft
· etwas frischer Ingwer, fein gerieben

Zubereiten

Alle Zutaten mischen und dünn auf einen Teller oder auf Backpapier streichen. Bei 35 bis 40 °C trocknen. Die trockene Schicht in kleine Stücke reißen und in einem Glas aufbewahren.

Anwenden

Bittersüße Flakes können als alkoholfreier Aperitif gegessen werden. Das Rezept kann man auch mit anderen Bitterpflanzen wie Galgant oder Wacholderbeeren ergänzen.

Bitterscharfe Pastillen

Zutaten für eine zweiwöchige Kur

· 1 TL Kreuzkümmel, gemahlen
· 1 TL Ingwerpulver
· 1 TL Fenchelpulver
· 1 TL Kurkumapulver
· 1 TL Zimtpulver
· 1 Prise Langer Pfeffer, gemahlen
· etwas Zitronensaft
· 12 g Honig

Zum Wälzen:

· etwas gemahlener Fenchel
· 1 Prise Steinsalz

Zubereiten

Die Gewürze in einer Schüssel mischen, mit Zitronensaft verrühren und mit dem Honig →

verkneten. Es soll eine formbare Masse entstehen. Daraus kleine, erbsengroße Kügelchen drehen und im Fenchelsalz wälzen.

Anwenden
Vor der Hauptmahlzeit eine Pastille kauen.

Apfelpulver

Zutaten
- frische Äpfel oder Apfelschalen
- evtl. Zitronenwasser

Zubereiten
Die Äpfel hobeln und bei 30 bis 40 °C trocknen. Dann in der Küchenmaschine pulverisieren und in einem Schraubglas lagern.

Anwenden
1 gehäufter TL Apfelpulver zur Stärkung des Darmmikrobioms und des Immunsystems in Speisen oder Getränke einrühren und kurz quellen lassen. Bei Durchfall 1 bis 8 TL 1 bis 3 Tage lang anwenden. Bei anhaltendem Durchfall sollte die Ursache geklärt werden.

Kräuterdüfte

Harmonisierendes Potpourri

Zutaten
- Rosenblüten
- Lavendel
- Zirbenspäne
- Styrax
- Zitronenverbene

Zubereiten
Frische oder getrocknete Kräuter, Harze und Hölzer auf einem Teller oder in einer Schale anordnen.

Anwenden
Das Potpourri im Wohnraum aufstellen.

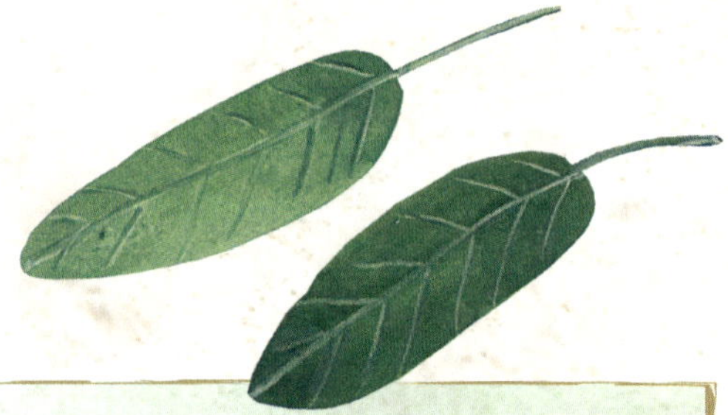

Wirkungen einiger Düfte	
Rosmarin	kreislaufstärkend, aufmunternd, gedächtnisstärkend
Kamillenblüten	stimmungsaufhellend, entzündungshemmend
Lavendelblüten	einschlafanstoßend, stimmungsaufhellend
Zitronenmelissenblätter	einschlafanstoßend, beruhigend, stimmungsaufhellend
Baldrianwurzel	einschlafanstoßend, beruhigend
Majoranblätter	stimmungsaufhellend
Anis, Fenchel, Kümmel, Koriander	krampflösend, blähungstreibend, verdauungsanregend
Hopfendolden	einschlafanstoßend, beruhigend
Heublumen	durchblutungsfördernd
Zitronenverbene	stimmungsaufhellend
Johanniskraut	stimmungsaufhellend

Kräuterkissen

Heublumenpolster

Zutaten

· Heu von einer Magerwiese mit einer Vielfalt an Pflanzen, zusätzlich die Samen, Früchte und Blüten, die am Heuboden liegen

Anwenden

Als durchblutungsförderndes Kissen zum Auflegen, Baden, Bedampfen und Inhalieren.

Einschlafduft

Zutaten

· getrocknete Lavendelblüten, Zitronenmelissenblätter, Hopfendolden, Baldrianwurzel

Anwenden

Zum Einschlafen in kurzen Duftwolken daran riechen. Zur Aktivierung des Dufts leicht kneten oder anwärmen.

Stimmungsaufhellender Duft

Zutaten

· getrocknete Zitronenmelissenblätter, Zitronenverbenenblätter, Johanniskraut, Majoranblätter, Kamillenblüten

Anwenden

In kurzen Duftwolken zur Stimmungsaufhellung daran riechen.

Kamillenpölsterchen

Zutaten

· getrocknete Kamillenblüten

Anwenden

Das angewärmte Duftkissen bei Schmerzen, zur Entzündungshemmung und zur Beruhigung auflegen.

Kopfwehduft

Zutaten

· getrocknete Pfefferminze, Zitronenmelisse, Orangenschale

Anwenden

Zur Erfrischung und Entspannung in kurzen Duftwolken an der Kräutermischung riechen.

Duft für Konzentration und Gedächtnis

Zutaten

· getrocknete Kräuter wie Basilikumblätter, Rosmarin, Thymian oder Quendel, Zitronenmelisse, Bohnenkraut, Pfefferminze

Anwenden

Die Duftmischung begleitet in einem Sackerl das Lernen und bringt die Inhalte bei der Prüfung wieder ins Gedächtnis. Sie entspannt und fördert die Durchblutung.

Reise-Duftkugel

Zutaten

· getrocknete Ingwerwurzel, Zitronenmelissenblätter, Zitronenschalen

Anwenden

Bei beginnender Übelkeit daran riechen.

REINIGENDE RÄUCHERKRÄUTER:
Wermut, Beifuß, Salbei, Thymian, Rosmarin, Lavendel, Engelwurz, Wacholderspitzen, Ysop, Rainfarn, Pfefferminze, Königskerze, Kiefernholz, Fichtenharz, Weihrauch.

HARMONISIERENDE RÄUCHERKRÄUTER:
Rose, Rosmarin, Lavendel, Eisenkraut, Mariengras, Zirbenholz, Styrax.

Wässrige Auszüge: Kräutertee

Infus, Mazerat, Dekokt und Suppe

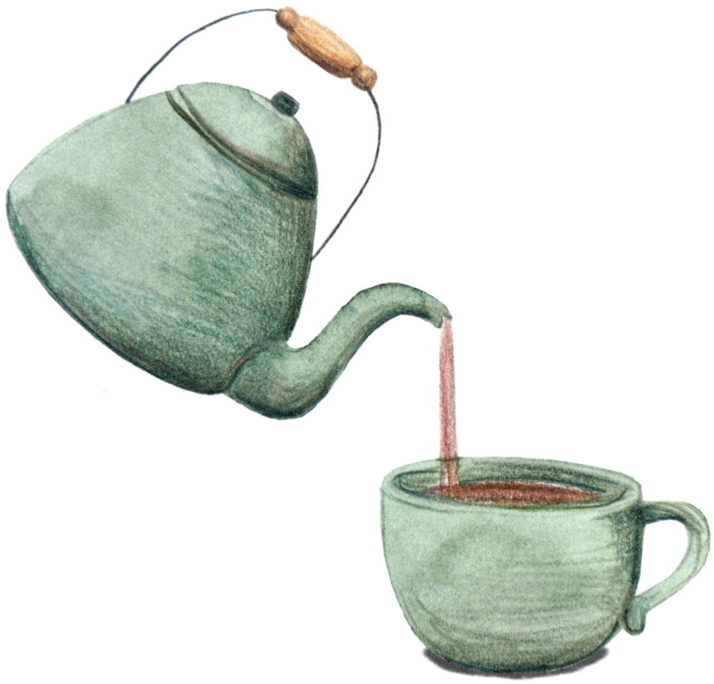

Wohlige Wärme beim Einschenken

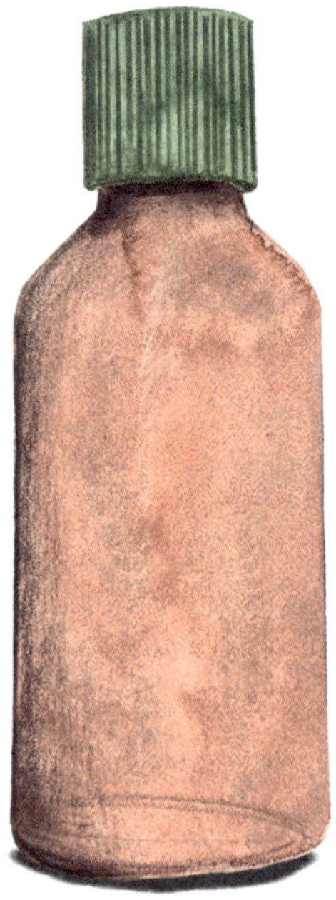

Kalter Auszug: Mazerat

Alleine das Blubbern des heißen Wassers schafft bereits eine ganz eigene Stimmung. Dann steigt der dampfende Wasserdampf auf und mit ihm die Duftwolke, die er den Blättern und Blüten entlockt. Wer würde in diesem Moment nicht innehalten?

Die Zubereitung von Tee ist ein Ritual, das zur Ruhe verhilft und die Gedanken fokussiert. Die angenehme Wärme des Tees entspannt zusätzlich. Und nicht zu vergessen: Eine Tasse Tee ist immer auch eine Tasse Wasser.

Tee ist die einzige Arznei, die wir immer selbst zubereiten, sogar wenn sie aus der Apotheke kommt. Und genau dieses Selbermachen hat seine Stärken: Die Tasse Tee gewinnt an Wert! Wer selber Hand anlegt, baut sogleich eine Beziehung auf und nimmt den ersten Schluck ganz anders wahr.

Natürlich gibt es auch beim Tee genaue Vorschriften für die Zubereitung. Dennoch schmecken wir hinein in das warme Getränk und fühlen, ob es uns in dieser Stärke und bei dieser Temperatur guttut. Ein Teelöffel getrocknete Kräuter reicht für

Die Vorzüge

- Tee ist einfach und schnell zuzubereiten,
- er holt vor allem die wasserlöslichen Wirkstoffe heraus,
- eine Tasse Tee bringt immer auch eine Tasse Wasser mit,
- Wasser ist leicht verfügbar.

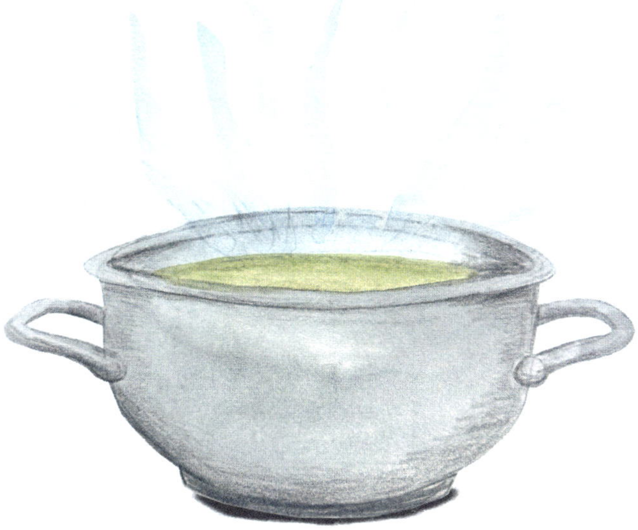

Dekokt im dampfenden Kochtopf

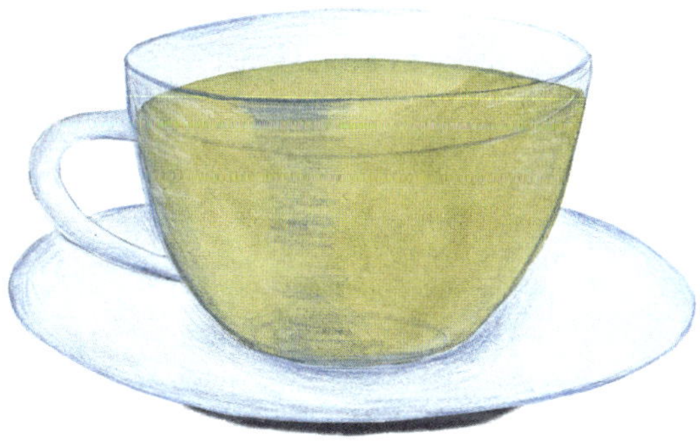

Duftender Kräutertee

einen Viertel- bis einen halben Liter Wasser, manchmal sogar für einen ganzen Liter. Das hängt davon ab, ob der Tee als Gesundheits- oder Krankheitsgetränk getrunken wird und welche Qualität die Kräuter haben. Der alltägliche Kräutertee braucht nur eine kleine Menge an Kräutern und wird nur zwei bis drei Minuten ausgezogen. Der therapeutische dagegen hat wesentlich mehr Kraft und braucht manchmal auch die herben Gerbstoffe des langen Ziehens.

Frische Kräuter bringen viel Pflanzenwasser ein und verzaubern mit dem ersten Schwall des Aufgusses. Die Nase darf ihn nicht verpassen, denn er ist unvergleichlich im Aroma! Knapp unterhalb des Siedepunkts ist die beste Temperatur für heiße Aufgüsse. Der Kalk ist bereits zu Boden gerieselt, und übrig bleibt das weiche, heiße Wasser, das wundervolle Düfte in die Luft bläst. Zugedeckt wartet der Tee, bis er leicht überkühlt am besten schmeckt.

In den kalten Gegenden der Alpen ist die Suppe hochgeschätzt. Eine klare Suppe hat schon eine gewisse Ähnlichkeit mit Tee: Heiß serviert wärmt sie den Magen vor und stimmt auf die Mahlzeit ein. Die ungesalzene Suppe wandert von der Kulinarik in die Heilkunde. Für alle, die sie nicht kennen, ist sie schwer vorstellbar. Doch ihre Wirkung ist stark und spürbar!

Welche Zutaten wir brauchen

DIE QUALITÄT DER TEEKRÄUTER

In der Pharmazie wird Kräutertee therapeutisch eingesetzt. Es werden Hauptwirkstoffe definiert, und daran misst sich die Qualität des Tees.

In der Naturheilkunde steht die ganze gesunde Pflanze im Mittelpunkt und damit das breite, unüberschaubare Spektrum der Pflanzenwirkstoffe. Pharmazeutische und naturheilkundliche Heilpflanzen unterscheiden sich zudem deutlich in ihrer Lebendigkeit: Naturheilkundliche wachsen ungespritzt kraftvoll aus der Erde, und nicht konserviert verstärkt sich ihre mikrobielle Lebendigkeit nach dem sanften Trocknen sogar noch. Das vielfältige Mikrobiom der Teekräuter bringt Probiotika und Postbiotika mit.

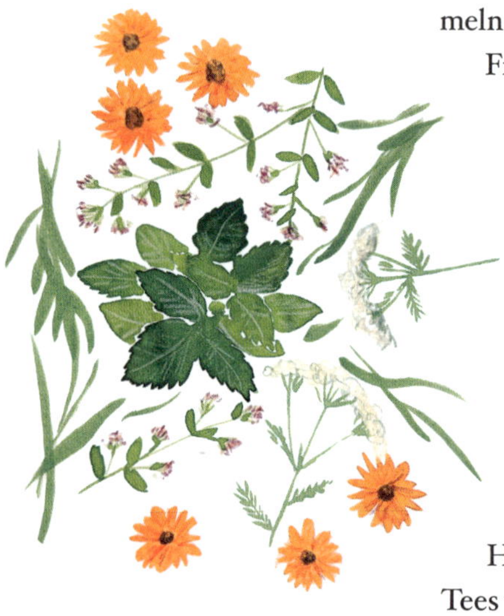

DIE MISCHUNG DER KRÄUTER

In der therapeutischen Teemischung gibt es ein Kraut, das bestimmt, wo es langgeht: das sogenannte Kaiserkraut, auch Basismittel oder *Remedium cardinale* genannt. Darum herum gesellen sich Begleitpflanzen, um die Hauptwirkung zu unterstützen (*Adjuvantien*, Unterstützungskräuter).

Sie werden manchmal auch Ministerkräuter genannt, weil sie das Kaiserkraut stärken. *Korrigentien* sorgen für Harmonie und Geschmacksverbesserung (Polizeikräuter). Füllmittel und Schönungsmittel runden die Teemischung in Wirkung und Aussehen ab (*Konstituens*).

DIE MISCHUNG IM HAUSTEE

Der Haustee verbindet Trinkgenuss mit kleinen Mengen an Pflanzenwirkstoffen, die täglich gesundheitsfördernde Effekte freisetzen. Er besteht entweder aus ständig wechselnden Kräutertees oder aus einer breiten Palette von Zutaten, etwa einer Teemischung mit mehr als 10 Kräutern. So eine breite Mischung bringt keine Unruhe in ein gesundes System. Den eigenen Haustee von Ostern bis in den Herbst zu sammeln macht vielen Menschen Freude, besonders wenn sich die vielfältige Mischung im Winter mit einem unbeschreiblichen Aroma bedankt.

HONIG

Es gibt Kräutertees, die nach ein wenig Honig verlangen: Das sind vor allem Hustentees. Die meisten Tees werden besser ohne zusätzliche Süße getrunken. Doch es ist nicht der Honig selbst, der uns nicht guttut, es ist wie so oft die Menge, mit der wir nicht umgehen können. Wer möchte, kann seinem Kräutertee einen Hauch von Honig verleihen. Sie haben richtig gelesen: einen Hauch! Gerade so viel, dass der süße und typische Honiggeschmack bemerkt wird.

So eine winzige Menge an Honig bringt nicht nur Süße, Honig ist mit seinen vielen organischen Säuren und Bitternoten bittersüßsauer, und das ist jene Kombination, die unser Gaumen so liebt. Alle zusammen, Süße, Säure und Bitterkeit, helfen den Nährstoffen und Pflanzenwirkstoffen über die

Schwelle von der Außen- in die Innenwelt des Körpers. Das Enzym Glucose-Oxidase im Honig sorgt für Nachschub an Glucuronsäure. Es spaltet Glucose in Glucuronsäure und Wasserstoffperoxid und verschafft dem Honig somit eine ausgleichende Wirkung auf Mikroorganismen. Es ist auch die Glucose-Oxidase, die Honigpolyphenole (wirken entzündungshemmend) freisetzt und sie für den Körper verfügbar macht.

So arbeitet das »Medizinpferd« Honig: Diese winzige Dosis Invertzucker, die Glucose und Fructose nebeneinander bereitstellen, füttert die Mikroben auf der Schleimhaut. Die Fructomaltose aus Honigtauhonig (stammt nicht aus dem Nektar von Blüten, sondern wird von den Bienen aus einem Sekret der Blattläuse gewonnen) stärkt die Darmflora. Das fühlt sich belebend und energetisierend an. Die organischen Säuren – das sind im Honig eine ganze Reihe, von Zitronensäure über Ameisensäure, Gluconsäure, Cumarsäure, Gallussäure bis zu Kaffeesäure und Ferulasäure – säuern die Schleimhaut an, damit die Milchsäurebakterien gerne darauf leben.

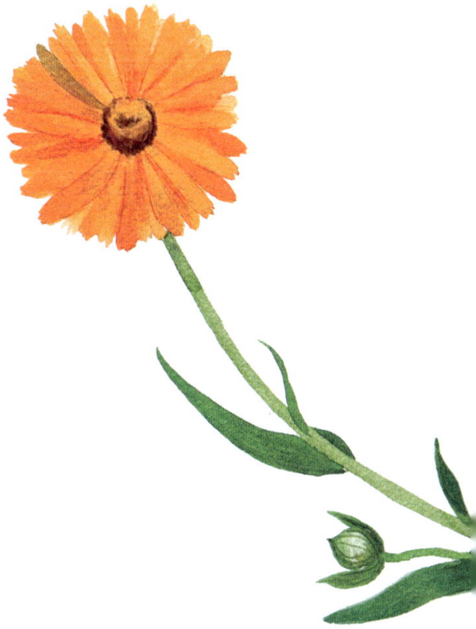

Welche Materialien wir brauchen

TEEKANNE

Die Kräuterteekanne ist größer als jene für grünen oder schwarzen Tee und besteht aus Ton, Keramik, Email oder Porzellan. Und sie hat einen Deckel, der die flüchtigen Aromen zurückhält und sie wieder in die Kanne tropfen lässt.

TEETASSEN ODER -SCHALEN

Die Teetassen sind aus Ton, Keramik, Email oder Porzellan. Tassen aus unglasiertem Ton entwickeln mit der Zeit ein Eigenleben: Manche Pflanzenwirkstoffe lagern sich an der Innenseite ab und beeinflussen den Tee. Ton in Schrühbrand verhält sich nicht neutral zu Tee, er mischt sich ein. So haben wir die Möglichkeit, unsere Teestunde gemeinsam zu prägen. Über längere Zeit verwendete Tassen aus Ton vereinen sich mit den Aromen, die wir häufig darin aufgießen. Wer sich darauf einlässt, entwickelt seine ganz eigene Symbioselenkung über die Tasse. Schon bevor die Teekräuter aufgegossen werden, bestimmt die Tasse die Richtung der Aromenentfaltung mit.

Keramik oder Porzellan sind glasiert und halten sich zurück. Sie mischen sich nicht ein und überlassen die aromatische Entfaltung der Kräutermischung. Wer gerne sehr unterschiedliche Tees trinkt, nimmt also besser Keramiktassen. Breite, niedrige Teetassen oder Schalen kühlen den Tee rasch auf Trinktemperatur ab.

TEEFILTER

Teesiebe und Teefilter gibt es aus verschiedenen Materialien, in unterschiedlicher Feinheit und Form. Teefilter haben den Vorteil, dass sie nicht ausgewaschen werden müssen. Wegwerf-Teefilter sollten

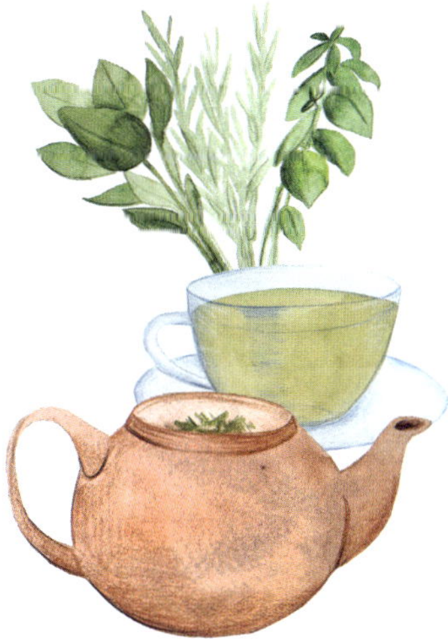

plastikfrei, unbehandelt und kompostierbar sein. Teedauerfilter aus feinem Edelstahlgewebe eignen sich gut für den Gebrauch im Alltag: Sie filtern fein und sind einfach auszuspülen. Manche sind sogar frei von Kunststoff. Teeeier, Teekugeln oder Teebälle, alles Bezeichnungen für eher kleine, runde Teedauerfilter, lassen den Kräutern weniger Platz zum Entfalten und sind auch aufwendiger zu reinigen.

STÖVCHEN UND SAMOWAR

Wer den Kräutertee gerne warmhält, kann ein Stövchen mit Teelicht verwenden. Das erzeugt eine heimelige Atmosphäre. Das Warmhalten des Kräutertees verändert ihn allerdings in Geschmack, Duft und Farbe.

Gleiches gilt für den Samowar, den traditionellen Warmhaltebehälter aus Metall. Eine kleine Teekanne, die oben am Samowar steht, hält einen konzentrierten Tee bereit, der mit heißem Wasser verdünnt werden kann. Auch diese Art von Warmhaltung ist für therapeutische Kräutertees weniger geeignet.

Die handwerklichen Schritte zum heißen Aufguss: das Infus

Der heiße Aufguss ist die üblichste Methode zur Herstellung von Kräutertee, er wird oft auch Infus genannt. Dabei wird ein breites Spektrum an wasserlöslichen Pflanzenwirkstoffen und Mineralstoffen aus den Kräutern geholt. Einzelne hitzeempfindliche Stoffe überstehen das nicht, andere werden dabei überlagert.

HANDVERLESENE ZUTATEN

Naturbelassene, frische oder getrocknete Pflanzen kommen in den heißen Aufguss.

ZERKLEINERN: GETROCKNETE KRÄUTER WERDEN VOR DEM AUFGUSS GEBROCHEN

- getrocknete Blätter und Blüten zerzupfen, brechen oder schneiden
- Samen quetschen oder mörsern
- Früchte quetschen, mörsern oder schneiden
- Stängel brechen oder schneiden
- Wurzeln würfelig schneiden
- Rinden schneiden oder brechen
- Hölzer schneiden

FRISCHE PFLANZEN ZERKLEINERN

Frische Pflanzen zerzupfen oder schneiden. Wegen des hohen Wassergehalts brauchen wir davon drei- bis fünfmal so viel wie von den getrockneten Pflanzen.

IN DIE TEEKANNE

Die Teekräuter kommen direkt in die Kanne oder in einen geräumigen Teefilter.

MENGE DER TEEKRÄUTER: DIE GUTE DOSIS FÜR DEN INFUS

- 1 TL Kräuter für 1 Tasse therapeutischen Tee
- 1 TL Kräuter für 1/2 Liter Wasser für Kräuterteegenuss

AUFGIESSEN: MIT HEISSEM WASSER

In der Teekanne werden die Kräuter mit frischem, heißem Wasser übergossen. Die flüchtigen und duftenden Inhaltsstoffe entweichen schnell und hinterlassen in der Nase einen Eindruck ihres Charakters. Wir legen den Deckel auf die Kanne, damit weitere Aromen an der Deckelunterseite kondensieren und wieder zurück in die Kanne tropfen. **Temperatur des Wassers:** 90 bis 100 °C.

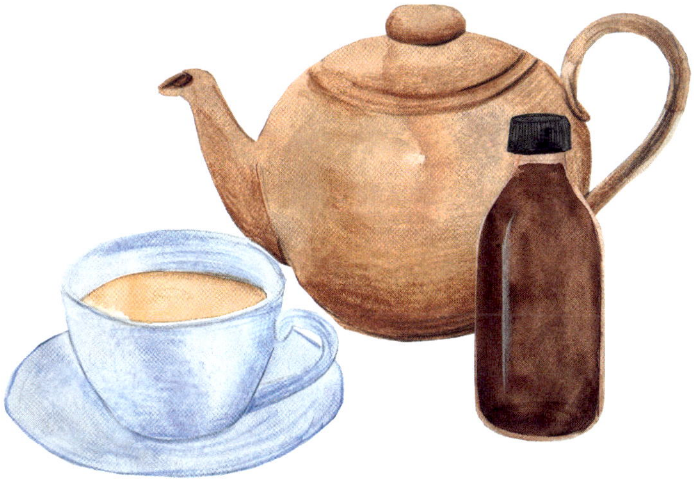

AUSZIEHEN: DIE ZIEHZEIT ENTSCHEIDET ÜBER DIE PFLANZENWIRKSTOFFE

Diese Momente, in denen das Wasser die Kräuter bedrängt und versucht, sie zu irritieren und auszulaugen, sind ganz speziell. Es sind Momente des Lösens, der Ruhe und der Stille. Es können auch Momente des Nichtstuns sein, um die Teepause einzuleiten. Es ist die Ziehzeit, in der viel geschieht, was wir nur vage erahnen können.

Je nachdem, wie lange das heiße Wasser einwirkt, tummeln sich im fertigen Tee unterschiedlich viele und unterschiedliche Arten von Pflanzenwirkstoffen. Auch geringe Mengen an fettlöslichen ätherischen Ölen gelangen mit Unterstützung von Saponinen in den heißen Aufguss. Doch diese kleinen Mengen duften intensiv. Mineralstoffe sind gut wasserlöslich und lassen sich schnell darauf ein, genauso wie Säuren. Je länger der Tee zieht, desto herbere Pflanzenwirkstoffe erschließen sich. Ziehzeit: 2 bis 15 Minuten.

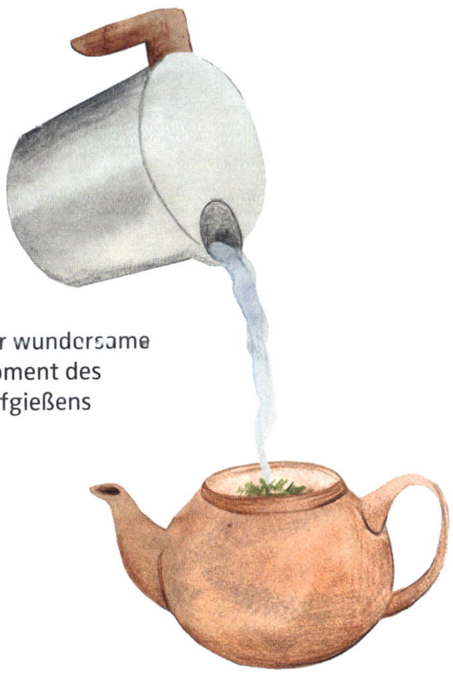

Der wundersame Moment des Aufgießens

ABSEIHEN: DAS AUSZIEHEN GEZIELT ABBRECHEN

Mit dem Abseihen beenden wir die Ziehzeit. Es ist der entscheidende Moment für unser Eingreifen in den Geist des Tees. Es beendet das Auslaugen der Kräuter und startet den Kräuterteegenuss.

EINSCHENKEN: DER KRÄUTERTEE WIRD SERVIERT

Der fertige Tee ist jetzt noch zu heiß zum Trinken. Wir gießen ihn in einem hohen und harmonischen Bogen in die Teetasse, dabei kühlt er etwas ab. Jetzt gibt es noch einige Momente der Ruhe, bis der Tee eine gute Trinktemperatur erreicht hat, die bei etwa 50 bis 60 °C liegt. Wir empfinden die Temperatur individuell recht unterschiedlich. Das Gespür für Aromen im Mund ist rund um 50 °C am besten.

Die Teekräuter für den heißen Aufguss: das breite Spektrum der Kräuter und Heilpflanzen (siehe Kurzüberblick ab Seite 71 oder im Buch »Die Naturapotheke«).

Die handwerklichen Schritte zum kalten Auszug: das Mazerat

Der kalte Auszug ist eine sanfte und feine Zubereitung. Er holt sorgfältig empfindliche Inhaltsstoffe aus den Kräutern und gibt ihnen die nötige Zeit zum Quellen. Die herben lässt er unberührt. Das Mazerat ist heilsam und wird ganz gezielt angewendet. Feinfühlige schätzen es auch an gesunden Tagen.

HANDVERLESENE ZUTATEN
Naturbelassene frische oder getrocknete Pflanzen kommen in den kalten Auszug.

ZERKLEINERN: GETROCKNETE PFLANZENTEILE VOR DEM ANSETZEN ZERKLEINERN
- getrocknete Blätter und Blüten zerzupfen oder schneiden
- Samen quetschen oder mörsern
- Früchte quetschen, mörsern oder schneiden
- Wurzeln und Rinden würfelig schneiden

FRISCHE PFLANZEN ZERKLEINERN
Frische Pflanzen zerzupfen oder schneiden. Wegen des hohen Wassergehalts brauchen wir davon drei- bis fünfmal so viel wie von den getrockneten Pflanzen.

IN DIE TEEKANNE
Die Teekräuter kommen direkt in die Kanne oder in ein geräumiges Teesieb.

MENGE DER TEEKRÄUTER: DIE GUTE DOSIS FÜR DAS MAZERAT
- 1 TL Kräuter für 1 Tasse therapeutischen Tee
- 1 TL Kräuter für 1/2 Liter Wasser für Kräuterteegenuss

AUFGIESSEN: MIT FRISCHEM, KALTEM WASSER
Die Teekräuter werden mit kaltem Wasser übergossen und zugedeckt. Jetzt kommen vor allem jene Pflanzenwirkstoffe, die leicht wasserlöslich und quellfähig sind, zum Zug. Herbes und Schwerlösliches bleibt in den Kräutern.
Temperatur des Wassers: Zimmertemperatur.

AUSZIEHEN: KALTES WASSER BRAUCHT ZEIT
Ganz langsam verbindet sich das Wasser nun mit den Schleimstoffen und löst geringe Mengen an Saponinen, Farbstoffen und anderen Pflanzenwirkstoffen. Die Schleimstoffe werden in schwammige, präbiotische Energie für die Mikroben verwandelt. Ziehzeit: In 1 bis 4 Stunden quellen die Schleimstoffe auf.

ABSEIHEN
Der fertige kalte Auszug wird durch ein Sieb abgegossen.

EINSCHENKEN: DAS KRÄUTER-MAZERAT WIRD SERVIERT
Der kalte Auszug kann nun kalt oder leicht angewärmt getrunken werden.

DIE TEEKRÄUTER FÜR DEN KALTEN AUSZUG
Malvenblüten, Eibischblüten, Eibischblätter und -wurzel, Spitzwegerich, Rotulmenrinde, Isländisch Moos, Bärentraubenblätter.

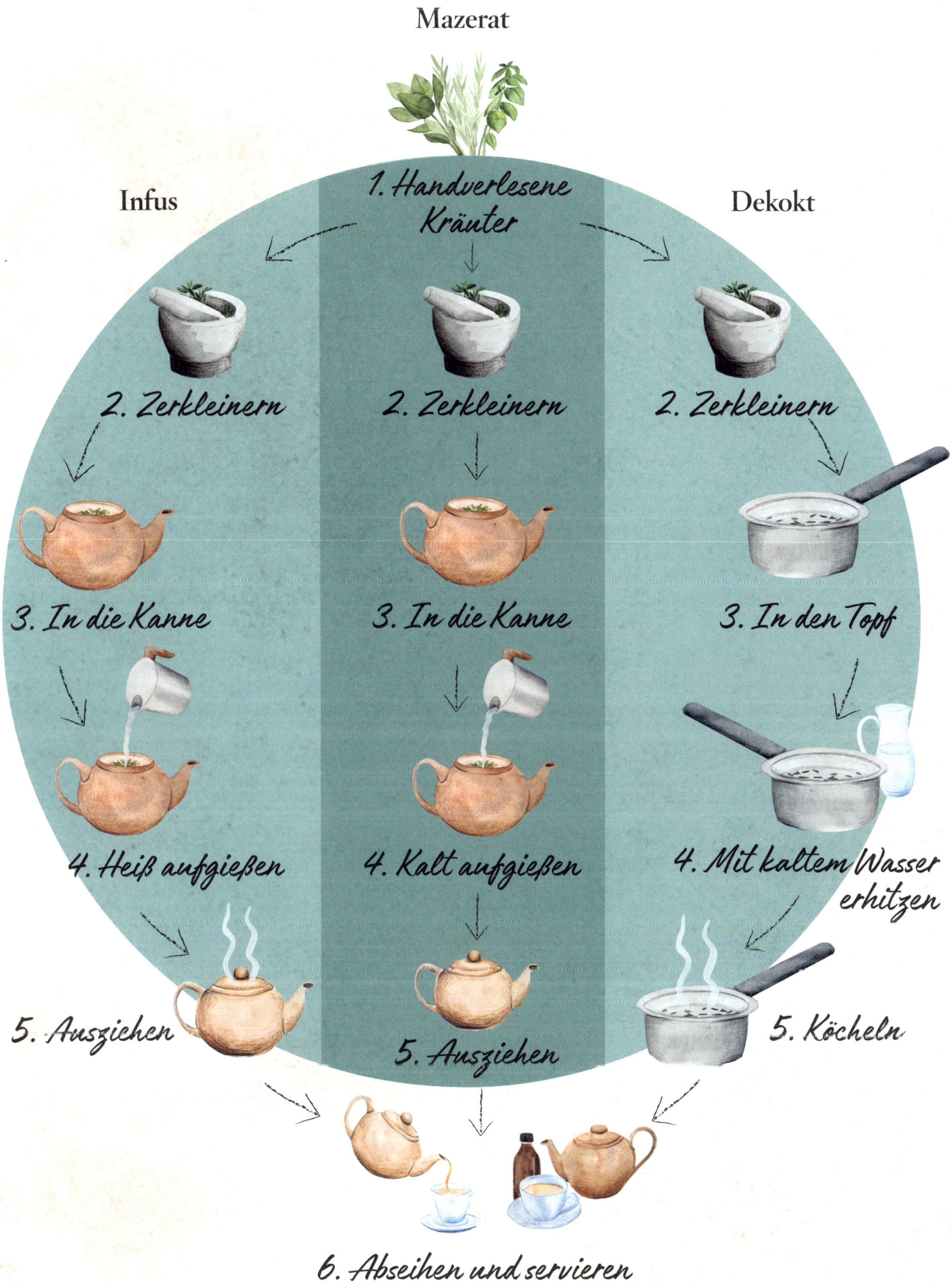
Mazerat
Infus
Dekokt
1. Handverlesene Kräuter
2. Zerkleinern
2. Zerkleinern
2. Zerkleinern
3. In die Kanne
3. In die Kanne
3. In den Topf
4. Heiß aufgießen
4. Kalt aufgießen
4. Mit kaltem Wasser erhitzen
5. Ausziehen
5. Ausziehen
5. Köcheln
6. Abseihen und servieren

Die handwerklichen Schritte zur Abkochung: das Dekokt

Die Abkochung ist für Zubereitungen geeignet, bei denen die groben, holzigen Zellen zerkocht werden müssen, um jene Pflanzenwirkstoffe zu gewinnen, die fest in den Kräutern stecken. Hier benötigen wir eine längere Hitze, um die kräftigen Umwandlungsprozesse in Gang zu setzen.

HANDVERLESEN

Naturbelassene, frische oder getrocknete Pflanzen kommen in die Abkochung.

ZERKLEINERN

Getrocknete Pflanzenteile vor dem Aufguss zerkleinern:

- getrocknete Blätter und Blüten zerzupfen, brechen oder schneiden
- Samen quetschen oder mörsern
- Früchte quetschen, mörsern oder schneiden
- Stängel brechen oder schneiden
- Wurzeln würfelig schneiden
- Hölzer und Rinden schneiden oder brechen

FRISCHE PFLANZEN ZERKLEINERN

Frische Pflanzen zerzupfen oder schneiden. Wegen des hohen Wassergehalts braucht man davon drei- bis fünfmal so viel wie von den getrockneten Pflanzen.

IN DEN KOCHTOPF

Die Teekräuter kommen in den Kochtopf.

MENGE DER TEEKRÄUTER: DIE GUTE DOSIS FÜR DIE ABKOCHUNG

2 EL Kräuter für 1 Liter Wasser.

ÜBERGIESSEN: VOM KALTEN BIS ZUM KOCHENDEN WASSER

Mit frischem, kaltem Wasser werden die Kräuter im Kochtopf übergossen und zum Köcheln gebracht.

AUSZIEHEN

3 Minuten bis 1 Stunde köcheln.
Temperatur des Wassers: 90 bis 100 °C.

ABSEIHEN: DER FERTIGE TEE WIRD DURCH EIN SIEB ABGEGOSSEN

Der Tee wird in einem hohen Bogen abgeseiht und zum Trinken noch etwas überkühlt. Die Abkochung, die aufbewahrt wird, kühlt ganz aus.

AUFBEWAHREN: DIE ABKOCHUNG IST HALTBAR

Das Dekokt kann eine Woche im Kühlschrank aufbewahrt werden. Das ist ein großer Vorteil, damit nicht jeden Tag so lange geköchelt werden muss. Zum Anwenden wird das kühlschrankkalte Dekokt ein wenig angewärmt.

TEEKRÄUTER FÜR DIE ABKOCHUNG

Eichenrinde, getrocknete Heidelbeeren, Blutwurzwurzeln, Zimtrinde, Karotten, Äpfel.

Varianten

INFUSMAZERAT UND MAZERATIONSDEKOKT

Manchmal empfiehlt es sich, verschiedene Methoden zu kombinieren, um die beste Ausbeute der Pflanzenwirkstoffe zu erzielen.

Beim Infusmazerat folgt einem heißen Aufguss ein Mazerat: Zuerst werden die Teekräuter heiß aufgegossen oder aufgekocht und anschließend, bei gleichzeitigem Auskühlen, längere Zeit ausgezogen. Das Infusmazerat eignet sich besonders für Alantwurzel, Baldrianwurzel und Engelwurz.

Das Mazerationsdekokt beginnt mit einem kalten Auszug, der bis zu einem halben Tag dauern kann, und einem anschließenden Köcheln für 3 bis 30 Minuten. Mit dieser Methode geht die Kieselsäure aus dem Zinnkraut (Ackerschachtelhalm) in eine bioverfügbare Form über.

GEMÜSE- UND KARTOFFELTEE

Gemüsetees sind in kalten Gegenden durch ihre Ähnlichkeit mit Suppen recht beliebt. Sie wirken spürbar wärmend und trocknend, womit eine sanfte Entwässerung gemeint ist. Der Gemüsetee ist ein Dekokt, das mit Kräutern und Gewürzen auch noch Gemüse auskocht: Zwiebeln, Karotten, Knollen- und Stangensellerie, eventuell auch Äpfel ergänzen die Suppenkräuter Petersilie, Liebstöckl, Muskat, Pfefferkörner und Lorbeerblätter. Auch weniger gängige Zutaten wie die dem Liebstöckl verwandte Engelwurz, Meisterwurz, Bertram, Galgant oder Zitronenmelisse passen in den Gemüsetee.

Der Kartoffeltee ist durch seinen Kaliumreichtum noch stärker entwässernd. Er wird mit Kümmel ergänzt, der den Darm entkrampft, und mit präbiotischen Pflanzenschleimen aus Leinsamen.

EIS AUS TEE

Eiszeit ist immer dann, wenn Kühlung guttut: Der Kräutertee kann auch zur wohltuenden kalten Köstlichkeit verarbeitet werden. Entzündungen in Mund und Hals verlangen oft nach Kälte.

MATCHA

In asiatischen Ländern sind Kräuterpulver viel weiter verbreitet als hier in Europa. Naheliegenderweise wird auch das Pulver des Grüntees in Wasser eingerührt und als Tee getrunken. Das Pulver wird mit einem kleinen Bambusbesen, dem *Chasen*, im Wasser schaumig geschlagen. Die Zubereitung des traditionellen Matchas ist vor allem in Japan Teil der Teezeremonie.

Was bei der Teezubereitung alles passieren kann

Was auffällt	Mögliche Ursachen	Lösungen
Der Tee ist sehr herb.	Die Ziehzeit war zu lang, und es wurden zu viele Gerbstoffe ausgezogen.	Kürzere Ziehzeit wählen.
Der Tee ist zu intensiv.	Es wurden zu viele Teekräuter verwendet.	Weniger Teekräuter nehmen.
Der Tee schmeckt zu sehr nach einer Zutat.	Die Teekräuter waren schlecht gemischt oder unregelmäßig zerkleinert.	Vor dem Aufguss nochmals mischen.
Der Tee hat viel Bodensatz.	Die Teekräuter sind zu fein, zu pulvrig.	Die Teekräuter nicht so stark zerkleinern.
Der Tee hat eine unansehnliche Farbe.	Es fehlt eine Schönungsdroge.	Färbende Teekräuter dazunehmen: Hibiskus, dunkle Malven.

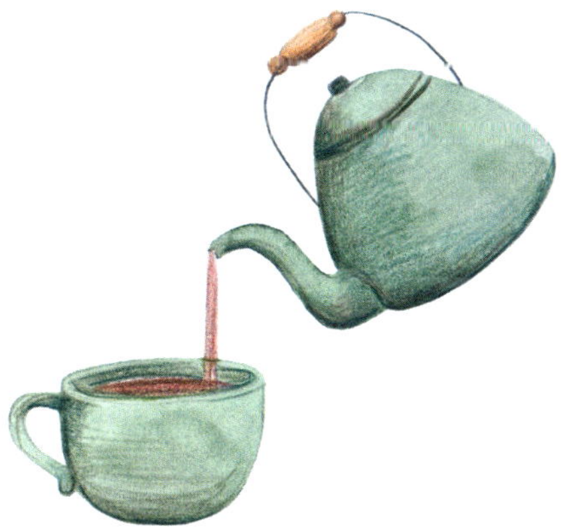

Verborgene Reaktionen

SCHLEIMSTOFFE QUELLEN UND HÜLLEN EIN

Die samtigen Malvenblüten oder die filzige Eibischwurzel lassen uns schon beim Angreifen spüren, was sie gut können: schwammig aufquellen und sanft einhüllen. Mit kaltem Wasser und etwas Zeit blasen sie sich auf. Wenn wir den Tee schluckweise trinken, legt sich die feuchte Schleimschicht über unsere Schleimhaut und hilft ihr bei ihre Aufgaben: befeuchten, beruhigen und kühlen.

Der kalte Auszug schont die sehr hitzeempfindlichen Pflanzeninhaltsstoffe. Daran denken wir gleich, wenn wir »kalter Aufguss« hören. Der kalte Auszug wählt feinfühlig nur die sanften und kaltwasserlöslichen Bestandteile aus. Wasserlösliche Stärke zum Beispiel hat keine Chance, sich im kalten Wasser zu lösen. Die Pflanzenschleime dagegen schaffen das gut. So ist dieses Mazerat eine Methode, um aus Malve oder Eibisch die leichtlöslichen Schleimstoffe ohne störende andere Kohlenhydrate zu gewinnen.

Auch störende Gerbstoffe gehen nicht in das kalte Wasser über. So gelangt zum Beispiel mehr Arbutin (hilft bei Harnwegsinfekten) in den Tee aus Bärentraubenblättern als in die Abkochung und gleichzeitig weniger störende Gerbstoffe. Die Mazerate mit Wasser sind deshalb fast immer sanft, gelinde und überraschend fein im Aroma.

Das, was sich an Kohlenhydraten sehr leicht löst, wirkt oft als Präbiotikum. Die Mikroorganismen, die auf der Schleimhaut wohnen, mögen das Mazerat deshalb sehr gern. Der feine Pflanzenschleim der Malvenblüten legt sich über die Schleimhaut, hüllt ein und schirmt ab, lässt Entzündungen abklingen und nährt das Mikrobiom.

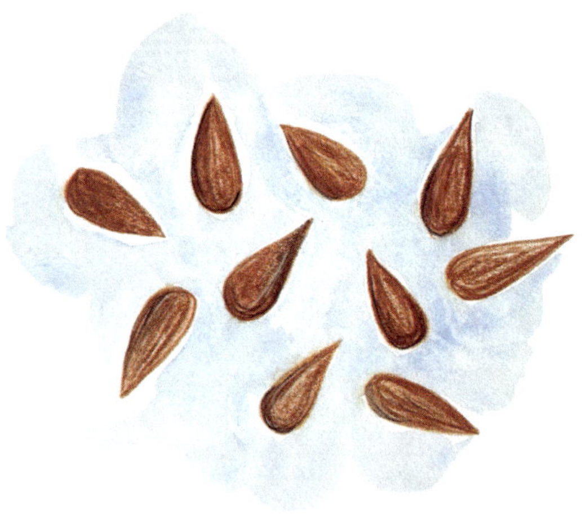

Gequollene Schleimstoffe schirmen die Schleimhaut ab.

SCHLEIMSTOFFE SCHIRMEN AB

Damit wirklich Ruhe einkehrt auf der Schleimhaut, halten die Pflanzenschleime vieles fern. Aber sie halten nicht nur Irritationen, sondern auch Nährstoffe und Medikamente von der Schleimhaut fern. Das erklärt, warum Tees mit Schleimstoffen immer kurmäßig und nicht dauerhaft getrunken werden.

LÖSUNG VON MINERALSTOFFEN

Mineralstoffe lösen sich sehr gut in Wasser. Diese Eigenschaft nutzen wir etwa beim entwässernden Brennnesseltee, wo ziemlich viel Kalium in das Wasser übergeht. Und immer wenn mehr Kalium als Natrium anwesend ist, entwässern wir. Das funktioniert bereits mit ein paar Brennnesselspitzen in kaltem Wasser. Viele Kräuter wirken entwässernd, obwohl der Tee auch eine Portion Wasser mitbringt. Während diese Eigenschaft des Durchspülens vielen Menschen guttut, fühlt sich das für jene mit niedrigem Blutdruck manchmal unangenehm an und sollte besser nicht angewendet werden. Silizium aus der Kieselsäure steckt fester in den Pflanzen, aber auch diesen Mineralstoff können wir mit Wasser herauslösen.

Dazu eignet sich das spezielle Verfahren des Mazerationsdekokts.

ÄTHERISCHE ÖLE STEIGEN AUF

Reine ätherische Öle sind wie alle Öle in Wasser nicht löslich. In der natürlichen Pflanze sind jedoch immer Lösungsvermittler enthalten, die dafür sorgen, dass sich doch etwas von den ätherischen Ölen auf den Tee einlässt. Zu diesen Lösungsvermittlern gehören die Saponine, die schäumenden Pflanzenwirkstoffe. Deshalb kann der Fencheltee bis zu einem Viertel der ätherischen Öle des Fenchels einfangen, obwohl es ein wässriger Auszug ist.

Ätherische Öle werden durch heißes Wasser schnell frei, schon nach 1 bis 2 Minuten ist der duftende Schwall spürbar. Wer also viel von den ätherischen Ölen erwischen will, lässt den heißen Aufguss zugedeckt und nur ganz kurz ziehen.

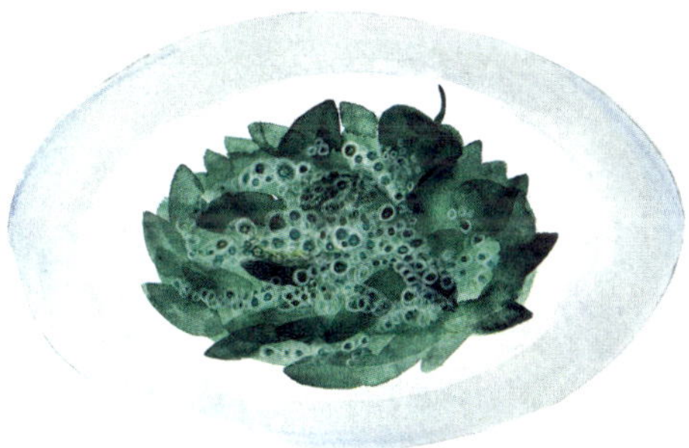

Saponine halten ätherische Öle zurück.

Entwässernde Wirkung von Kalium

Kalium-Natrium-Verhältnis

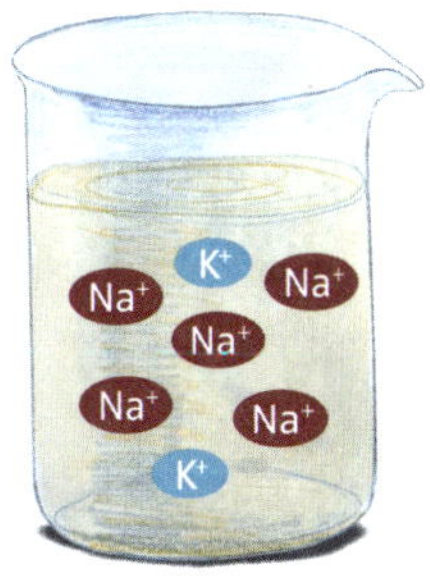

Versalzene Suppe bindet Wasser:
viel Natrium, wenig Kalium

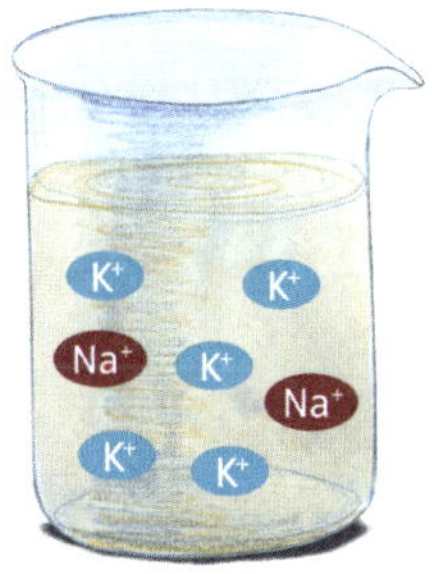

Brennnesseltee entwässert:
wenig Natrium, viel Kalium

GERBSTOFFE LÖSEN SICH MIT DER ZEIT

Gerbstoffe lösen sich auch in Wasser, allerdings meistens erst nach 10 bis 15 Minuten. Zudem muss das Wasser sehr heiß sein. Nach etwa einer Viertelstunde haben die herben Gerbstoffe die Oberhand im Tee gewonnen. Viele andere Pflanzenwirkstoffe, vor allem die feinen Aromen, sind nun nicht mehr wahrnehmbar.

Gerbstoffe gerben – wie der Name sagt – die Haut und die Schleimhaut. Dabei verändern sie die oberste Eiweißschicht und machen sie haltbar und robust. Die Nervenenden werden unempfindlicher, Schmerzen lassen nach, und Entzündungen klingen ab.

Gerbstoffe binden Alkaloide und setzen sie außer Gefecht. Das Alkaloid Koffein

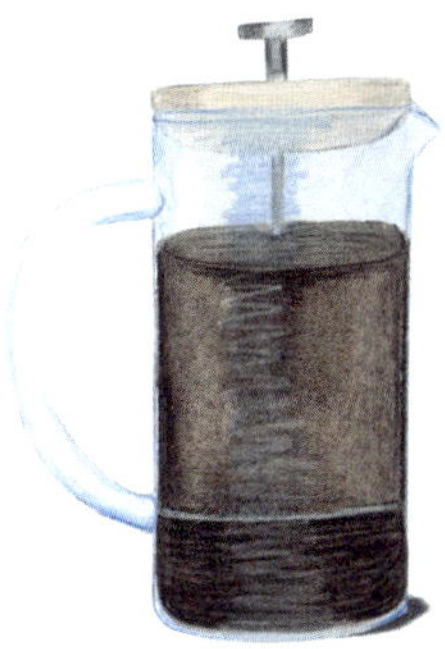

Cold Brew

- 80 g Kaffeepulver
- 1 Liter kaltes Wasser

Auszieh-Temperatur: Zimmertemperatur

Ziehzeit: 12 bis 18 Stunden

kaum Gerbstoffe, viel Koffein und feine Aromen

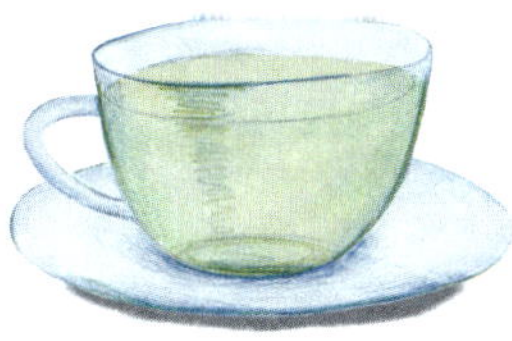

Grüner Tee

Wassertemperatur: 60 °C
Ziehzeit: 2 Minuten
wenige Gerbstoffe, viel Koffein

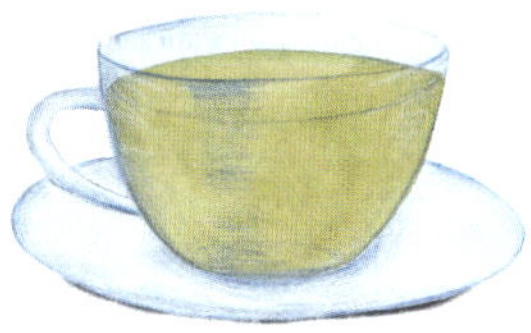

Grüner Tee

Wassertemperatur: 100 °C
Ziehzeit: 12 Minuten
viele Gerbstoffe, wenig Koffein

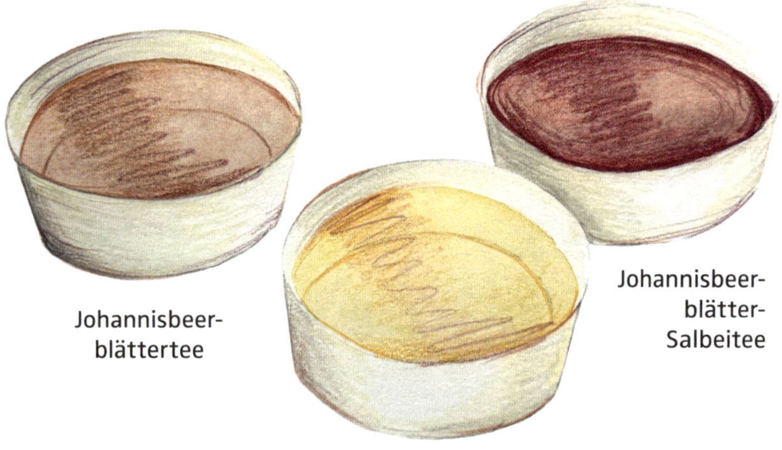

wird deshalb bei langem Ziehen im grünen oder schwarzen Tee gebunden und verliert seine munter machende Wirkung.

Eindrucksvoll ist auch der Cold Brew, ein Kaltauszug von gemahlenem Kaffee. Kaffee ohne Gerbstoffe ist ein völlig neues Erlebnis: Er schmeckt überraschend fein und wirkt ziemlich stark munter machend. Das Koffein entfaltet sich, weil es nicht von den Gerbstoffen gestört wird.

ROTFÄRBUNG DURCH GERBSTOFFE

Wenn Teekräuter kombiniert werden, die Gerbstoffe und bestimmte Flavonoide (Flavanole) enthalten, entsteht überraschenderweise eine rote Farbe, die »Gerbstoffrote« genannt wird. Gut zu beobachten ist diese Reaktion, wenn Blätter von Salbei und Schwarzen Johannisbeeren gemeinsam aufgegossen werden: Die Gerbstoffe aus dem Salbei reagieren mit den Farbstoffen der Johannisbeerblätter.

LÖSUNG VON BITTERSTOFFEN

Bitterstoffe sind ganz unterschiedliche chemische Verbindungen: Rote Flavonoide, Saponine oder auch Schleimstoffe können einen bitteren Geschmack haben. So unterschiedlich ist auch ihre Löslichkeit in kaltem oder heißem Wasser. Bitterstoffe können hauptsächlich über die Bitterrezeptoren auf der Zunge wahrgenommen werden, deshalb können wir sie über den Geschmack gut aufspüren.

SCHÄUMENDE SAPONINE LÖSEN ÖLE

Saponine sind die verbindenden Anteile in den Kräutern, Gewürzen und pflanzlichen Lebensmitteln. Hülsenfrüchte wie Kichererbsen, Erbsen, Linsen und Bohnen enthalten eine ganze Menge davon, aber auch unsere Frühlingsboten Schlüsselblume, Gänseblümchen, Vogelmiere oder Scharbockskraut. Kein Wunder, dass wir sie gerne zum Frühjahrsputz verwenden. Und sie sind natürlich die besten Schleimlöser, weil sie die Oberflächenspannung auf der Schleimhaut herabsetzen. Manche saponinhaltigen Pflanzen sind so stark, dass wir sie innerlich lieber nicht verwenden: Rosskastanie oder Efeu zum Beispiel.

Saponine bestehen aus einem wasserliebenden Zuckermolekül und einem fettliebenden Anteil (Aglycon). Durch diese Verbindung können sie die Oberflächenspannung von Wasser herabsetzen. Wasser mischt sich dann leicht mit Luft und schäumt, ätherische Öle oder fette Öle mischen sich mit Wasser. Im Tee bringen sie einen Teil der fettlöslichen Pflanzenwirkstoffe in Lösung und erweitern damit das Wirkstoffspektrum. Und sie haben noch eine besondere Stärke: Sie verstärken die Aufnahme von Nährstoffen und Pflanzenwirkstoffen generell, weil sie die Schleimhaut durchlässiger machen.

Zuckerrest + Aglycon: Wasser und Luft werden zu Schaum gemischt, die Oberflächenspannung wird herabgesetzt, die Aufnahme von Nährstoffen und Pflanzen-

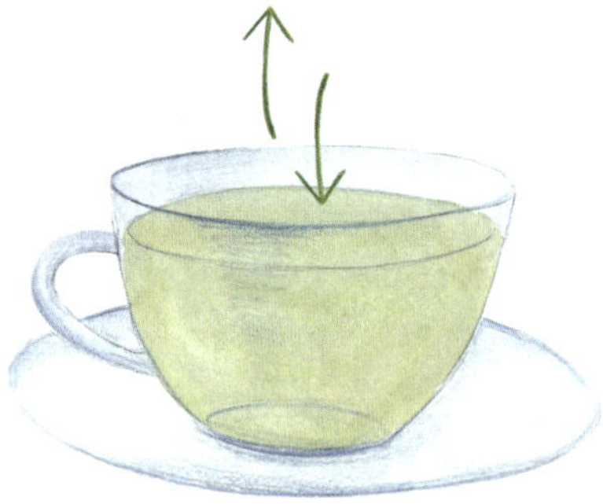

Saponine verbinden Wasser und ätherische Öle.

wirkstoffen erhöht. Sie emulgieren Fette und ätherische Öle mit Wasser.

Die Wirkung gegen Pilze liegt ebenfalls auf der Hand: Saponine lösen die Zellwände der Pilze auf und machen sie dadurch unschädlich.

HARZE AROMATISIEREN

Harze lösen sich nicht in Wasser, auch nicht in heißem. Nur die ätherischen Öle aus dem Harz können das Wasser leicht aromatisieren, etwa wenn die Zirbenholzkugel auf der Wasserflasche ihr Aroma abgibt.

FARBVERLÄUFE UND FARBEN

Den Lösungsverlauf der Pflanzenwirkstoffe macht der Malventee gut sichtbar: Die schön violette Malve wird beim Trocknen dunkel. Beim Aufgießen mit heißem Wasser ist der Tee anfangs tiefblau, später türkis und grün.

Auch in kaltem Wasser löst sich die blaue Farbe der Malve, wenn auch etwas langsamer. Ein wenig Essig oder Zitronensaft reicht aus, um die Indikatorfarbe der Malven von Blau in schönes Rosarot zu verwandeln. Die Farbe ist abhängig vom pH-Wert.

Anwenden

Die doppelte Menge Teekräuter bringt nicht die doppelte Wirkung. Wie so oft gibt es auch beim Tee eine Dosis, ab der die Wirkung nicht mehr steigt, auch wenn der Tee noch intensiver zubereitet wird. Ganz im Gegenteil: Manche Pflanzenwirkstoffe gelangen gar nicht mehr in Lösung, weil sich andere vordrängen und das Wasser bereits gesättigt ist. Zudem wird der Tee unangenehm stark und eigentlich untrinkbar.

Die gute Dosis für den täglichen Kräutertee

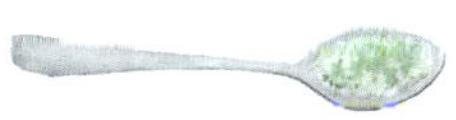

1 Teelöffel
für ½ Liter Wasser

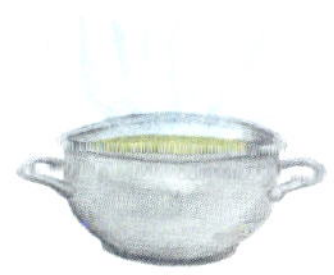

1 bis mehrere Liter
pro Tag

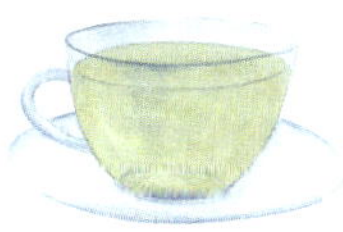

½ Tasse
zum Gurgeln

Die gute Dosis für den therapeutischen Kräutertee

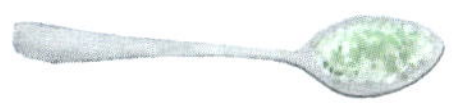

1 Teelöffel
1 Tasse Wasser

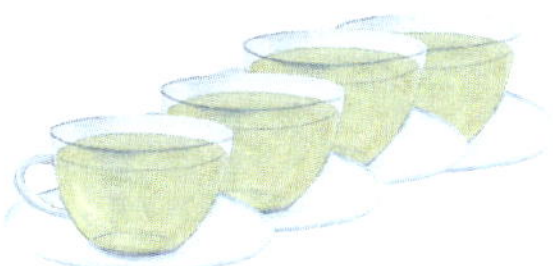

1 bis 4 Tassen
pro Tag

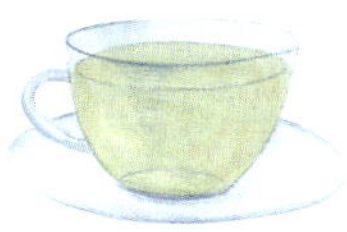

½ Tasse
zum Gurgeln

DIE RICHTIGE TEMPERATUR

Knapp unterhalb des Siedepunkts ist die beste Temperatur für heiße Aufgüsse. Kalk ist bei dieser Temperatur schon ausgefallen, das Wasser weich geworden, und die Aromen werden gut aus der Pflanze geholt. Die Trinktemperatur entscheidet mit, wie der Geschmack des Tees empfunden wird. 30 bis 50 °C werden als sehr angenehm erlebt.

Dekokte können einige Tage im Kühlschrank aufbewahrt werden. Sie werden warm oder kalt getrunken, je nach Gefühl und Vorliebe.

WAS DIE WIRKUNG BEEINFLUSST

Mit Tee erreichen wir den Verdauungstrakt und ganz besonders auch die Nieren und Harnwege gut.

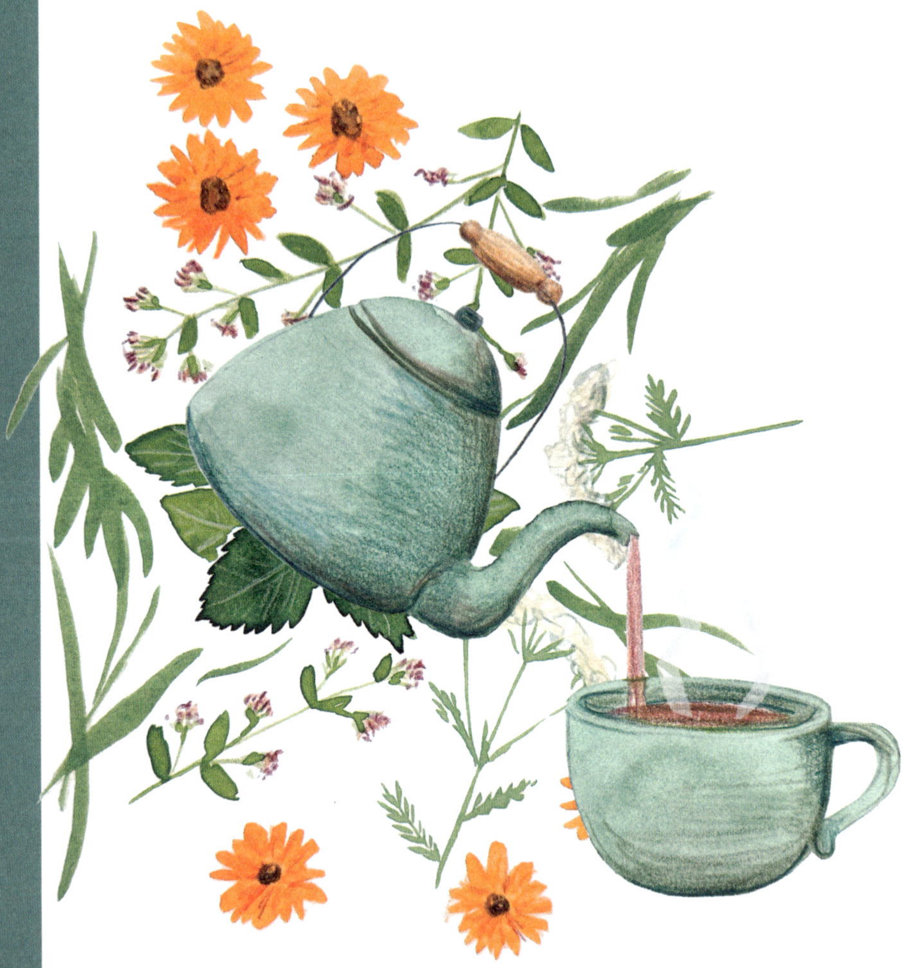

Einflüsse auf den Pflanzenwirkstoffgehalt des Tees:

- Wassertemperatur
- Ziehzeit
- Qualität der Teekräuter
- Zustand der Teekräuter: frisch oder getrocknet
- Zerkleinerungsgrad der Teekräuter: große Stücke oder sehr kleine Teilchen

KRÄUTERTEE ZUM GUTEN ZEITPUNKT ANWENDEN

Morgens: munter machende, aktivierende Tees mit Bitterstoffen – Brombeerblätter, Himbeerblätter, Pfefferminze, Ysop, Schafgarbe, Salbei, Frauenmantel, Brennnessel, Rosmarin, Schwarze Johannisbeerblätter.

Mittags: bittere Tees als Aperitif, milde Tees zur Mahlzeit.

Fünfuhrtee, blumige Tees: Rosenblüten, Holunderblüten, Ringelblumen, Melisse, Malve, Zitronenverbene.

Abends: Tee mit beruhigenden und einschlaffördernden Kräutern: Zitronenmelisse, Lavendel, Hopfen, Baldrian, Lindenblüten, Kamille, Storchschnabel.

INNERLICH UND ÄUSSERLICH ANWENDEN

Innerlich:

- heißer oder warmer Tee
- kalter Tee
- Tee-Eis

Äußerlich:

- Waschungen
- Vollbäder
- Teilbäder
- Augenbäder
- Auflagen
- Kompressen
- Wickel
- Inhalationen

Kräutertee aus getrockneten Kräutern für die therapeutische Anwendung

Teekräuter	Methode	Menge	Wasser in Tassen	Temperatur	Ziehzeit Minuten	Anwenden
Andornkraut	Infus	1 TL	1	90–100 °C	5	Verdauungsstörungen, Husten
Angelikawurzel	Infus	1 g	1	90–100 °C	5	Verdauungsstörungen
Aniskörner	Infus	1 TL angequetscht	1	90–100 °C	10	Schleimlösung, Verdauungsstörungen
Augentrostkraut	Infus	2 TL	1	90–100 °C	10	Augenkompresse
Baldrianwurzel	Infus	1 TL	1	90–100 °C	10	Einschlafhilfe, Unruhe
Birkenblätter	Infus	2 TL	2	90–100 °C	10	Durchspülung der Harnwege
Brennnesselblätter	Infus	2 TL	1	90–100 °C	10	Entwässerung
Brombeerblätter	Infus	2 TL	1	90–100 °C	10	leichter Durchfall
Eibischblätter, -blüten, -wurzel	Mazerat	½ TL (2 g)	1	Zimmertemperatur (ZT)	–	Entzündungen in Mund und Magen, Reizhusten
Eichenrinde	Dekokt	1 TL	2–3	kalt ansetzen, kochen	3	äußerlich bei Ekzemen
Enzianwurzel	Infus	1 TL	2–3	90–100 °C	5	Verdauungsstörungen
Fenchelkörner, süß	Infus	1 TL angequetscht	1	90–100 °C	10	Verdauungsstörungen, Stimmungstief
Frauenmantelkraut	Infus	1–2 TL	1	90–100 °C	10	leichter Durchfall, PMS
Galgantwurzel	Infus	1 TL	2–3	90–100 °C	5	Verdauungsstörungen
Gänsefingerkraut	Infus	½ TL (2 g)	1	90–100 °C	10	PMS
Goldrute, echte	Infus	1 TL	1	90–100 °C	10	Durchspülung und Entzündungshemmung der Harnwege
Grüner Hafer	Infus	1 EL	2	90–100 °C	bis auf ZT abkühlen	Schlafstörung, Stress
Hagebutten	Infus	1 TL	2	90–100 °C	10	Erkältung, grippale Infekte
Heidelbeeren, getrocknet	Dekokt	1–2 TL	1	kalt ansetzen, kochen	10	Durchfall
Herzgespannkraut	Infus	2 TL	2	90–100 °C	10	nervöse Herzbeschwerden
Hibiskusblüten	Infus	1 TL	1	90–100 °C	5	Antioxidans

Kräutertee aus getrockneten Kräutern für die therapeutische Anwendung

Teekräuter	Methode	Menge	Wasser in Tassen	Temperatur	Ziehzeit Minuten	Anwenden
Himbeerblätter	Infus	1 TL	1	90–100 °C	10	Verdauungsstörungen, PMS, Entzündungen in Mund und Rachen
Hirtentäschelkraut	Infus	1 TL	1	90–100 °C	10	starke Menstruation
Holunderblüten	Infus	2 TL	2	90–100 °C	5	grippale Infekte
Hopfenzapfen	Infus	1 TL	1	90–100 °C	10	Einschlafhilfe, Unruhe
Isländisch Moos	Infus	1 TL	1	90–100 °C	10	Reizhusten, Schleimhautentzündung
	Mazerat	1 TL	1	Zimmertemperatur (ZT)	200	
Johanniskraut	Infus	2 TL	1	90–100 °C	5	Stimmungsaufhellung
Kamillenblüten	Infus	2 TL	1	90–100 °C	10	Bauchkrämpfe, Erkältung, Entzündungen
Königskerzen-blüten	Infus	2 TL	1	90–100 °C	10	Erkältung, alle Arten von Husten
Korianderkörner	Infus	1 TL	1	90–100 °C	10	Verdauungsstörungen
Kümmel	Infus	½ TL ange-quetscht	1	90–100 °C	10	Verdauungsstörungen
Lavendelblüten	Infus	2 TL	1	90–100 °C	5	Einschlafen, Erschöpfung, Verdauungsförderung
Lindenblüten	Infus	1 TL	1	90–100 °C	5	Erkältungen, Husten
Löwenzahnwurzel, -kraut	Dekokt	1 TL	1	kalt ansetzen, kochen	10	Verdauungsstörungen, Entwässerung
Mädesüßkraut	Infus	2 TL	1	90–100 °C	10	Erkältung, Gliederschmerzen
Malvenblüten	Mazerat	2 TL	1	Zimmertemperatur	120	Reizhusten, Schleimhaut-entzündungen
Odermennigkraut	Infus	¼ TL (1 g)	1	100 °C	5	leichter Durchfall, Gurgeln
Pfefferminzblätter	Infus	1 TL	1	90–100 °C	5	Verdauungsstörungen

Teekräuter	Methode	Menge	Wasser in Tassen	Temperatur	Ziehzeit Minuten	Anwenden
Quendel	Infus	1 TL	1	90–100 °C	10	Husten, Schleimlösung
Ringelblumen-blüten	Infus	2 TL	1	90–100 °C	5–10	Entzündungen von Haut, Mund und Rachen
Rosmarinblätter	Infus	1 TL	1	90–100 °C	15	Verdauungsstörungen, Kreislaufbeschwerden
Salbeiblätter	Infus	1 TL	1	100 °C	10	übermäßiges Schwitzen, Entzündungen in Mund und Rachen
Salbeiblätter	Infus	1 TL	1	90–100 °C	5	Magen-Darm-Beschwerden
Schachtelhalm, Zinnkraut	Dekokt	4 TL	4	köcheln	5 Min. kochen, 15 Min. ziehen	Durchspülung Harnwege
Schachtelhalm, Zinnkraut	Mazerations-dekokt	4 TL (4 g)	4	ZT + 90–100 °C	kalt ansetzen, 3 Min. kochen	Stärkung Bindegewebe
Schafgarbe	Infus	1 TL	1	90–100 °C	10	Verdauungsstörungen, PMS
Schlüsselblume	Infus	2 TL	1	90–100 °C	10	Schleimlösung
Schwarze Johannis-beerblätter	Infus	2 TL	1	90–100 °C	5	Durchspülung Harnwege, Gliederschmerzen
Spitzwegerich-blätter	Mazerat	2 TL	1	Zimmertem-peratur	120	Reizhusten
Stiefmütterchen	Infus	1 TL	1	90–100 °C	10	schuppige Haut
Tausendgülden-kraut	Infus	1 TL	1	90–100 °C	10	Verdauungsstörungen
Thymian	Infus	1 TL	1	90–100 °C	10	Husten, Schleimlösung
Wacholderbeeren	Infus	½ TL ange-quetscht	1	90–100 °C	10	Entwässerung, Verdauungsstörungen
Walnussblätter	Dekokt	1 TL	1	ZT + 90–100 °C	kalt ansetzen, 3 Min. kochen	übermäßiges Schwitzen, Entzündungen der Haut
Weißdornblätter und -blüten	Infus	1 TL	1	90–100 °C	15	Herzstärkung, nicht bei Herzinsuffizienz!
Wermut	Infus	¼ TL	1	90–100 °C	10	Verdauungsstörungen, Appetitlosigkeit
Zitronenmelissen-blätter	Infus	2 TL	1	90–100 °C	5	Einschlafhilfe, Unruhe, Magen-Darm-Krämpfe

Bewährte Rezepturen

Teemischungen

Frühstückstee

Zutaten

- 3 Teile Himbeerblätter
- 3 Teile Pfefferminze
- 3 Teile Rosmarin
- 1 Teil Ysop
- 1 Teil rote Rosenblüten

Zubereiten
1 TL der Mischung mit 1/2 Liter heißem Wasser aufgießen, 3 Minuten zugedeckt ziehen lassen.

Anwenden
Als munter machender Frühstückstee.

Erkältungstee

Zutaten

- 1 Teil Holunderblüten
- 1 Teil Lindenblüten
- 1 Teil Mädesüßblüten

Zubereiten
1 TL mit 1/4 Liter heißem Wasser übergießen und zugedeckt 10 Minuten ziehen lassen.

Anwenden
Bei den ersten Anzeichen einer Erkältung 1 bis 2 Tassen trinken.

Hauttee

Zutaten

- 3 Teile Stiefmütterchen
- 2 Teile Walnussblätter
- 2 Teile Brennnesselkraut
- 2 Teile Ringelblumenblüten
- 1 Teil Löwenzahnwurzel

Zubereiten
1 TL mit 1/2 Liter heißem Wasser übergießen und 10 Minuten ziehen lassen.

Anwenden
Kurmäßig 1/2 Liter pro Tag trinken.

Verdauungstee

Zutaten

- 1 Teil Kümmelkörner
- 1 Teil Fenchelkörner
- 1 Teil Aniskörner

Zubereiten
1 TL der Mischung leicht anquetschen, mit 1/4 Liter heißem Wasser übergießen und zugedeckt 10 Minuten ziehen lassen.

Anwenden
Bis zu 3 Tassen pro Tag nach Bedarf trinken.

Durchspülungstee

nach Ursel Bühring

Zutaten

· 15 g Birkenblätter
· 15 g Brennnesselkraut
· 40 g Goldrutenkraut
· 20 g Löwenzahnkraut
· 10 g Zitronenmelissenkraut

Zubereiten

½ TL mit ½ Liter heißem Wasser übergießen und 10 Minuten ziehen lassen.

Einschlaftee

Zutaten

· 3 Teile Zitronenmelisse
· 1 Teil Lavendelblüten
· 1 Teil Baldrianwurzel
· 2 Teile Hopfenzapfen

Zubereiten

1 TL mit ¼ Liter heißem Wasser übergießen und zugedeckt 10 Minuten ziehen lassen.

Anwenden

Vor dem Schlafengehen 1 Tasse trinken.

Tee bei prämenstruellem Syndrom

Zutaten

· 1 Teil Gänsefingerkraut
· 1 Teil Frauenmantelkraut
· 1 Teil Schafgarbenkraut

Zubereiten

1 TL mit ¼ Liter heißem Wasser übergießen und zugedeckt 10 Minuten ziehen lassen.

Anwenden

Frühzeitig oder nach Bedarf 1 bis 3 Tassen trinken.

Tee für die Wechseljahre

Zutaten

· 1 Teil Rosenblüten
· 1 Teil Pfefferminzblätter
· 1 Teil Salbeiblätter

Zubereiten

1 TL der Mischung mit ¼ Liter heißem Wasser übergießen und 7 Minuten ziehen lassen.

Anwenden

Kurmäßig über 4 bis 6 Wochen 1 bis 3 Tassen pro Tag trinken.

Mazerate

Malventee

Zutaten

· 1 EL getrocknete Malvenblüten
· ½ l kaltes Wasser

Zubereiten

Die Malvenblüten mit kaltem Wasser übergießen, etwa 2 Stunden quellen lassen. Dann abseihen und leicht erwärmen.

Anwenden

Kurmäßig bei Magenentzündungen, Entzündungen in Mund und Rachen, trockenem Husten trinken.

Cold Brew

Zutaten

· 80 g grob gemahlener Kaffee
· 1 l kaltes Wasser

Zubereiten

Den Kaffee mit Wasser übergießen und bis zum nächsten Tag ziehen lassen, dann abseihen.

Anwenden

Cold Brew kalt, eventuell mit Eiswürfeln, genießen. Er ist ein besonders guter Muntermacher.

Dekokte

Lang gekochte Karottensuppe

Zutaten

· ½ kg Karotten
· 1 l Wasser
· ½ TL Salz
· 1 TL Butter
· 1 EL Honig

Zubereiten

Die Karotten in Stücke schneiden und in 1 Liter Wasser eine Stunde lang köcheln. Die Suppe pürieren, mit Wasser wieder ungefähr auf einen Liter auffüllen, Salz, Butter und Honig zugeben und noch einmal erwärmen.

Anwenden

Die Karottensuppe kurmäßig bei Durchfall oder bei Entzündungen im Magen über den Tag verteilt essen.

Basischer Kartoffeltee

Zutaten

· ½ kg Kartoffeln
· 1 EL Kümmel (oder Fenchel), angequetscht
· 1 EL Leinsamen, frisch geschrotet
· 1 l Wasser oder salzfreie Gemüsebrühe

Zubereiten

Die Kartoffeln schälen und in Stücke schneiden. Mit dem Kümmel, Leinsamen und Wasser etwa ½ Stunde kochen. Dann abseihen.

Anwenden

Bei Magenentzündungen, Sodbrennen, gereiztem Magen oder beim Basenfasten ½ Liter des basischen Kartoffeltees über 2 Wochen täglich trinken.

Apfelspeiteltee

Zutaten

· 1 Handvoll Apfelspalten, getrocknet
· 1 l Wasser

Zubereiten

Die Apfelspalten mit Wasser aufkochen, kurz köcheln und 10 Minuten ziehen lassen.

Anwenden

Warm oder kalt als darmstärkendes Elektrolytgetränk trinken.

Kamilleneiswürfel

Zutaten

· 1 EL Kamillenblüten
· 1 TL Hibiskusblüten
· ¼ l Wasser
· 2 EL Honig
· 1 Prise Steinsalz
· 1 EL Zitronensaft

Zubereiten

Kamillen- und Hibiskusblüten mit heißem Wasser übergießen und zugedeckt 10 Minuten ziehen lassen. Dann abseihen und auskühlen lassen. Honig, Salz und Zitrone zugeben, in Eisformen füllen und tiefkühlen.

Anwenden

Das Kamilleneis bei Entzündungen in Mund oder Hals genießen.

Kräuterbäder

36 bis 37 °C, 10 bis 20 Minuten Badedauer

Beruhigungsbad

· 100 g getrocknete, geschnittene Baldrianwurzel pro Vollbad

Entspannungsbad

· 150 g Lavendelblüten pro Vollbad oder
· 30 g Zitronenmelissenblätter pro Vollbad

Aktivierungsbad

· 50 g getrocknete Rosmarinblätter pro Vollbad

Erkältungsbad

· 25 g getrockneter Thymian pro Vollbad
· 100 g getrocknete Kamillenblüten pro Sitzbad

Frauenbad

· 100 g getrocknetes Schafgarbenkraut pro Sitzbad

Bad für das Bindegewebe

· 250 g getrockneter Schachtelhalm (Zinnkraut) pro Vollbad

Reizlinderndes und präbiotisches Bad

· 750 g Weizenkleie für ein Halbbad

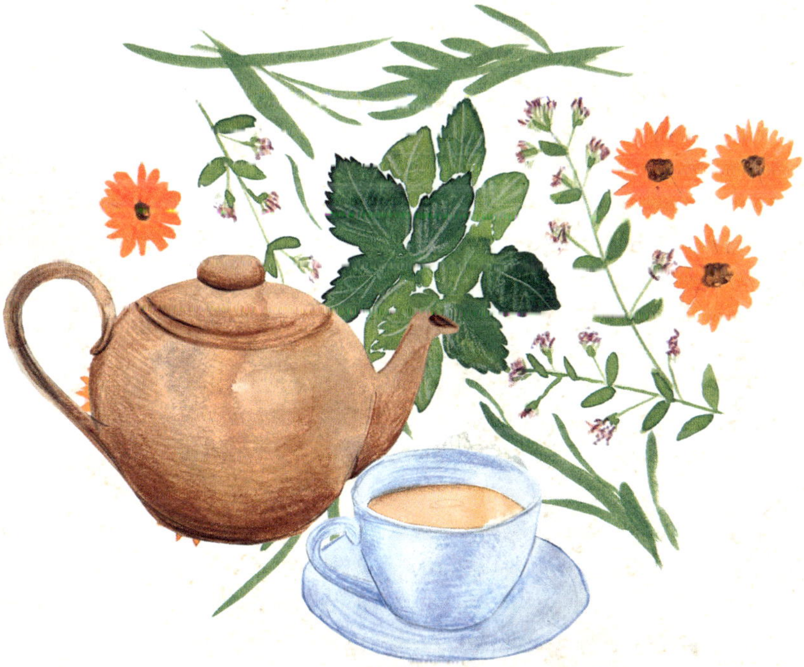

Alkoholische Auszüge

Tinkturen, Ansatzschnäpse, Liköre und Medizinalweine

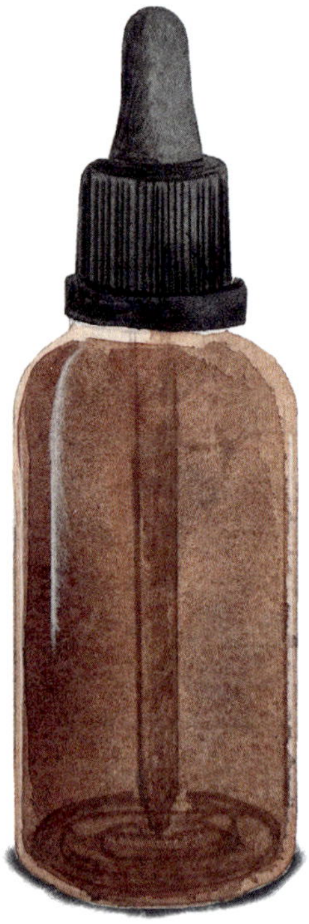

Tinktur
tropfenweise

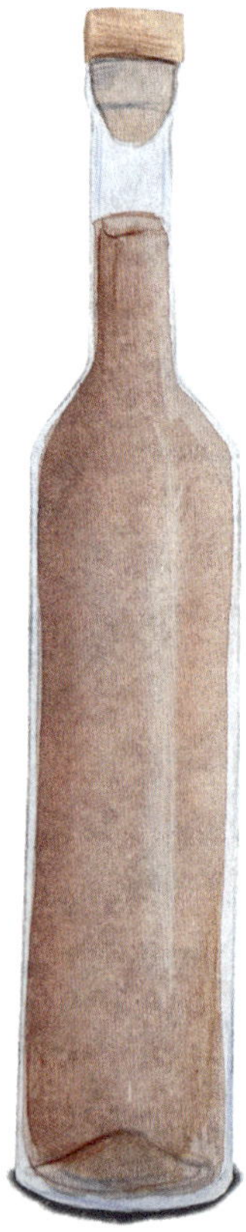

Ansatzschnaps
stamperlweise

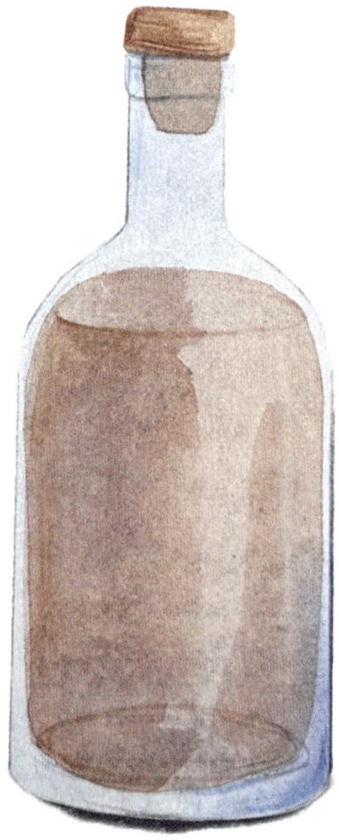

Liköre
stamperlweise

Irgendwann, und das ist wirklich lange her, haben wir uns an gegorene Früchte herangetraut und uns darauf eingestellt. Genauer gesagt hat unser Körper eine Methode entwickelt, den Alkohol abzubauen.

Das Werkzeug dafür ist ein Enzym, die Alkoholdehydrogenase. Das war vor ungefähr 9 Millionen Jahren. Damals war noch nicht klar, wie intensiv uns das Thema Alkohol begleiten würde: als Genussmittel, als beliebte Zutat in der Kulinarik und für Arzneien als Mittel zum Einschleusen der Wirkstoffe. Mit Schnaps und Wein lassen sich vorzügliche Arzneien herstellen, das ist schon lange bekannt und beliebt. Wer kennt nicht das Stück Zucker, das die Arznei versüßt, oder das Stamperl mit der roten, bittersüßen Köstlichkeit?

Nicht immer haben die Auszüge so gut geschmeckt wie heute. Es sind gerade die alkoholischen Auszüge, die so viel Geschmack auf die Zunge bringen: ein wenig scharf und etwas bitter, mit einer Fülle an

Die Vorzüge

- Alkoholische Auszüge sind einfach und schnell herstellbar,
- schimmeln nicht,
- sind gut haltbar,
- sind praktisch, alltagstauglich und mobil anwendbar,
- risikoarm in der Anwendung,
- beinhalten das breite Spektrum der gelösten Pflanzenwirkstoffe,
- fördern die Nährstoff- und Pflanzenwirkstoffaufnahme.

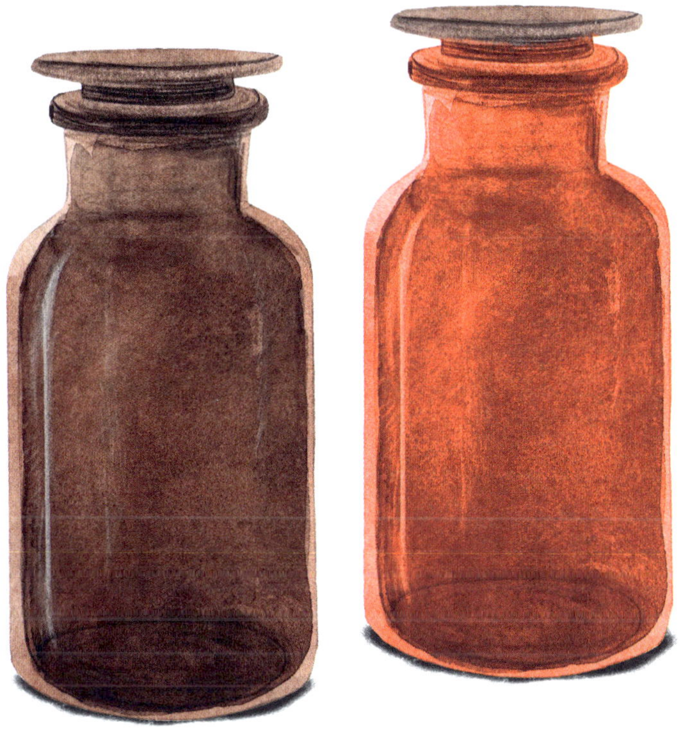

Medizinalweine
Rot- oder Weißwein, kalt ausgezogen oder gekocht

Aromen und oft sogar noch süß abgerundet. So wird ein kleines Stamperl schnell zum sonnigen Augenblick des Alltags.

Es ist wahrscheinlich das Zusammenspiel von vielen Vorzügen, das die Beliebtheit von Tinkturen, Likören und Medizinalweinen ausmacht. Das beginnt schon bei der Zubereitung. Die ist so einfach und schnell und verleiht das Gefühl, es sogleich zu verstehen und zu können. Wir trauen uns drüber. Es gelingt auch immer und ist noch dazu gut haltbar, das schenkt uns die Überzeugung, es gut gemacht zu haben. Und am Ende sind diese alkoholischen Auszüge auch noch praktisch zum Einnehmen und alltagstauglich zum Mitnehmen. Dabei bleibt unseren Augen verborgen, wie gut der Alkohol die Pflanzenwirkstoffe auszieht. Schnaps oder Wein bestehen zu einem Teil aus Wasser und zu einem anderen Teil aus Ethanol, so arbeiten zwei Auszugsmittel zusammen: Eines holt sich die wasserlöslichen Bestandteile, das andere die fettlöslichen. Das Ergebnis ist ein breites Wirkstoffspektrum!

Ebenfalls verborgen bleibt uns, wie gut und schnell die Pflanzenwirkstoffe mit Unterstützung von Alkohol in den Körper gelangen.

Aber spürbar ist es dann doch, wenn die winzigen Mengen an Wirkstoffen aus 10 Tropfen Tinktur ihre Arbeit verrichten und wir uns besser fühlen. Diese Abläufe sind sogar von der Wissenschaft nicht vollständig erklärbar.

Welche Zutaten wir brauchen

ALKOHOL
Wenn wir Alkoholika zum Ausziehen von Kräutern, Gewürzen und anderen pflanzlichen Lebensmitteln verwenden, so ist das immer eine Mischung aus reinem Alkohol und Wasser. Die Alkoholkonzentration entscheidet, welche Pflanzenwirkstoffe vorrangig gelöst werden. Schnaps und Korn mit einer Alkoholkonzentration von rund 40 Volumenprozent sind in der Volksmedizin gebräuchlich. Sie haben den Vorteil, dass ein breites Spektrum an Pflanzenwirkstoffen ausgezogen wird. In Einzelfällen ist es sogar besser, wenn die wertbestimmenden Wirkstoffe nicht vollständig in den Auszug gelangen. Der Zirbenschnaps könnte zu viel Harzsäure beinhalten, wenn hochprozentiger Korn dafür verwendet wird, und den Magen zu sehr reizen.

ALKOHOLGEHALT
Relativ geschmacksneutrale klare Brände wie Korn oder Wodka werden gerne verwendet, weil man darin die Pflanzenwirkstoffe gut schmecken kann. Im Handel bekommen wir meistens Korn mit 38 Volumenprozent Alkohol, er wird als Doppelkorn bezeichnet. Ein selbst gebrannter Obstler ist natürlich immer die beste Wahl, sofern er verfügbar ist. Wodka eignet sich besonders für äußerliche Einreibungen und Anwendungen, weil er kaum nach Alkohol riecht.

WEINE ALS AUSZUGSMITTEL
Weinauszüge unterscheiden sich in ihrem Charakter – ihr Alkoholgehalt ist mit 12 bis 22 Volumenprozent Alkohol niedriger und ihr Wasseranteil entsprechend höher. Weine bringen auch selbst Pflanzenwirkstoffe mit. Rote Flavonoide etwa, die sich gar nicht so leicht lösen, aber durch die Fermentation der Trauben bioverfügbar geworden sind.

Die verwendeten Weine sollen, wenn überhaupt, nur einen geringen Zusatz von maximal 20 mg Sulfit pro Liter enthalten. Sulfit ist eine Schwefelverbindung, die als Konservierungsstoff fast allen Weinen zugesetzt wird. Ein einfacher Test, wie lebendig ein Wein noch ist, ist die Essiggärung: Lässt sich aus dem Wein Essig machen, so kann er

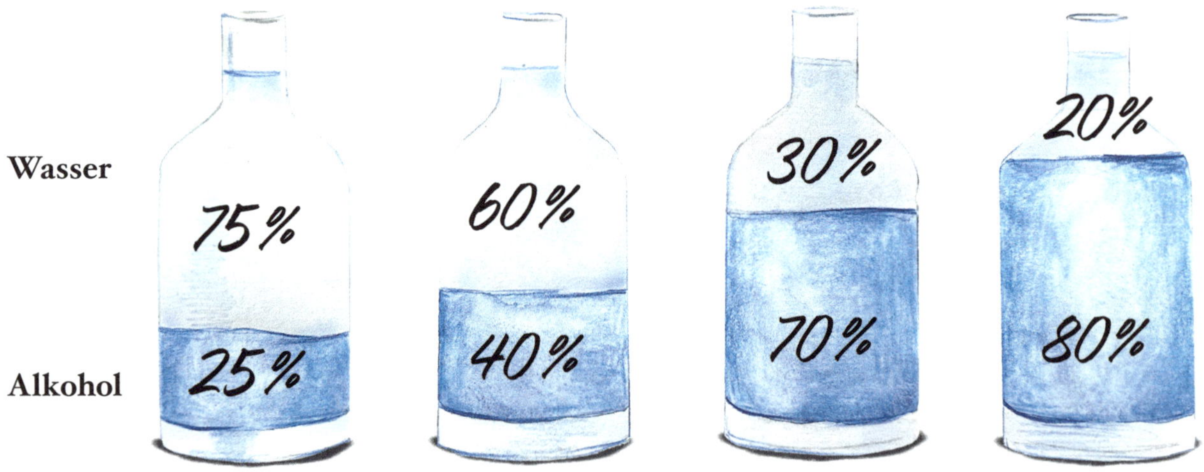

Herstellen von 1 Liter verdünntem Alkohol aus 38%igem Korn

Erwünschter Alkoholgehalt	Korn 38 Vol.-% in Gramm	Wasser in Gramm
38 Volumenprozent	1.000	0
30 Volumenprozent	790	210
25 Volumenprozent	660	340
20 Volumenprozent	525	475

Herstellen von 1 Liter verdünntem Alkohol aus 96%igem Ethanol

Erwünschter Alkoholgehalt	Alkohol in Gramm	Wasser in Gramm
96 Volumenprozent	1.000	0
70 Volumenprozent	730	270
38 Volumenprozent	395	605
30 Volumenprozent	310	690
25 Volumenprozent	260	740
20 Volumenprozent	210	790

als lebendig eingestuft werden. Viele Weine aus biologischem Anbau fallen da hinein, besonders die Naturweine, die händisch und sanft bearbeitet werden.

DIE SÜSSE: ZUCKER ODER HONIG

Liköre und Kräuterbitter werden süß abgerundet, wobei die Menge an Süße variabel ist. Honig als Süßungsmittel hat mehrere physiologische Vorteile: Er bringt freie Glucose mit, die bei der Einschleusung von Nährstoffen und Pflanzenwirkstoffen hilft, er fördert das Wachstum von Lactobazillen und Bifidobakterien auf der Schleimhaut, und er säuert die Schleimhaut an, was ebenfalls den Mikroben sehr guttut. Honig wird deshalb zu Recht als »Medizinpferd« bezeichnet. Manchmal jedoch wird das Aroma eines Krauts von Honig zu sehr überdeckt, in diesem Fall wird heller Rohrohrzucker oder weißer Rübenzucker verwendet.

Die Arten von Süßungsmitteln und ihre physiologischen Eigenschaften werden im Kapitel »**Kräuterhonige, Kräuterzucker und Sirupe**« beschrieben. Auch die Menge an Süße ist variabel: Kräuterbitter werden ganz leicht süß abgerundet, Liköre bringen eine nachdrückliche Süße mit.

Zuckerwasser

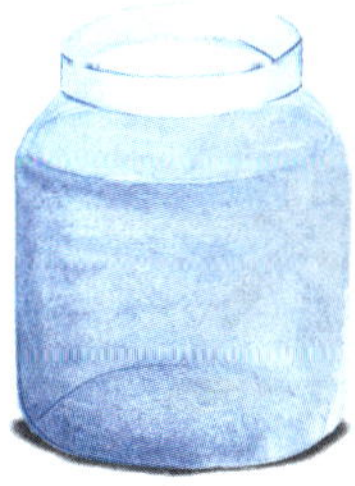

- 1 Liter Wasser
- 50 bis 500 g heller Rohrohrzucker (oder weißer Haushaltszucker)

Zubereitung:
Wasser aufkochen, Zucker einrühren und abkühlen lassen.

Honigwasser

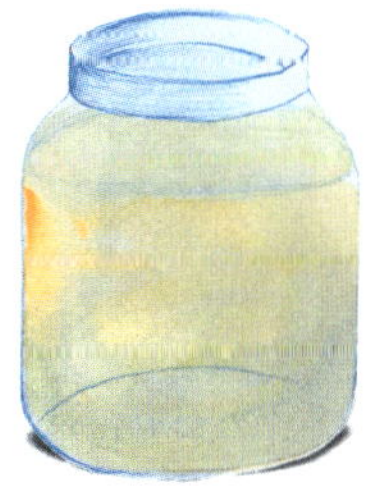

- 1 Liter Wasser
- 50 bis 500 g Honig

Zubereitung:
Wasser aufkochen, auf etwa 30 °C abkühlen lassen, Honig einrühren, bis er sich völlig aufgelöst hat.

FRISCHE ODER GETROCKNETE KRÄUTER, GEWÜRZE, FRÜCHTE UND GEMÜSE

Der Charakter eines alkoholischen Auszugs hängt nicht nur davon ab, welche Pflanzen ausgezogen werden, sondern auch davon, ob diese frisch oder getrocknet sind. In Frankreich haben diese beiden unterschiedlichen Auszüge sogar verschiedene Namen: Als »Teinture« werden Mazerate mit getrockneten Zutaten bezeichnet und als »Alcoolature« solche mit frischen. Frische Kräuter bringen mehr als zehnmal so viel Wasser mit wie getrocknete Pflanzen und verdünnen dadurch den Auszug. So enthalten etwa frische Salbeiblätter 85 Prozent Wasser, obwohl sie einen durchaus trockenen Anschein machen. Beim Trocknen sinkt der Wasseranteil auf ungefähr 7 Prozent.

Eine Tinktur kann auch aus einer angetrockneten Pflanze zubereitet werden, das ist in einigen Ländern eine gängige Methode. Wenn die Pflanze nach einigen Stunden Trocknung verschrumpelt ist, aber noch weich und biegsam, wird sie angesetzt. Sie bringt nun viel weniger Wasser mit, und die Tinktur wird nicht mehr so stark verdünnt wie mit frischen Zutaten. Lange Trocknungszeiten werden somit vermieden, in denen manche Pflanzen wie Zitronenmelisse, Kamillenblüten oder Johanniskraut einen zu großen Teil ihrer ätherischen Öle verlieren.

Pflanzen bilden während der Trocknung ein intensives und diverses Mikrobiom, vorausgesetzt, die Pflanzen wurden nicht gespritzt und bleiben auch beim Trocknen unbehandelt. Diese kunterbunten Mikroben zerlegen große Pflanzenwirkstoffe und setzen dabei Aromen frei. Meistens kann unser Körper die entstandenen kleineren Moleküle besser verwerten als jene in den frischen Pflanzen. Einen Alkoholgehalt von mehr als 10 Volumenprozent überleben die meisten Mikroben nicht. Ihre Aktivitäten werden demnach in den alkoholischen Auszügen völlig eingestellt. Übrig bleibt ihr Wert als Postbiotika. Darunter verstehen wir Bestandteile von Mikroorganismen, die unserem Körper auch dann noch nutzen, wenn sie nicht mehr lebendig sind.

Alkoholischer Auszug von frischen oder getrockneten Kräutern

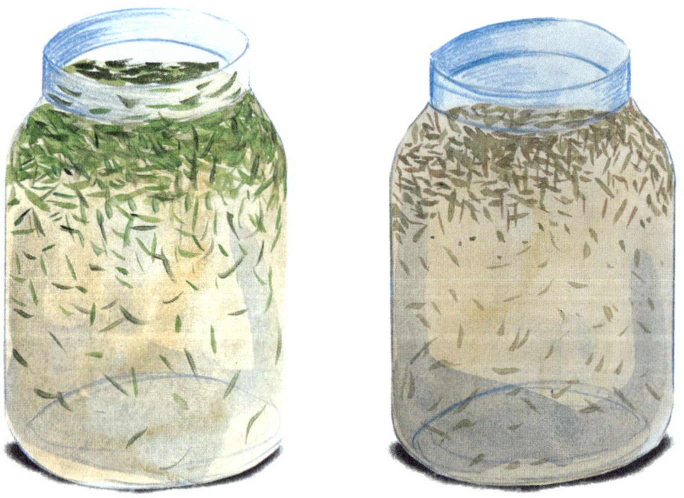

Frische Kräuter
Alkoholgehalt sinkt bei 1:5 durch den Wassergehalt um rund 5 Vol.-%.

Getrocknete Kräuter
Alkoholgehalt sinkt bei 1:5 um rund 0,5–1 Vol.-% (Aromen sind intensiver und enthalten Postbiotika).

BELIEBTE KRÄUTER FÜR ALKOHOLISCHE AUSZÜGE

Fast alle essbaren Kräuter und Heilpflanzen können alkoholisch ausgezogen werden. Verfügbarkeit, Wirkung und Geschmack haben einige recht beliebt gemacht: Pfefferminzblätter, Zitronenmelissenblätter, Salbeiblätter, Spitzwegerichblätter, Rosenblüten, Schafgarbenblüten und -blätter, Holunderblüten und -beeren, Kamillenblüten, Lavendelblüten, Wacholderbeeren, Anis, Fenchel, Kümmel, Fichtentriebe, Ingwer, Johannisbeere, Knoblauch, Löwenzahn, Preiselbeere, Rosmarin, Walnussblätter und grüne Nüsse.

Welche Materialien wir brauchen

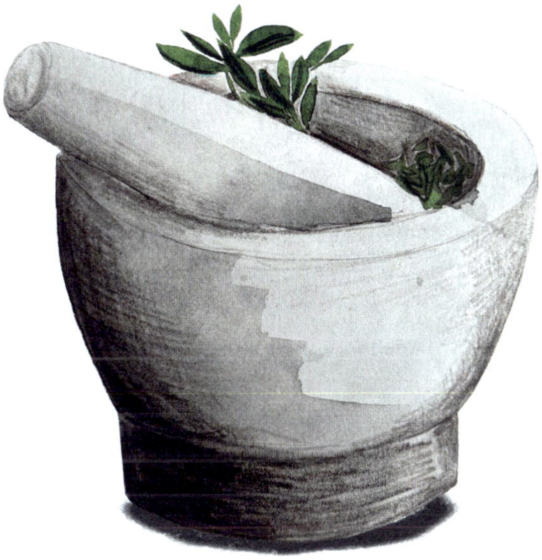

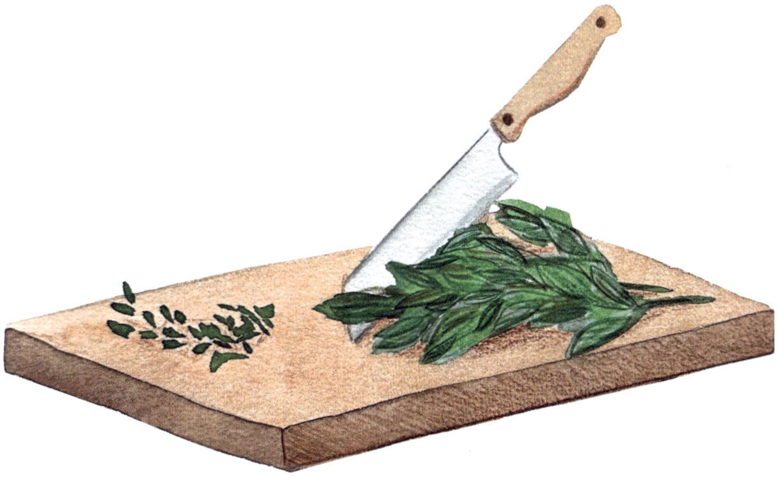

Schneidbrett
Holz

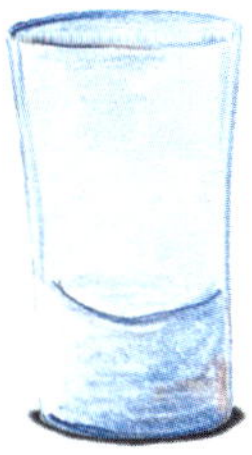

Stamperl
Glas

Mörser
Stein oder Keramik

Für die alkoholische Gärung, wollen wir diese selbst machen, Holzfässer oder Glasballone eignen sich. Das Mostfass aus Holz hat ein gutes mikrobielles Gedächtnis, was Vor- und Nachteile mit sich bringt: Ist es gut besiedelt, gelingt der Most auch das nächste Mal wieder hervorragend. Ungünstige Kulturen können sich bei schlechten Bedingungen eventuell auch ausbreiten.

Beim Ausziehen der Kräuter sollen deren Aromen im Vordergrund stehen, deshalb bieten sich Glas, Keramik oder Email an – Materialien, die sich kaum in den Auszug einmischen. Gläser lassen den Blick ins Innere zu, das hilft dabei, Erfahrungen beim Ausziehen der Kräuter zu sammeln.

SCHNEIDBRETT UND MÖRSER

Wenn wir die Kräuter zerkleinern, brauchen wir ein Schneidbrett aus Holz und ein gut schneidendes Messer. Ein Mörser aus Stein oder Keramik gehört ebenfalls zur Grundausstattung der Kräuterwerkstätte. Mörser gibt es in unterschiedlicher Ausführung und mit unterschiedlichen Stärken: mit glatter oder rauer Innenfläche, Mörser mit Stößel oder Drehmörser.

STAMPERL, SCHNAPS- UND LIKÖRGLÄSER

Für die kleinen Rituale rund um Ansatzschnäpse, Liköre und Weinauszüge gibt es kleine Gläser in schönen Formen und manchmal sogar geschliffen oder bemalt. Solche Gläser werden liebgewonnen und werden Teil des Alltags und des Rituals.

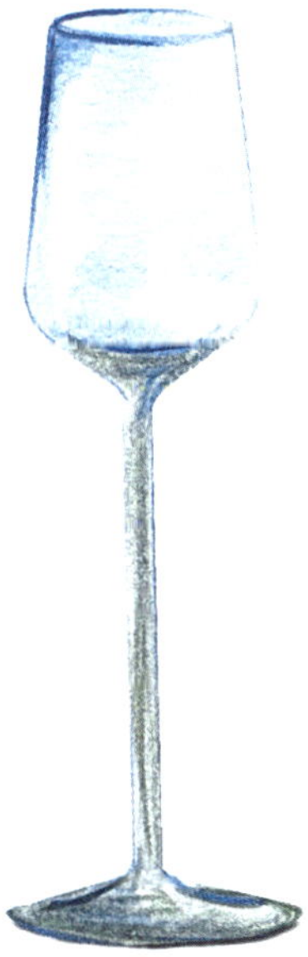

Likörglas

Die handwerklichen Schritte zum kalten alkoholischen Auszug

HANDVERLESENE, FRISCHE ODER GETROCKNETE KRÄUTER

In Alkohol werden nur naturbelassene und gesunde Blätter, Blüten, Samen, Früchte, Stängel und Wurzeln ausgezogen.

BESPRÜHEN UND ZERKLEINERN: SCHNEIDEN, MÖRSERN UND BRECHEN

Die Pflanzen werden am besten mit etwas Alkohol benetzt oder besprüht und dann zerkleinert. Das kann händisch im Mörser, mit Messer oder Schere oder in der Küchenmaschine passieren. Es entsteht ein dicker Brei aus Kräutern und Alkohol. So werden flüchtige Bestandteile gleich eingefangen und ungünstige Reaktionen an der Luft vermindert.

Wenn die Pflanzenzellen aufgebrochen werden, beginnen Enzyme recht schnell mit ihrer Arbeit. Sie stoßen Reaktionen an, und damit werden die Inhaltsstoffe verändert. Je kleiner die Pflanzenteile, desto größer ist die Angriffsfläche für den Alkohol und desto mehr Pflanzenwirkstoffe kann er lösen. Allerdings ist das Abseihen später etwas leichter, wenn die Kräuterteile nicht allzu fein sind. Getrocknete Blätter werden gebrochen, Samen und Früchte gequetscht und Wurzeln geschnitten, um den Kontakt von Alkohol und Pflanzenwirkstoffen herzustellen.

ANSETZEN: ALKOHOL VERBÜNDET SICH MIT DEN KRÄUTERN

Apothekerkonzentrationen können wir zu Hause nicht erreichen. Der selbst gemachte alkoholische Auszug ist wesentlich seichter, das Verhältnis von Pflanzenteilen und Alkohol liegt meist zwischen 1:2 und 1:20. Dieser dünnere Auszug hat aber sogar einige Vorzüge: Die zurückhaltenden Pflanzenwirkstoffe können eher gelöst werden.

VERSCHLIESSEN: DER ALKOHOL MUSS DRINNEN BLEIBEN

Wichtig ist, dass alles gut mit Alkohol bedeckt ist, auch wenn bei Tinkturen keine Schimmelgefahr besteht. An der Luft würden sich die Kräuter schnell unansehnlich dunkel verfärben und oxidieren. Das Glas wird sogleich fest verschlossen, bekommt einen guten Platz bei Zimmertemperatur und die nötige Zeit, um die verborgenen Reaktionen in Gang zu setzen.

AUSZIEHEN UND SCHÜTTELN: DER WUNDERSAME PROZESS

Regelmäßiges Schütteln soll den Auszug noch intensiver machen.

TEMPERATUR: 20 BIS 30 °C

Die Temperatur hat einen Einfluss auf die Mazeration. Je höher die Temperatur, desto

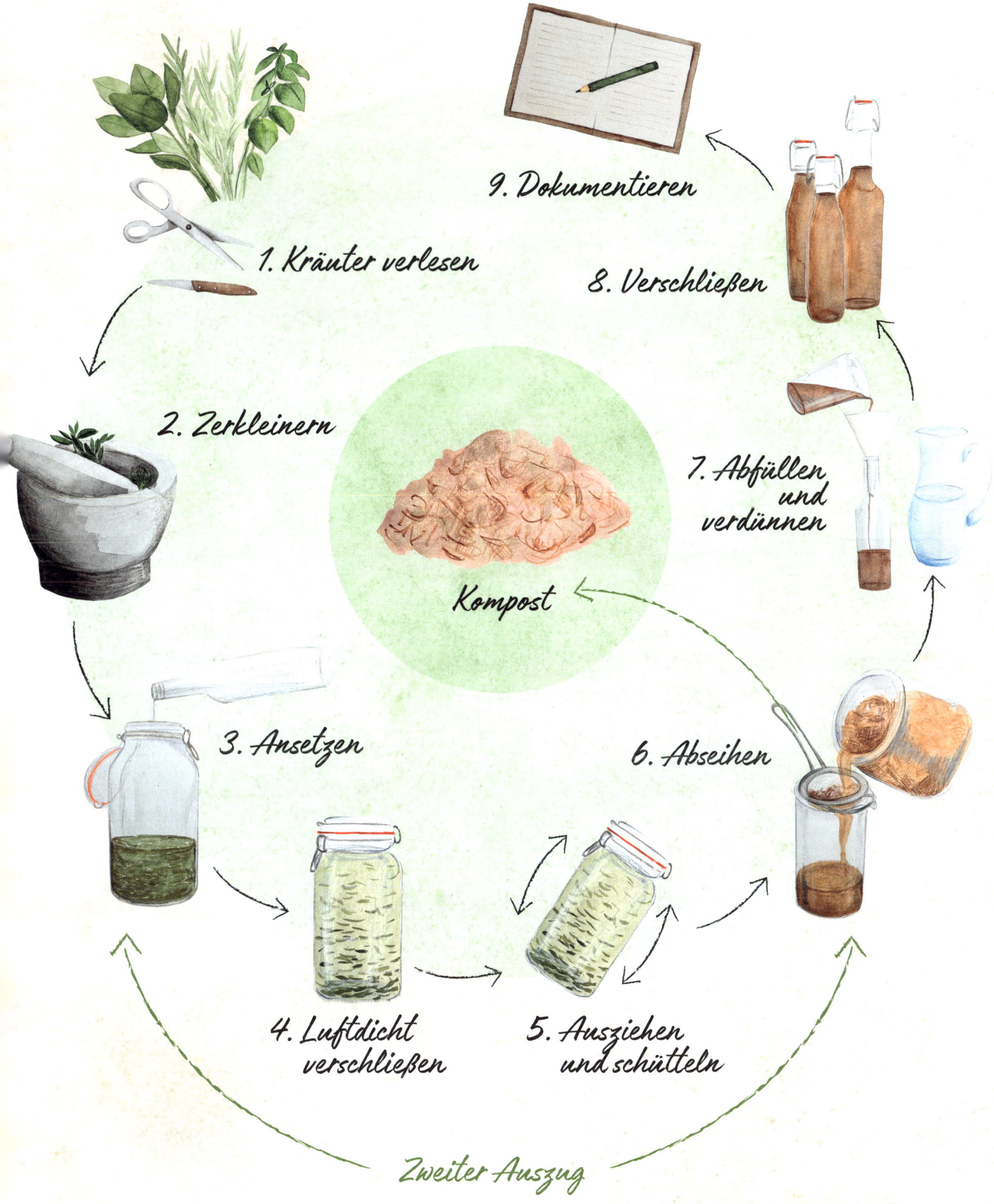
9. Dokumentieren
1. Kräuter verlesen
8. Verschließen
2. Zerkleinern
7. Abfüllen und verdünnen
Kompost
3. Ansetzen
6. Abseihen
4. Luftdicht verschließen
5. Ausziehen und schütteln
Zweiter Auszug

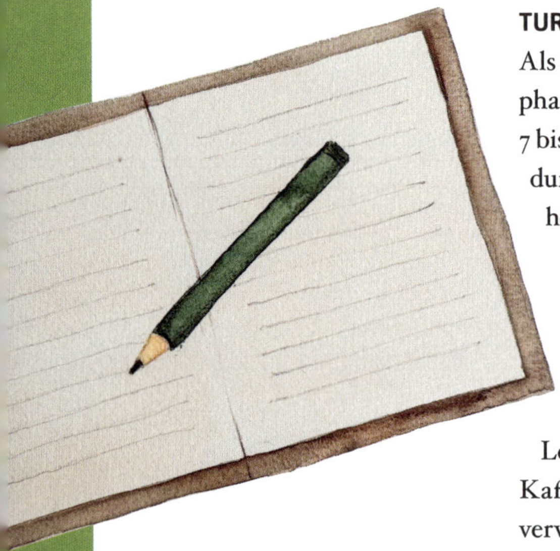

intensiver ist der Auszug. Um die empfindlichen Pflanzenwirkstoffe zu schonen, sollte die Ausziehtemperatur nicht über 30 °C liegen.

AUSZIEHZEIT: 2 BIS 12 WOCHEN FÜR TINKTUREN, ANSATZSCHNÄPSE UND LIKÖRE

Als Anhaltspunkt gilt die Zeit einer Mondphase, der Weinauszug benötigt nur etwa 7 bis 10 Tage. Die meisten Auszüge werden durch Licht intensiver, je nach Wunsch also hell oder dunkel lagern.

ABSEIHEN: DER AUSZUG WIRD KLAR

Zum Abseihen eignet sich ein Feinsieb genauso wie auch Stoffe aus unbehandelter Baumwolle oder Leinen, ungebleichte Papierfilter (z. B. Kaffeefilter, Milchfilter) oder wiederverwendbare Teefilter. Ein Wattebausch bindet feine Schwebstoffe und macht den Auszug klarer.

ZWEITER AUSZUG: FÜR DIE ZURÜCKHALTENDEN PFLANZENWIRKSTOFFE

Oft finden wir in alten Rezeptbüchern die Empfehlung, das ausgezogene Pflanzengut ein zweites Mal in klarem Branntwein anzusetzen.

Die schnelllöslichen Bestandteile sind bereits weg, so gelangen weitere Pflanzeninhaltsstoffe auch noch in Lösung, die es beim ersten Mal nicht vor der Sättigung geschafft haben. Nach der zweiten Ausziehzeit werden beide Auszüge vermischt, und das Wirkstoffspektrum ist noch größer.

ABFÜLLEN, GUT VERSCHLIESSEN UND BESCHRIFTEN

Der fertige kalte alkoholische Auszug kann in kleine dunkle Flaschen gefüllt werden, wenn er gleich verwendet wird, oder in größere helle Flaschen, die dann dunkel gelagert werden. Auf alle Fälle braucht jede Flasche Namen und Datum.

Was bei alkoholischen Auszügen schiefgehen kann

Was auffällt	Mögliche Ursachen	Lösungen
Trübung	Kalzium ist in Form von Kalk (Kalziumcarbonat) ausgefallen.	Destilliertes Wasser oder abgekochtes, ausgekühltes und gefiltertes Wasser verwenden.
dunkelbraune Farbe	Inhaltsstoffe sind oxidiert.	Manche Verfärbungen verschwinden durch Ansäuern, das ist besonders für Liköre geeignet.
geringerer Alkoholgehalt	Die Flasche war nicht fest verschlossen.	Nach dem Abfüllen gleich fest verschließen.
Geschmack ist unangenehm.	Die Reifung ist noch nicht abgeschlossen.	Durch Lagerung harmonisiert sich der Geschmack oft.
Auszug riecht und schmeckt nur nach Alkohol.	Die ausgezogenen Pflanzen hatten wenig alkohollösliche Aromastoffe.	Mit aromatischen Kräutern ergänzen.

AUFBEWAHREN UND REIFEN: DER ALKOHOLISCHE AUSZUG ENTFALTET SICH

Tinktur, Ansatzschnaps, Likör und Weinauszug bekommen ihre Ruhe an einem dunklen Platz. In ihrem Inneren tut sich noch einiges, das bemerken wir am Duft und Geschmack.

LIKÖR: DIE BITTERSÜSSEN KÖSTLICHKEITEN

Die ersten Schritte des kalten alkoholischen Auszugs sind bis zum Abseihen für alle Varianten ähnlich, auch wenn sich die Art des Alkohols, die Temperatur und die Ausziehzeit unterscheiden. Der Likör wird nach dem Abseihen gesüßt, das vermindert gleichzeitig seinen Alkoholgehalt. Kalkhaltiges Wasser trübt den Auszug beim Mischen. Abgekochtes, ganz ausgekühltes und durch Watte filtriertes Wasser oder destilliertes Wasser in Lebensmittelqualität sind Alternativen. Die Menge an Zucker oder Honig ist Geschmackssache. Eine leichte Süße entsteht mit ungefähr 100 g Honig oder Rohrohrzucker auf 1 Liter Wasser.

VARIANTEN DES ALKOHOLISCHEN AUSZUGS: KNOSPENMAZERATE

Die intensiven Knospenmazerate sind Varianten des alkoholischen Auszugs. Sie werden durch Glycerin verstärkt: 1 g frische Knospen werden gehackt und mit einer Mischung aus 10 g 85%igem Glycerin und 10 g 70%igem Alkohol angesetzt. Nach drei Wochen abseihen und mit einer Mischung aus 90 g 85%igem Glycerin und 90 g 70%igem Alkohol verdünnen. Knospenmazerate werden mithilfe von Sprühflaschen direkt in den Mund gesprüht. Bewährte Zubereitungen sind Himbeerknospenmazerat für den Hormonausgleich bei Frauen, Mazerat aus Schwarzen Johannisbeeren bei rheumatischen Beschwerden und Allergien und Lindenknospenmazerat zur Beruhigung und bei Nervenschmerzen.

Menge: So viel brauchen wir für eine zweiwöchige Kur.

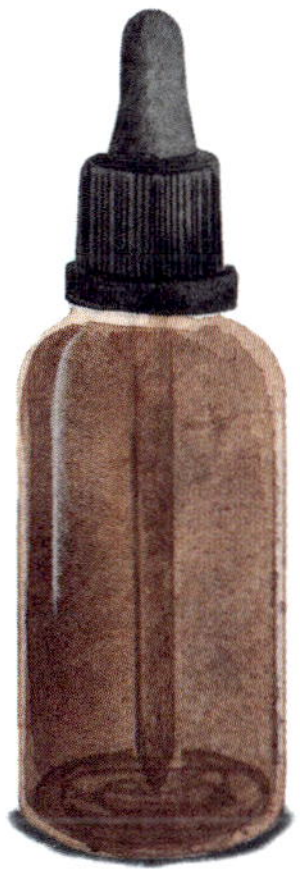

50 ml Tinktur

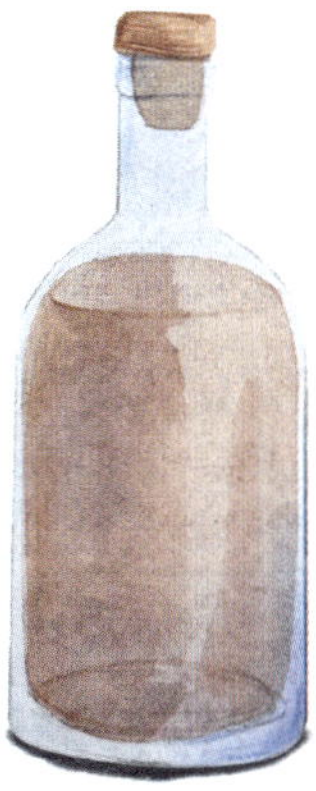

½ Liter Likör

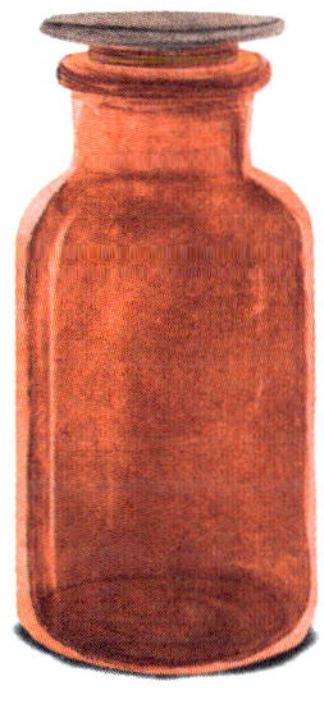

½ Liter Medizinalwein

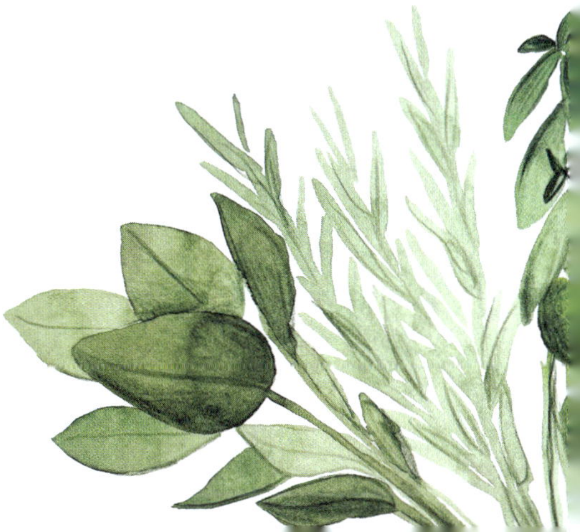

Die handwerklichen Schritte zum warmen Weinauszug

HANDVERLESENE, FRISCHE KRÄUTER
Für den warmen Weinauszug verwenden wir frisch geerntete Kräuter.

ZERKLEINERN
Die frischen Kräuter mit einem Messer oder einer Schere klein schneiden.

ANSETZEN
Die zerkleinerten Kräuter in einen Kochtopf geben und mit Wein übergießen.

AUSZIEHEN: ERWÄRMEN UND EINIGE MINUTEN KÖCHELN
Der heiße Wein zieht 5 bis 10 Minuten die Pflanzenwirkstoffe aus den Kräutern.

ABSEIHEN: DURCH EIN SIEB ODER EIN STÜCK STOFF
Danach kann der heiße Weinauszug noch mit Honig und Essig abgeschmeckt werden.

ABFÜLLEN UND BESCHRIFTEN: HEISS IN FLASCHEN FÜLLEN
Der fertige Weinauszug wird noch heiß in saubere Flaschen abgefüllt, gut verschlossen und beschriftet. Dann wird er einigermaßen griffbereit aufbewahrt, weil seine Haltbarkeit auf vier bis fünf Monate begrenzt ist.

AUFBEWAHREN: DUNKEL UND KÜHL
Warme Weinauszüge sind gekühlt ungefähr einen Monat haltbar.

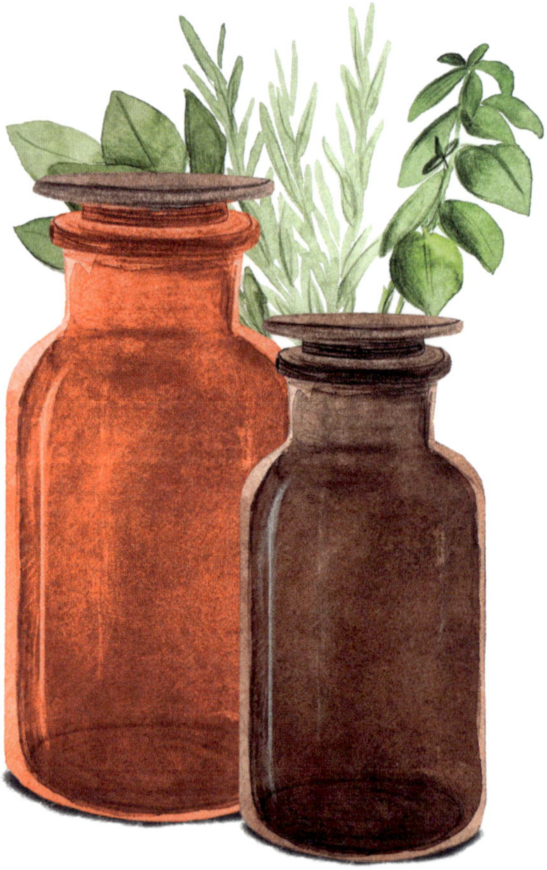

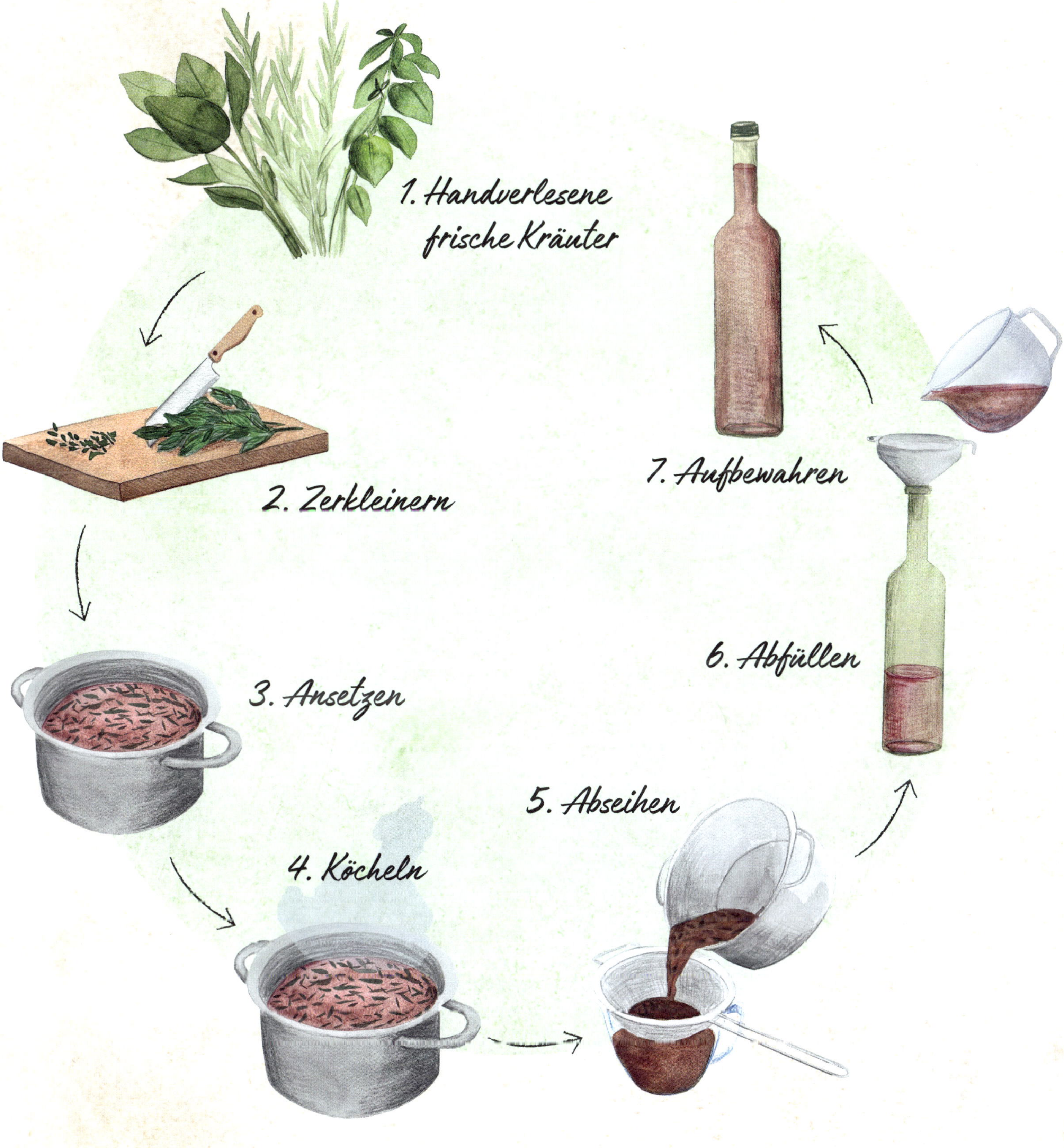
1. Handverlesene frische Kräuter
2. Zerkleinern
3. Ansetzen
4. Köcheln
5. Abseihen
6. Abfüllen
7. Aufbewahren

Verborgene Reaktionen

Viele Reaktionen laufen im Verborgenen ab. Am Duft, Mundgefühl oder an der Farbe ist zu erahnen, dass da einiges in Bewegung ist. Diese sinnlichen Wahrnehmungen sind für uns eindrucksvoller als chemische Formeln. Oft, aber nicht immer sind die wahrnehmbaren Eindrücke tatsächlich auch jene, die die Pflanzenwirkstoffe für unseren Körper verfügbar machen.

Die Farbe des Auszugs

Die Farbpalette der alkoholischen Kräuterauszüge ist überschaubar: von hellgelb bis schmutzig-braun, dunkelgrau oder dunkelgrün – andere Farben erreicht man nur schwer.

Manche Kräuterauszüge, wie etwa der vom Salbei, werden mit etwas Zitronensaft völlig farblos. Bei Likören ist eine saure Abrundung auch ein geschmacklicher Vorteil, sie werden dadurch süßsauer und schmecken besser.

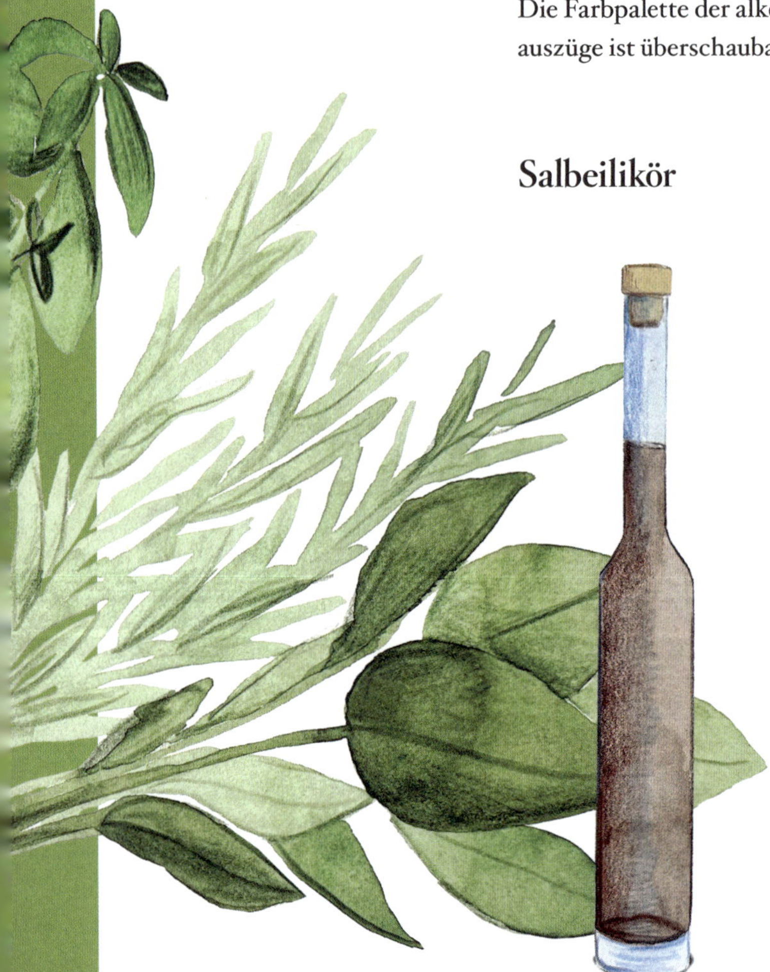

Salbeilikör

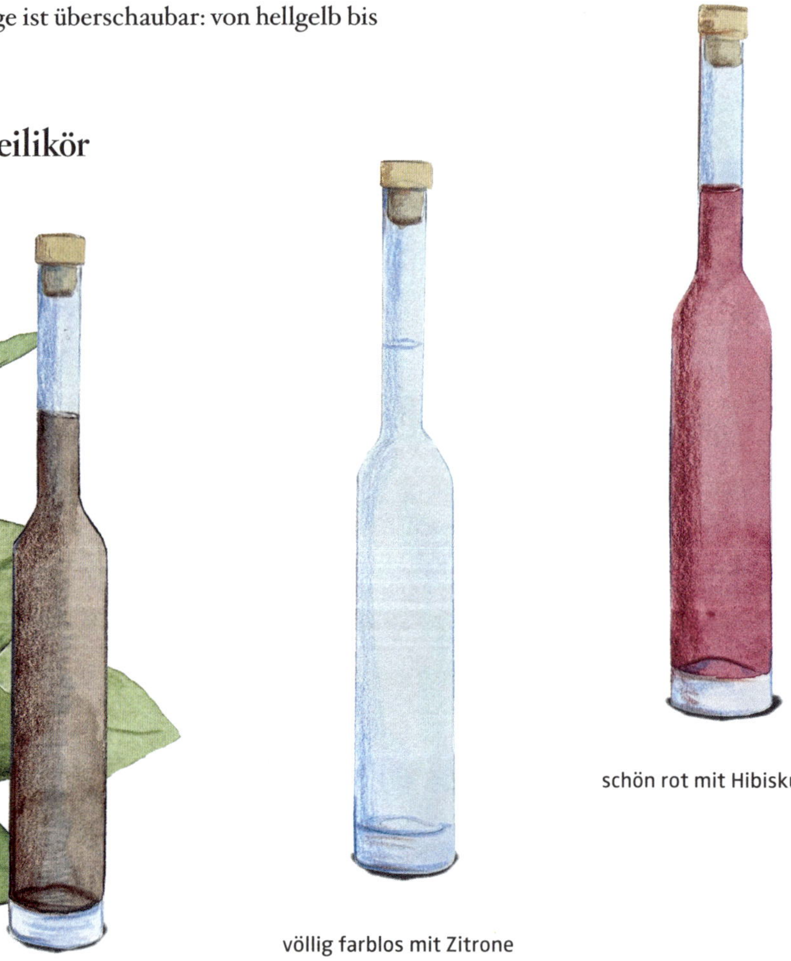

schön rot mit Hibiskus

völlig farblos mit Zitrone

schmutzig-braun

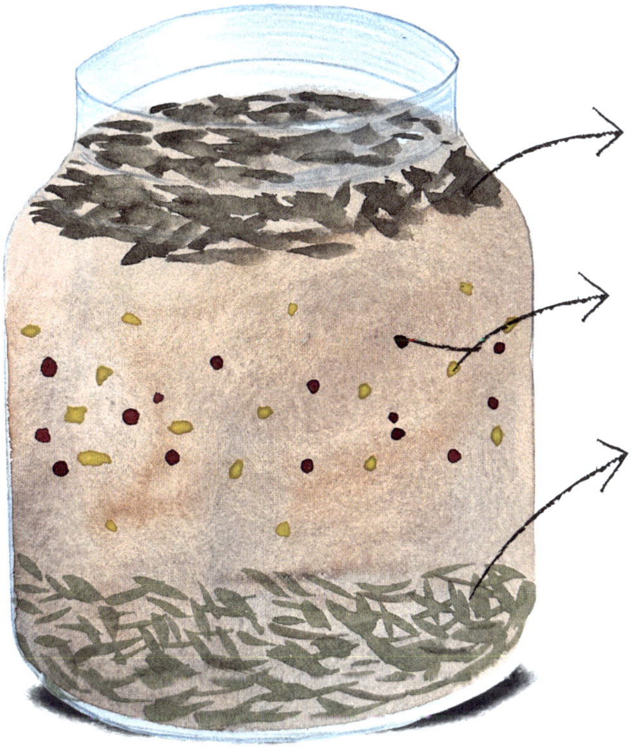

Oxidationen und dunkle Verfärbungen: Wenig Luftraum oben im Glas vermindert diese Verfärbungen.

Ausgezogene Pflanzenwirkstoffe werden gelöst und können dann durch die Schleimhaut in den Körper gelangen – Aromen bilden sich im Glas.

Getrocknete Pflanzen bringen Postbiotika mit, frische Zutaten verdünnen den Alkohol.

Scharfstoffe wie Lauchöle aus Zwiebelgewächsen und Senföle aus Kreuzblütlern (z. B. Kressen, Rettichen und Senf) sind gut in Alkohol löslich und bleiben viele Monate erhalten.

Die großen Gerbstoffe werden zerlegt und für unseren Körper verfügbar gemacht.

Lagerungstemperatur: 15–25 °C.

EIN EINZIGES FRISCHES BLATT

In vielen Rezepten finden sich noch kleine, feine Zusätze: ein Johannisbeerblatt im Cassis-Auszug, ein paar Knospen in der Blütenmischung oder eine Beere bei den Wurzeln.

Das scheint ein unwichtiges Detail zu sein und wird oft gar nicht beachtet oder für unnötig gehalten. Diese kleinen Zusätze ergeben keine Menge an Pflanzenwirkstoffen, die von Bedeutung wäre. Und dennoch: Sie bringen eine Vielzahl an diversen Mikroorganismen mit. Auch wenn diese Mikroben im Alkohol nicht überleben, so hinterlassen sie doch ihre Postbiotika und mit ihnen eine zusätzliche Wirkung.

Wenn wir alkoholische Auszüge zu Hause selbst machen, stellen wir nicht den Anspruch an einen standardisierten Wirkstoffgehalt, wie es in der Pharmazie notwendig ist, dafür hat der selbst gemachte Auszug andere Stärken.

Löslichkeit der Pflanzenwirkstoffe

Pflanzenwirkstoff	Günstigste Alkoholkonzentration
Schleimstoffe	18 bis 30 %
Saponine	20 bis 35 %
Cumarine	30 bis 50 %
Bitterstoffe, Scharfstoffe, Flavonoide	35 bis 50 %
Gerbstoffe	35 bis 65 %
ätherische Öle	50 bis 70 %
Harze	ab 80 %

Was den Auszug beeinflusst

DER ALKOHOLGEHALT

Je hochprozentiger der Alkohol, desto mehr fettlösliche Pflanzenwirkstoffe und desto weniger wasserlösliche Pflanzenwirkstoffe werden gelöst. Umgekehrt löst ein niedrigprozentiger Ansatz mehr wasserlösliche Bestandteile.

DIE QUALITÄT DER HEILPFLANZEN

Jene Kräuter, die unter widrigen Umständen und auf mageren Böden wachsen – zum Beispiel in den Bergen –, enthalten ein breiteres Spektrum an Pflanzenwirkstoffen und auch mehr davon. Gesunde und kräftige Pflanzen bergen meist ebenfalls mehr Wirkstoffe.

DIE FRISCHE DER PFLANZENTEILE

Je frischer die Pflanze, desto mehr Wasser wird eingebracht und desto mehr aktive Enzyme und empfindliche Inhaltsstoffe landen im Auszug.

DIE GRÖSSE DER PFLANZENTEILE

Je kleiner die Pflanzenteile, desto intensiver ist der Auszug, weil der Alkohol mehr Angriffsfläche zur Verfügung hat.

DAS LICHT

Licht und Sonne intensivieren die Reaktionen, die im Glas ablaufen, und damit auch den Auszug.

DIE TEMPERATUR

Je höher die Temperatur, desto intensiver der Auszug. Ungefähr 42 °C sind die Obergrenze für einen Auszug, der hitzeempfindliche Inhaltsstoffe in nativer Form enthalten soll.

DER LUFTRAUM IM GLAS

Wenig Luftraum im Ansatzglas hat weniger Oxidationsreaktionen zur Folge. Hauptsächlich oxidieren antioxidative Pflanzenwirkstoffe, und damit geht ihre antioxidative Wirkung verloren.

DAS VERHÄLTNIS ZWISCHEN PFLANZEN UND ALKOHOL

Das Verhältnis zwischen Pflanzen und Alkohol hat großen Einfluss auf den Auszug. Wenn die Lösung gesättigt ist, werden kaum noch weitere Pflanzenwirkstoffe gelöst.

Das spricht für mehr Alkohol und weniger Pflanzen. Pro Tropfen oder pro Stamperl sind insgesamt bei seichterem Auszug weniger Pflanzenwirkstoffe enthalten, allerdings ist das Spektrum der unterschiedlichen Pflanzenwirkstoffe größer.

MECHANISCHE VERSTÄRKUNG DES AUSZUGS

Häufiges Schütteln des Auszugs intensiviert den Auszug durch mehr Bewegung im Glas.

Einflüsse auf den alkoholischen Auszug

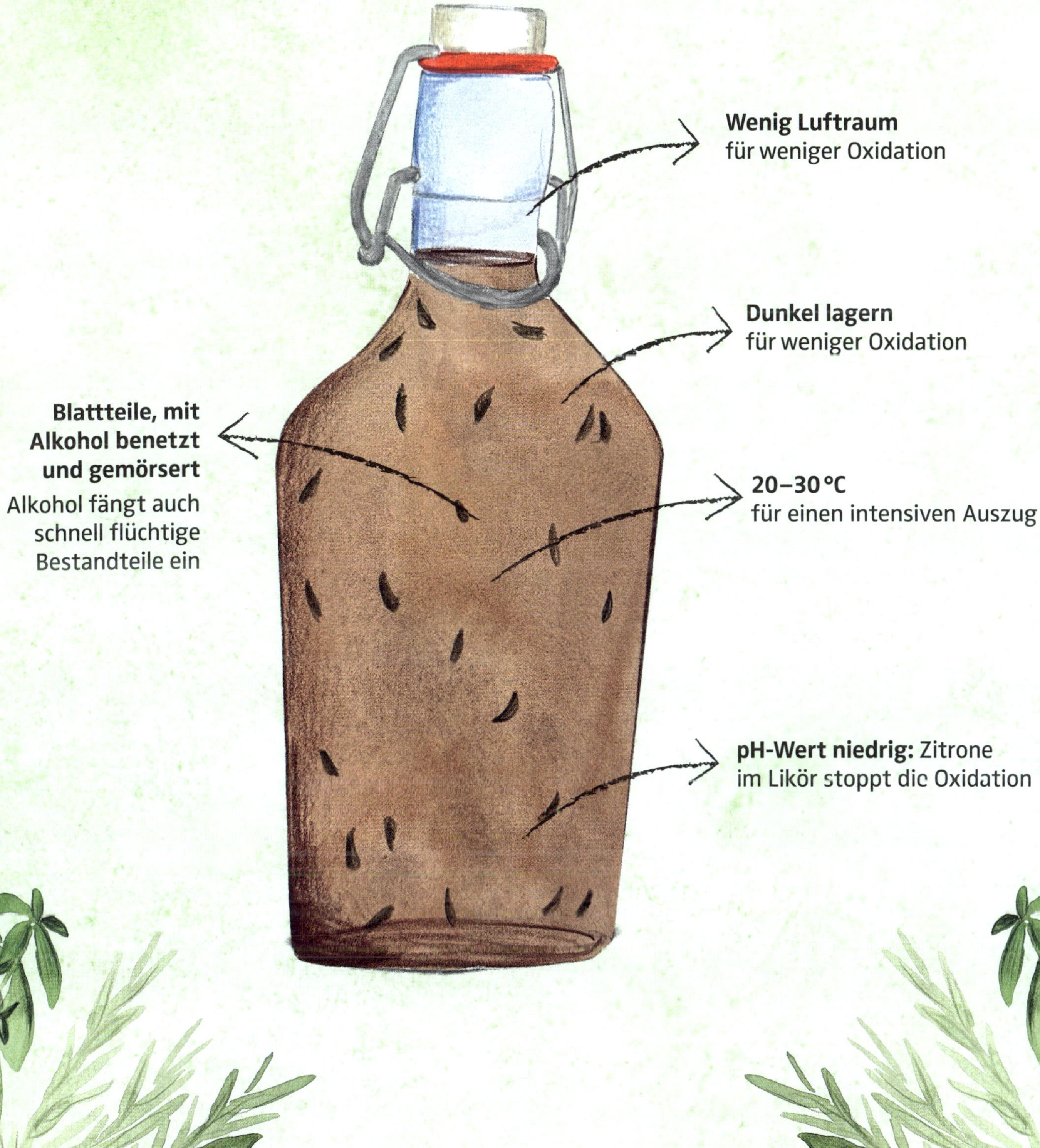
Wenig Luftraum
für weniger Oxidation
Dunkel lagern
für weniger Oxidation
Blattteile, mit Alkohol benetzt und gemörsert
Alkohol fängt auch schnell flüchtige Bestandteile ein
20–30 °C
für einen intensiven Auszug
pH-Wert niedrig: Zitrone im Likör stoppt die Oxidation

Anwenden

Die gute Dosis

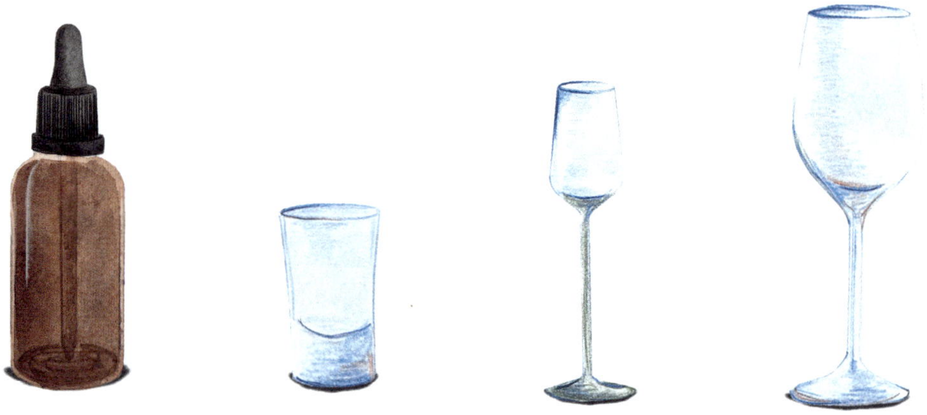

1 TL Tinktur = 1,2 g Alkohol
2 cl = 8 g Alkohol
30 cl = 7 g Alkohol
40 cl Kaltauszug = ca. 8 g Alkohol
40 ml Warmauszug = Spuren

Tinktur
Tropfenweise für den Alltag und für unterwegs

Ansatzschnaps
Stamperl 2 cl, für Rituale geeignet

Likör
Likörglas 3–6 cl, für Rituale geeignet
Zucker beschleunigt die Alkoholaufnahme

Medizinalwein
Likörglas 3–6 cl, für Rituale geeignet

DIE ALKOHOLMENGE VON ALKOHOLISCHEN AUSZÜGEN

Alkoholische Auszüge enthalten Alkohol, daher sind sie für bestimmte Personengruppen nicht geeignet. Für gesunde Erwachsene gelten diese geringen Mengen tatsächlich als »Medizinpferd«, sie verstärken die Aufnahme von Nährstoffen und Pflanzenwirkstoffen. Die Alkoholmengen liegen pro Anwendung zwischen 1,5 und 8 g Alkohol. Im Vergleich dazu enthalten 1/2 Liter von einem durchschnittlichen Bier etwa 20 g Alkohol und ein Viertel Wein 30 bis 35 g Alkohol. Wie so oft macht die Dosis das Gift und bestimmt damit auch die Wirkung.

Die kleinen Mengen an Tinktur, die deswegen auch nur geringe Mengen an Pflanzenwirkstoffen mitbringen, haben dennoch oft gute Resultate. Ob das nur an der suggestiven Wirkung liegt oder ob noch verborgene Effekte mitschwingen, ist noch nicht ganz klar. Nur eines ist ganz sicher: Ab einer gewissen Dosis ist jede Substanz gesundheitsschädlich. Mehr ist also nicht immer besser!

Auch die Menge an Alkohol, die mit der Zubereitung eingenommen wird, ist mitentscheidend für die Wirksamkeit.

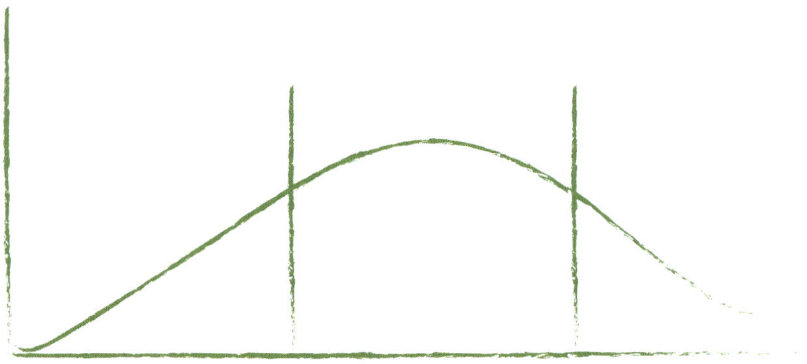

5 bis 10 g Alkohol pro Tag ergeben ein gutes Ergebnis: 10 bis 60 Tropfen einer Tinktur, 1 Stamperl Ansatzschnaps, 1 Likörglas mit Likör oder Medizinalwein liefern diese mikrobenfreundliche Menge an Alkohol. So eine geringe Menge an Alkohol hat eine sanfte Wirkung auf das Mikrobiom der Schleimhaut oder der Haut und macht sie durchlässiger. Alkohol hilft also mit, die Pflanzenwirkstoffe einzuschleusen – vorausgesetzt, die Menge an Alkohol bleibt sehr klein. Bei größeren Mengen überwiegt die desinfizierende Wirkung, die unser Mikrobiom schädigt.

Was die Wirkung beeinflusst

Wärme, Zucker, Kohlensäure und leerer Magen
beschleunigen die Alkoholaufnahme und damit auch die Pflanzenwirkstoffaufnahme.

Voller Magen, Milch, Proteine, Fette und schwer verdauliches Essen
verlangsamen die Alkoholaufnahme und damit auch die Wirkung von alkoholischen Auszügen in der Naturheilkunde.

Wasser:
Tinkturen werden mikrobiomfreundlicher, wenn sie mit etwas Wasser verdünnt eingenommen werden. Die Alkoholkonzentration ist dann geringer beim Kontakt mit der Schleimhaut.

ZUM GUTEN ZEITPUNKT ANWENDEN

Der alkoholische Auszug macht unsere Schleimhaut durchlässiger, das bringt Vor- und Nachteile. Nährstoffe und Pflanzenwirkstoffe können in Verbindung mit Alkohol leichter ins Blut aufgenommen werden. Auf der anderen Seite gelangen manchmal größere Eiweißbruchstücke in den Körper, die dann das Immunsystem unnötigerweise in Alarmbereitschaft bringen. Für Nahrungsmittelallergiker kann das nachteilig sein.

Verdauungsschnäpse und -tinkturen haben ihren Platz vor oder nach den Mahlzeiten. Andere alkoholische Kräuterzubereitungen werden eher außerhalb der Mahlzeiten eingenommen: die Tinktur pur, mit Wasser oder Tee, den Ansatzschnaps, Likör oder Medizinalwein als eigenes kleines Ritual. Bittere Auszüge eher vormittags oder mittags, andere den ganzen Tag über und beruhigende und schlaffördernde nach dem Abendessen.

TRINKTEMPERATUREN

Alkoholische Auszüge können bei Raumtemperatur aufbewahrt und auch eingenommen werden. So gibt es keine eisige Überraschung im Mund, und die Wirkstoffe gelangen außerdem besser an ihren Bestimmungsort.

INNERLICH UND ÄUSSERLICH ANWENDEN

Die Aufnahme der Pflanzenwirkstoffe gelingt innerlich über die Schleimhaut und äußerlich über die Haut mithilfe von Alkohol sehr gut. Über die Haut gelangen vor allem fettlösliche Pflanzenwirkstoffe wie ätherische Öle, Cumarine, Scharfstoffe und Harze schnell in den Körper.

Bitterstoffe schicken über Bitterrezeptoren ihre Signale in den ganzen Körper, Gerbstoffe, Schleimstoffe und Saponine wirken gleich an Ort und Stelle. Auch Flavonoide können direkt auf der Haut ihre antioxidative und präbiotische Wirkung entfalten, wenn sie es nicht durch die Hautbarriere schaffen.

ANWENDUNGSEINSCHRÄNKUNGEN

Alkoholische Auszüge sind nur für gesunde Erwachsene empfehlenswert.

Bewährte Rezepturen

Tinkturen

Blutwurz-Tinktur

Zutaten

· 4 EL frische oder getrocknete Blutwurz
· ¼ l Alkohol mit 40 Vol.-%

Zubereiten

Die Blutwurz hacken, mit Alkohol gut bedecken, verschließen, 4 Wochen ziehen lassen und dabei immer wieder schütteln. Danach abseihen und in eine Tropf- oder Pipettenflasche füllen.

Anwenden

Offene Wunden benetzen, bei Entzündungen im Mund 10 Tropfen in ein Glas Wasser geben und spülen, bei Durchfall 10 Tropfen in einem Glas Wasser trinken.

Arnika-Tinktur

Zutaten

· 4 EL frische Arnikablütenblätter
· ¼ l Alkohol mit 40 Vol.-%

Zubereiten

Die Arnikablütenblätter mit Alkohol gut bedecken, verschließen, 4 Wochen ziehen lassen und dabei immer wieder schütteln. Danach abseihen und in eine Tropf- oder Pipettenflasche füllen.

Anwenden

Als Einreibung bei stumpfen Verletzungen (Prellungen, Verstauchungen, Zerrungen, blauen Flecken).

Achtung: Wild wachsende Arnika stehen in vielen Regionen unter Naturschutz.

Kapuzinerkresse-Kren-Tinktur

Zutaten

· 1 EL fein geriebene Meerrettichwurzel
· 3 EL Kapuzinerkresseblätter und -blüten
· Korn oder Wodka mit 35–50 Vol.-% Alkohol

Zubereiten

Die ungeschälte Meerrettichwurzel fein raspeln und die Kapuzinerkresse hacken. Beides in ein Schraubglas geben, mit Alkohol übergießen und fest verschließen. 2 bis 4 Wochen ziehen lassen, abseihen und in einer dunklen Tropfflasche gut verschlossen aufbewahren.

Anwenden

Als Erkältungsschutz, Immunstärkung und zum Schutz vor Harnwegsinfekten ½ bis 1 TL der Tinktur nach Bedarf oder kurmäßig bis zu eine Woche lang einnehmen.

Mädesüß-Tinktur

Zutaten

· 50 g frische oder 20 g getrocknete Mädesüßblüten und -blätter
· ¼ l Alkohol mit 40 Vol.-%

Zubereiten

Die Mädesüßblüten und -blätter schneiden, mit Alkohol übergießen, verschließen und 4 Wochen ziehen lassen. Danach abseihen und in eine Tropfflasche füllen.

Anwenden

10 Tropfen täglich als vorbeugender Erkältungsschutz, bis zu fünfmal 10 Tropfen bei Kopfschmerzen (**Wirkstoff:** Acetylsalicylsäure).

Schwedenbitter

Der Schwedenbitter zum Selbermachen ist ein an die heutige Zeit angepasstes Rezept, in dem verfügbare und sichere Zutaten verwendet werden.

Zutaten

- 1 EL Enzianwurz, geschnitten
- 2 EL getrocknete Ringelblumenblüten
- 1 EL Kalmuswurzel, geschnitten
- 1 EL Engelwurz, geschnitten
- 1 TL Kardamom, gemörsert
- Schale von einer halben Orange, gewürfelt
- 1 Muskatnuss, gerieben
- 5 cm Zimtrinde, gemörsert
- 1½ l Korn, 40 Vol.-%
- 50 g Honig

Zubereiten

Wurzeln, Blüten und Gewürze in ein großes Glas geben und mit 1 Liter Korn übergießen. Den Ansatz 10 Tage bei Zimmertemperatur ziehen lassen. Dann abseihen (Auszug aufheben) und die abgeseihten Zutaten nochmals 10 Tage in ½ Liter frischem Korn ansetzen. Beide Auszüge mischen, den Honig darin auflösen und in eine dunkle Flasche füllen.

Innerlich anwenden

Kurmäßig 1 Monat lang 10 bis 20 Tropfen vormittags, vor dem Mittagessen als Aperitif oder am frühen Nachmittag einnehmen. Der Schwedenbitter ist ein Muntermacher und Aktivierer, deshalb ist er möglicherweise nicht für den Abend geeignet.

Achtung: Bei angeschlagenem oder übersäuertem Magen ist Schwedenbitter nicht geeignet.

Äußerlich anwenden

Als durchblutungsfördernde und desinfizierende Einreibung verwenden oder 2 EL ins Fußbad zum Aktivieren.

Melissengeist

Zutaten

- 20 g frische Zitronenmelisse oder 10 g getrocknete Zitronenmelisse, geschnitten
- 1 TL Angelikawurzel, geschnitten
- 20 g Ingwer, in Scheiben geschnitten
- ½ Zitrone mit Fruchtfleisch, gewürfelt
- 1 kleines Stück Muskatnuss, gerieben
- 1 TL Korianderkörner, angequetscht
- 1 TL Anis, angequetscht
- 1 Cassia-Zimtstange, gemörsert
- 10 Nelken, angequetscht
- 1 Vanilleschote, der Länge nach halbiert
- 0,8 l Korn oder Wodka mit 40 Vol.-%

Zubereiten

Kräuter, Wurzeln, Zitronenwürfel und Gewürze in ein Schraubglas mit 1 Liter Volumen geben und mit Alkohol übergießen. Fest verschließen und 1 Monat bei Zimmertemperatur ziehen lassen. Danach abseihen und dunkel lagern.

Anwenden

Kurmäßig zur Beruhigung 10 bis 20 Tropfen pro Tag einnehmen, eventuell mit etwas Honig.

Monatstinktur

Zutaten

- Frauenmantel, Schafgarbe, Gänsefingerkraut (frisch, zu ungefähr gleichen Gewichtsteilen)
- Korn mit 38 Vol.-%

Zubereiten

Die Kräuter mit dem Korn bedecken, fest verschließen und 2 bis 4 Wochen ziehen lassen. Abseihen und in eine Tropfflasche geben. Diese Tinktur kann mit Kamillenblüten ergänzt werden.

Anwenden

1- bis 5-mal täglich 10 Tropfen nach Bedarf bei prämenstruellem Syndrom (PMS) einnehmen.

Tinkturen

Verdauungstinktur

Zutaten

- Kümmel, Fenchel, Anis (zu gleichen Gewichtsteilen)
- Korn mit 38 Vol.-%

Zubereiten

Zutaten anquetschen und mit Korn bedecken, fest verschließen, 2 bis 4 Wochen ausziehen, abseihen und in eine Tropfflasche geben.

Anwenden

Bei Völlegefühl, Bauchkrämpfen und zur Förderung der Darmperistaltik jeweils 1 TL einnehmen.

Herzklopfer

von Maria Hauser, Unterhausreit in Gries im Pinzgau

Zutaten

- Weißdornblüten und -blätter, Rosmarinzweige, Schlüsselblumenblüten, Johanniskraut, Petersilie, Zitronenmelissenblätter (frisch, zu ungefähr gleichen Gewichtsteilen)
- Obstschnaps, ca. 40 Vol.-%

Zubereiten

Kräuter mit Alkohol übergießen, fest verschließen, 2 bis 4 Wochen ziehen lassen, abseihen und in eine Tropfflasche geben.

Anwenden

Zur Stärkung von Herz und Kreislauf zweimal 10 Tropfen pro Tag.

Magenfreund

von Maria Hauser, Unterhausreit in Gries im Pinzgau

Zutaten

- Ringelblumenblüten, Wermutkraut, Labkraut, Kümmelkörner, Lavendelblüten, Malvenblüten, Beifußkraut, Schafgarbenkraut, Meisterwurz, Ysopkraut (frisch, zu ungefähr gleichen Gewichtsteilen)
- Obstschnaps, ca. 40 Vol.-%

Zubereiten

siehe Herzklopfer

Anwendung

Bei Völlegefühl, leichter Gastritis und zur Stärkung des Magens 10 Tropfen nach Bedarf.

Stimmungsplus

von Maria Hauser, Unterhausreit in Gries im Pinzgau

Zutaten

- Goldmelissenblüten, Johanniskraut, Thymiankraut, Ysopkraut, Rosmarinzweige, Zitronenmelissenblüten (frisch, zu ungefähr gleichen Gewichtsteilen)
- Obstschnaps, ca. 40 Vol.-%

Zubereiten

siehe Herzklopfer

Anwenden

Zum Einschlafen und gegen innere Unruhe zweimal 10 Tropfen pro Tag einnehmen.

Frauenpower 45+

von Maria Hauser,
Unterhausreit in Gries im Pinzgau

Zutaten

- Johanniskraut, Zitronenmelissenblüten, Weißdornblüten und -blätter, Salbeiblätter, Kamillenblüten (frisch, zu ungefähr gleichen Gewichtsteilen)
- Obstschnaps, ca. 40 Vol.-%

Zubereiten

siehe Herzklopfer

Anwenden

Bei Wechselbeschwerden, besonders bei Hitzewallungen, 10 bis 20 Tropfen pro Tag.

Männer 45+

von Maria Hauser,
Unterhausreit in Gries im Pinzgau

Zutaten

- Weidenröschen, Labkraut, Schafgarbe, Taubnessel, Rosmarin, Brennnessel (frisch, zu ungefähr gleichen Gewichtsteilen)
- Obstschnaps, ca. 40 Vol.-%

Zubereiten

siehe Herzklopfer

Anwenden

Zur Stärkung der Prostata kurmäßig 10 bis 20 Tropfen täglich nehmen.

Schlaf-ein-Tinktur

Zutaten

- Lavendelblüten, Zitronenmelissenblätter, Hopfendolden, Baldrianwurzel (frisch, zu gleichen Gewichtsteilen)
- Korn mit 38 Vol.-%

Zubereiten

siehe Herzklopfer

Anwenden

Vor dem Schlafengehen oder in der Nacht 1 TL Tinktur einnehmen.

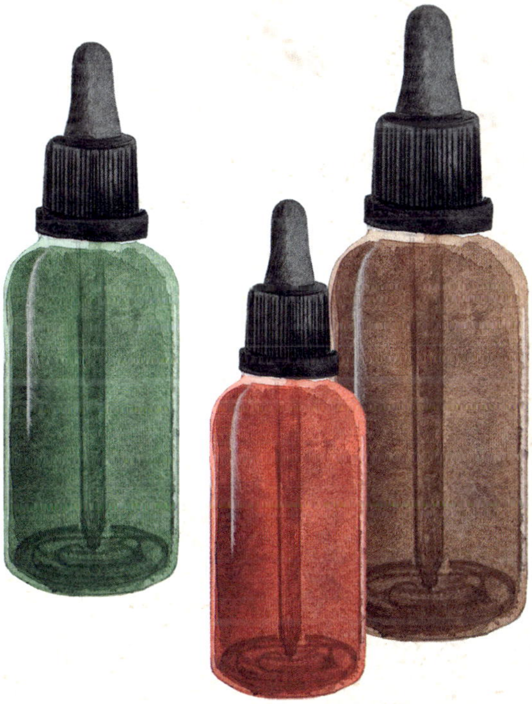

Ansatzschnäpse

Franzbranntwein

Zutaten

- 1 Handvoll frische Fichtenwipfel, gehackt
- 6 EL frische oder
  3 EL getrocknete Pfefferminze
- 20 g frischer Ingwer, gehackt
- 10 g frischer Rosmarin, gehackt
- 1 EL getrocknete Lavendelblüten
- 10 g Wacholderbeeren, gemörsert
- 15 g Kampfer, kristallin
- 500 g Wodka mit 38 Vol.-%

Zubereiten

Alle Zutaten (außer dem Kampfer) mit Alkohol übergießen, gut verschließen und 1 Monat ziehen lassen. Abseihen und Kampfer zusetzen. In dunklen Flaschen lagern.

Anwenden

Der Franzbranntwein wird äußerlich auf die unversehrte Haut zum Kühlen aufgetragen. Wichtig ist, dass er nicht auf Schleimhaut, Augen oder offene Wunden trifft und nicht für kleine Kinder verwendet wird. Er hilft bei Muskelkater, Muskelschmerzen, Nervenschmerzen, Zerrungen, Prellungen oder Verspannungen.

Bei Schwellungen und Entzündungen ein Baumwolltuch mit Franzbranntwein tränken und auf die betroffene Stelle legen. 1:1 mit Wasser verdünnt, kann der Franzbranntwein für Waschungen verwendet werden. Einen Waschlappen darin tränken und die Haut abreiben. Bei sommerlicher Hitze, nach dem Sport oder bei Kopfschmerzen entzieht der Franzbranntwein die Wärme und bringt Kühlung. Einfach Stirn, Schläfen und Nacken damit einreiben.

Liköre

Likör aus Schwarzen Ribiseln – Cassis

Zutaten

- 1 kg Schwarze Ribiseln
  (mit einigen Blättern)
- 1 l Weinbrand
- ½ l Wasser
- 370 g Zucker

Zubereiten

Die Ribiseln gut waschen und gemeinsam mit einigen Blättern in einen Steingut- oder Glasbehälter mit breiter Öffnung füllen. Weinbrand darübergießen, gut verschließen und 2 Monate ziehen lassen. Wasser mit Zucker aufkochen und auskühlen lassen. Ribiseln abseihen und den aufgefangenen Auszug mit dem Zuckerwasser mischen. Den Likör in Flaschen bis zum Kork füllen, verschließen und noch mindestens 1 Monat reifen lassen, am besten bis Neujahr.

Anwenden

Cassis als flavonoidhaltiges, antioxidatives Getränk genießen. Cassis schmeckt mit Sekt oder trockenem Weißwein gemischt am besten (1 Teil Likör, 5 Teile Sekt).

Heidelbeerlikör

Zutaten

- 600 g Heidelbeeren
- 4 cm Zimtstange, gemörsert
- 1 TL Korianderkörner, gemörsert
- 3 Gewürznelken, gemörsert
- 3 Scheiben Ingwer, gehackt
- 3 EL Zitronensaft
- 0,3 l Wasser
- 150 g Rohrohrzucker
- ½ l Wodka

Zubereiten

Die Heidelbeeren waschen und zusammen mit Gewürzen und Wasser aufbrechen, damit die Beeren platzen, oder ganz kurz mixen. Zucker zugeben, einmal aufkochen und zugedeckt bis zum nächsten Tag stehen lassen. Dann durch ein Sieb pressen, Flüssigkeit mit gleich viel Wodka mischen und in eine Flasche füllen. Der Heidelbeerlikör darf jetzt fast ein halbes Jahr ruhen, damit er sein rundes Aroma entfalten kann.

Variante

Die abgeseihte Masse auf Backpapier streichen und trocknen, so entstehen würzig-herbe Flakes. Oder die Masse in einem Glas im Kühlschrank lagern; so kann sie als Brotaufstrich, für das Müsli oder für Drinks verwendet werden.

Anwenden

Den Heidelbeerlikör in einem Likörglas genießen und die intensiven Farbstoffe antioxidativ wirken lassen.

Holunderbeerlikör

Zutaten

- 2 l reife Hollerbeeren vom Schwarzen Holunder
- 2 l Wasser
- 800 g Zucker
- Vanille, Zimtrinde, Nelken
- ¼ l Rum mit 80 Vol.-%

Zubereiten

Die Hollerbeeren in Wasser etwa 1 Stunde kochen, abseihen, den Saft mit dem Zucker und den Gewürzen nochmals einige Minuten weiterkochen. Wieder abseihen, den Rum dazugeben und in Flaschen füllen.

Anwenden

Hollerbeeren schützen vor Herz-Kreislauf-Erkrankungen und stärken das Immunsystem. Der Likör kann auch mit heißem Wasser aufgegossen und als »Glühholler« in der kalten Jahreszeit genossen werden.

Grangglschnaps aus dem Brixental

nach dem Rezept von Andrea Zuppinger

Zutaten

- 130 g Preiselbeeren
- 100 g Kandiszucker
- 400 ml Schnaps

Zubereiten

Preiselbeeren und Kandiszucker in eine Flasche geben, mit Schnaps auffüllen und verschließen. Bis Weihnachten ziehen lassen, dabei immer wieder schütteln. Die Flasche soll zum Aufbewahren voll sein, dann hält die Farbe besser. Die Beeren können in der Flasche bleiben.

Anwenden

Die roten Farbstoffe im Preiselbeerschnaps haben eine sanft schützende Wirkung vor Bakterienanhaftung in den Harnwegen.

Weine

Herzwein

nach Apotheker Roland Andre

Zutaten

- 100 g frische, glatte Petersilie
- 1 l Weißwein
- ½ l Rotwein
- 200 g Honig
- 25 ml Weinessig
- 20 g getrocknete Weißdornblätter mit Blüten
- 40 g frische Weißdornfrüchte
- 10 g getrocknete Lavendelblüten
- 1 g Galgantwurzel, geschnitten

Zubereiten

Die Petersilie im Wein etwa 5 Minuten köcheln. Dann die restlichen Zutaten zugeben und nochmals 5 Minuten köcheln. Den Herzwein abseihen und in eine dunkle Flasche füllen.

Anwenden

Zur allgemeinen Herzkräftigung zweimal täglich nach der Mahlzeit ein Likörglas trinken.

Wurzelwein

nach Ursel Bühring

Zutaten

- 3 TL Ingwerwurzel, geschnitten
- 1 TL Löwenzahnwurzel, geschnitten
- 2 TL Galgantwurzelstücke
- 0,75 l Portwein

Zubereiten

Die Wurzeln mit dem Portwein übergießen, verschließen und 10 Tage bei Zimmertemperatur ziehen lassen.

Anwenden

Zur Stärkung und Anregung des Stoffwechsels 1 Stamperl pro Tag trinken.

Schafgarbenwein

nach Hans Webersberger

Zutaten

- 1 Handvoll Schafgarbenblüten und -blätter
- 0,7 l Weißwein
- 1 Bio-Orange, in Scheiben
- 1 Zimtrinde
- 5 Zimtblüten
- 5 Nelken
- 2 Kardamomkapseln
- 1 Sternanis

Zubereiten

Alle Zutaten in ein ausreichend großes Glas geben und 10 Tage ziehen lassen. Dann abseihen, in eine Flasche füllen und dunkel lagern.

Anwenden

Für eine bessere Kapillardurchblutung und um den Östrogenspiegel auszugleichen likörglasweise trinken.

Wermut

Zutaten

- 4 gehäufte EL getrocknetes Wermutkraut
- ¾ l Grüner Veltliner
- 200 ml Grüner Veltliner
- 150 g Rohrohrzucker
- ½ Zimtrinde
- ⅓ TL Korianderkörner, angequetscht
- 5 Nelken, angequetscht
- ¼ Zitrone, gewürfelt
- 1 Muskatblüte
- 1 Sternanis
- 75 ml Weinbrand

Zubereiten

Den Wermut in einem 3/4 Liter Grünem Veltliner ansetzen und 24 Stunden ziehen lassen. Den restlichen Veltliner mit Zucker, Gewürzen und Weinbrand 15 Minuten leicht köcheln und ebenfalls 24 Stunden ziehen lassen. Danach beides abseihen, mischen und in Flaschen füllen.

Anwenden
Als Aperitif und zur Verdauungsförderung in einem Stamperl mit Eiswürfel und Orangenscheibe trinken.

Lorscher Wintertrunk

aus dem »Lorscher Arzneibuch«

Zutaten

- 2 TL schwarzer Pfeffer, ganze Körner
- 10 cm Zimtrinde, ganz
- 20 Gewürznelken, ganz
- 20 g frischer Ingwer, in Scheiben
- 1 TL Galgant, in Stücken
- ½ TL Baldrianwurzel, in Stücken
- 75 g Honig
- 0,75 l Portwein

Zubereiten
Pfefferkörner, Zimtrinde und Nelken anquetschen oder mörsern und mit Ingwer, Galgant und Baldrian in ein Glas geben. Die Menge des schwarzen Pfeffers wird je nach Vorliebe für Schärfe angepasst. Die Gewürze mit Portwein übergießen, Glas fest verschließen und 7 Tage bei Zimmertemperatur ziehen lassen. Danach abseihen und den Honig einrühren.

Anwenden
Bei Kälte 1 Likörglas Lorscher Wintertrunk trinken und die entstehende Wärme spüren.

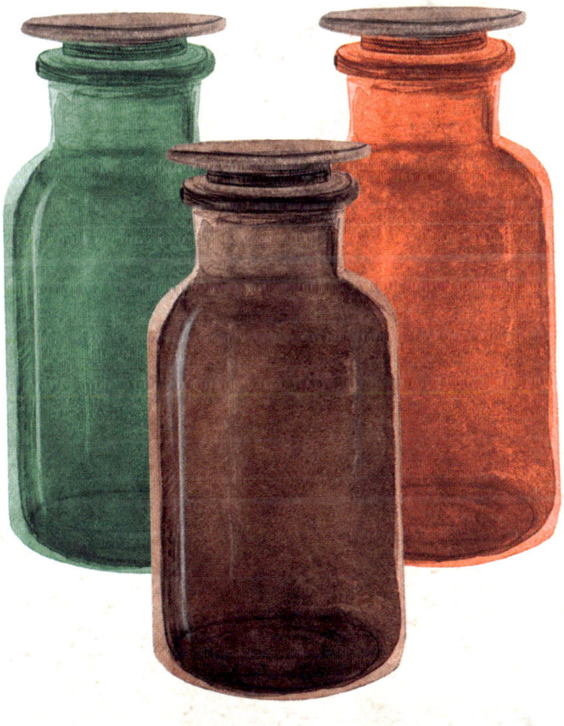

Medizinalessige

Kalte und warme Essigauszüge und Essigsole

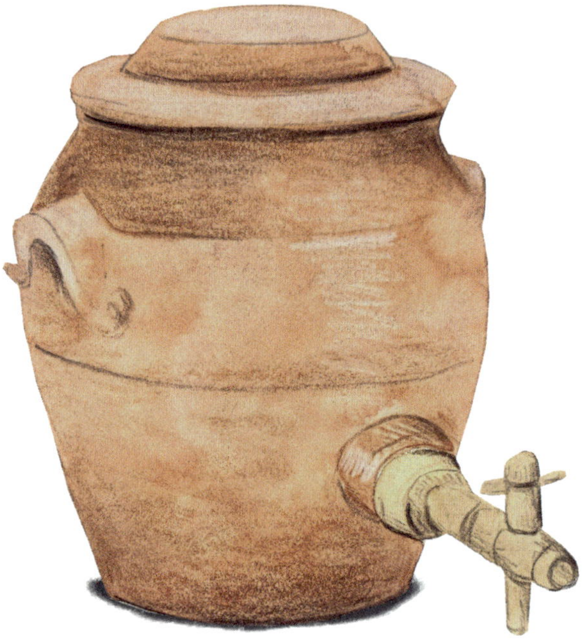

Essigfass

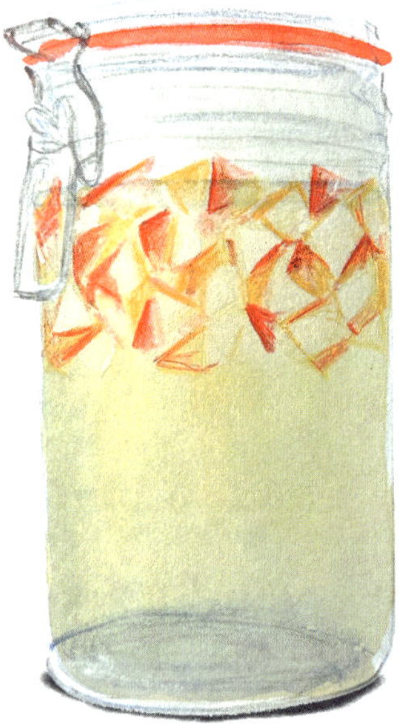

Essigansatz

Gärungsessige sind sehr lebendig. Im guten naturtrüben und unerhitzten Apfelessig wimmelt es nur so von Bakterien und anderen winzigen Tierchen, die Säure mögen. Die Essigbakterien sehnen sich nach Luft zum Überleben und nach Alkohol, ihrer Lieblingsspeise. Sie fressen also den Alkohol aus dem Most, scheiden Zellulose aus und sorgen so für Essigsäure. Klingt erst einmal nicht besonders appetitlich. Die schlatzigen Zelluloseplatten, zu denen wir Essigmutter sagen, brauchen die Essigbakterien unbedingt. Sie verwenden sie als Floß, auf dem sie sitzen können, damit sie obenauf genügend Luft bekommen. So richten sie es sich gemütlich ein und haben ein gutes Leben. Solange sie etwas zu fressen finden: Alkohol. Wenn der aufgebraucht ist, beginnt für sie die Hungersnot. In diesem Moment bringen wir die Essigbakterien sozusagen zu Bett: Wir füllen den Essig in eine Flasche mit ganz wenig Luft ab und verschließen diese fest. Die Essigbakterien schlafen jetzt mehr oder weniger, zumindest geben sie Ruhe, bis wir die Flasche wieder öffnen.

Die Essigsäure wartet schon darauf, dass wir die Flasche aufmachen. Dann macht sie sich schnell aus dem Staub oder besser

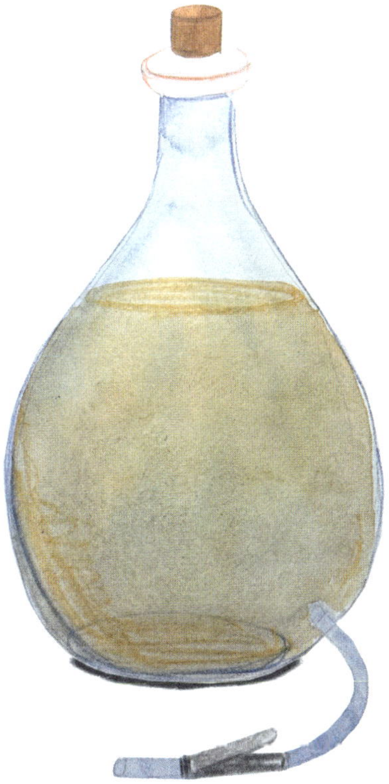

Essig im Glasballon

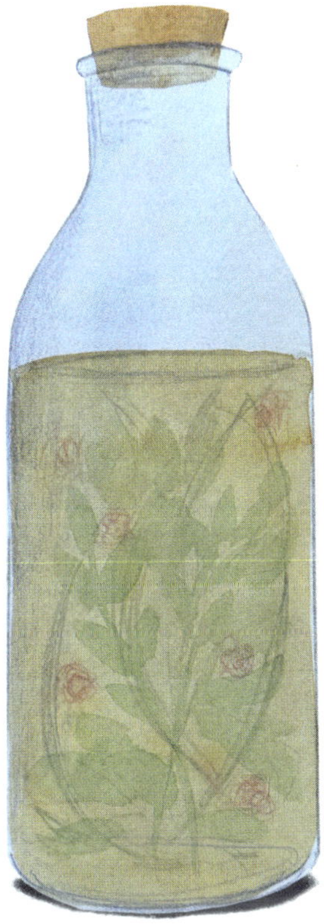

Essigauszug

Die Vorzüge

- Essigauszüge sind einfach und schnell herstellbar und schimmeln nicht,
- sind praktisch, alltagstauglich und mobil anwendbar,
- sind gut dosierbar und bergen kaum die Gefahr einer Überdosierung,
- schaffen mit den Säuren auf Haut und Schleimhaut ein gutes Milieu für das Mikrobiom,
- sind sauer und probiotisch,
- balsamieren die Atemwege,
- fördern die Speichelbildung, Nährstoff- und Pflanzenwirkstoffaufnahme.

gesagt aus dem Essig. Sie ist leicht flüchtig, schon ab ungefähr 35 °C beginnt sie zu verdampfen; wenn die Temperatur über 70 °C steigt, ist sie vollständig verschwunden. Zum Ausziehen der Kräuter brauchen wir aber die Essigsäure und die Essigbakterien. Deshalb bleibt das Glas mit Essig, in dem die Kräuter schwimmen und von Säuren und Bakterien bearbeitet werden, fest verschlossen.

Der kalte Medizinalessig wird nie auf mehr als 30 °C erwärmt – so bleibt alles, was wir für dessen Wirkung brauchen, erhalten. Am besten wird dafür unerhitzter Apfelessig verwendet.

Das Köcheln im warmen Essigauszug lässt die Essigsäure entweichen. Der warme Essigauszug ist sanft und säurearm, er hat einen ganz anderen Charakter als üblicher Speiseessig. Das Stechende hat er abgegeben, dafür hat er Pflanzenwirkstoffe gewonnen, die Hitze brauchen, um verfügbar zu werden. Auch die gibt es im Essig und in den Kräutern.

Für die Verwendung zu Hause hat der Medizinalessig einige Vorzüge: Er säuert an und macht Haut und Schleimhaut für Lactobazillen besonders lebenswert.

Welche Zutaten wir brauchen

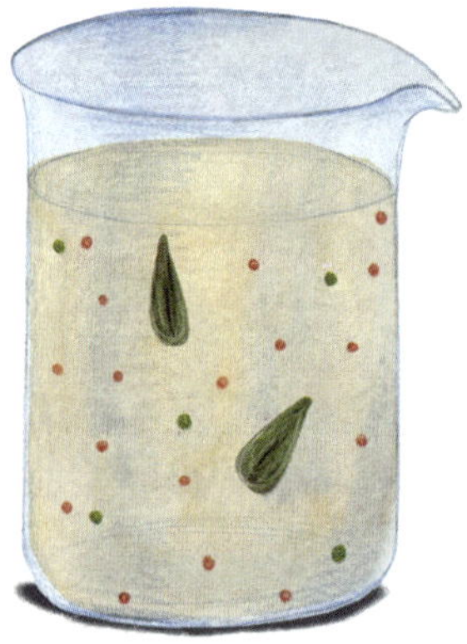

Essig mit Most

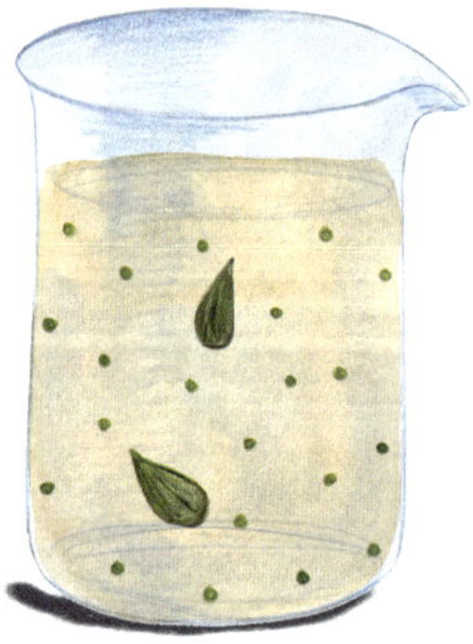

Apfelessig pur

APFELESSIG

Reiner Gärungsessig wird in einem zweistufigen Verfahren hergestellt. Zuerst vergärt Saft, vorzugsweise Apfelsaft, zu Most. Früchte bringen Hefen mit, die den Zucker in Alkohol umsetzen. Die alkoholische Gärung funktioniert nur ohne Luftsauerstoff, deshalb kommt ein Gäraufsatz auf das Gefäß, in dem die Gärung passiert. So kann das Kohlendioxid heraus, aber kein Sauerstoff hinein.

Most aus Obst enthält ungefähr 5 bis 8 Volumenprozent Alkohol. Das ist eine gute Ausgangsposition für die Essiggärung. Denn jetzt, in der zweiten Stufe der Gärung, fressen Mikroorganismen, vor allem Essigbakterien, den Alkohol, und zusammen mit Sauerstoff lassen sie Acetaldehyd entstehen. Dabei riecht es nach Klebstoff. Dieser Klebstoffduft zeigt uns an, dass die Essiggärung sich dem Ende nähert. Wir dürfen also nicht auf die Idee kommen, den Essig in dieser Phase wegzuwerfen!

Acetaldehyd verbindet sich mit Sauerstoff zu Essigsäure. Dafür ist der Luftsauerstoff unbedingt notwendig, deshalb ist die Essiggärung ein offener Prozess, nur mit einem Tuch abgedeckt.

Kräuter, Gewürze, Früchte und Gemüse können mit Essig haltbar gemacht werden. Und nicht nur das: Essigsäure zieht kraftvoll viele Inhaltsstoffe aus den Lebensmitteln und konserviert sie gleichzeitig. Und das macht sie nicht nur mit den wasserlöslichen. Als Folgeprodukt von Alkohol löst der Essig auch fettlösliche Bestandteile.

Essig zieht schneller aus als Alkohol. Bereits nach wenigen Tagen sind Aromen und Pflanzenwirkstoffe in den Essig übergegangen. Als sehr lebendiges Produkt ist er allerdings nicht so stetig wie Alkohol. Es laufen ununterbrochen Reaktionen ab, bei denen sich die Pflanzenwirkstoffe verändern. So werden Senföle zerlegt, Farben umgefärbt und große Gerbstoffe zerteilt.

WARUM GENAU APFELESSIG?

Für den Medizinalessig verwenden wir gerne Apfelessig, und das aus guten Gründen:

- kein Zusatz von Most und deshalb eine starke Auszugskraft
- kein Zusatz von Konservierungsstoffen
- hergestellt aus Most mit weniger als 10 Volumenprozent Alkohol
- enthält ein breites Spektrum an Polyphenolen
- enthält neben Essigsäure auch Apfelsäure und Zitronensäure

Apfelessig ist Essig pur. Viele Essige bekommen süßen Most zugesetzt. Sie schmecken dadurch angenehm rund, weil süßsauer eines unserer Lieblingsgeschmackspaare ist.

Beim Ausziehen von Kräutern hat genau das einen Nachteil. Wenn durch den Süßmostzusatz viele Zuckermoleküle im Essig herumschwimmen, ist seine Auszugskraft vermindert.

Nach dem osmotischen Prinzip werden nur so lange Pflanzenwirkstoffe aus den Kräutern herausgezogen, bis die Lösung gesättigt ist.

Welche Materialien wir brauchen

Essig verträgt sich gut mit Glas, Keramik, Steingut, Holz und Edelstahl. Gläser mit Glasdeckeln (Drahtbügelgläser, Gläser mit Gummiring und Klammern) sind besonders geeignet, weil sich bei diesen auch nichts aus der Deckelbeschichtung herauslösen kann.

Glas, Keramik, Steingut und rostfreier Edelstahl reagieren kaum mit Essig, sie sind inert. Materialien wie Kupfer, Eisen, Zink oder Aluminium halten dem Essig nicht stand und lösen intensive chemische Reaktionen aus. Holz reagiert in erwünschter Weise mit Essig. Er nimmt den Geschmack des Holzes auf und wird aufgewertet.

Gutes Essighandwerk passiert in guten, ausgewählten Materialien. Manchmal ist Kunststoff unumgänglich, dann kann Polyethylen (PE), Polyvinylchlorid (PVC), Polypropylen (PP) oder Silikonkautschuk verwendet werden.

Deckel und Verschlüsse von Essigzubereitungen müssen aus säurebeständigen Materialien sein. Neben Glasdeckeln eignen sich auch Deckel mit einem blauen Ring an der Innenseite oder Deckel von Zubereitungen aus dem Handel, die ebenfalls Säuren enthielten (Essiggurken, Joghurt).

Die handwerklichen Schritte zum Medizinalessig

HANDVERLESENE, NATURBELASSENE UND GESUNDE PFLANZEN KOMMEN IN DEN MEDIZINALESSIG

Blätter, Blüten, Samen, Früchte, Stängel und Wurzeln kommen frisch oder getrocknet in den Essigansatz.

ZERKLEINERN: ZERZUPFEN, SCHNEIDEN UND MÖRSERN

Blätter und Blüten werden zerzupft oder geschnitten, Samen gequetscht und Früchte, Stängel und Wurzeln geschnitten.

ANSETZEN: IM GLAS MIT ESSIG ÜBERGIESSEN UND FEST VERSCHLIESSEN

Ein Schraubglas wird locker mit den Pflanzen bis fast obenhin befüllt und mit naturtrübem, unerhitztem Apfelessig bis ganz oben aufgegossen. Es bleibt kaum Luftraum. Das Glas wird fest verschlossen, damit die flüchtige Essigsäure nicht entweicht.

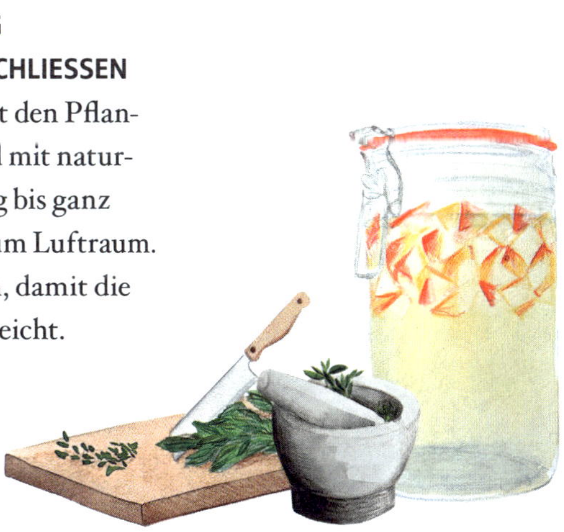

AUSZIEHEN: DER ESSIG ZIEHT 2 WOCHEN LANG DIE PFLANZEN-WIRKSTOFFE AUS DEN KRÄUTERN

Das Glas mit dem Essigansatz wird ans Licht gestellt. Am besten ost- oder west-seitig, damit ein wenig Sonne darauf scheint und es dennoch nicht zu heiß wird.

Das Glas wird immer wieder geschüttelt, das verstärkt den Auszug. Nach einer Woche ist schon eine ganze Menge an Pflanzenwirkstoffen gelöst.

Die Ausziehzeit von 2 Wochen ist die Empfehlung für den Essigauszug. Riechen und Kosten sind die beste Messmethode. Durch die sehr saure Essigsäure ist der Auszug recht flink beim Lösen.

Temperatur:
Der Essigansatz wird bei Zimmertemperatur bis höchstens 30 °C ausgezogen.

Licht:
Während der Ausziehzeit darf Licht auf das Glas fallen, der fertige Medizinalessig wird dunkel gelagert.

SCHÜTTELN: IMMER WIEDER SCHÜTTELN

Während des Ausziehens wird der Ansatz beobachtet und immer wieder geschüttelt. Das verstärkt den Essigauszug noch.

ABSEIHEN: DIE PFLANZENTEILE MÖGLICHST VOLLSTÄNDIG ABSEIHEN

Zum Abseihen eignen sich neben einem Feinsieb aus dem Teehandel auch Stoffe aus unbehandelter Baumwolle oder Leinen und ungebleichte Papierfilter (Kaffeefilter, Milchfilter). Die abgeseihten Pflanzenteile kommen in den Biomüll oder werden kompostiert.

ABFÜLLEN UND BESCHRIFTEN: ESSIGAUSZUG IN DER MEDIZINALFLASCHE

Der fertige Medizinalessig wird in eine helle Glasflasche gefüllt, damit Veränderungen beobachtet werden können.

Die Flasche soll ganz voll sein und wenig Luftraum haben, dann verändert sich der Essigauszug weniger. Die Flasche wird mit Namen und Datum beschriftet.

AUFBEWAHREN: OHNE LICHT UND OHNE SAUERSTOFF

Die helle Flasche mit Medizinalessig lagert im Schrank oder unter Lichtschutz. Die Temperatur liegt zwischen 10 und 25 °C.

VERBRAUCHEN: DER MEDIZINALESSIG BLEIBT EINIGE MONATE WIRKSAM

Der Essigauszug verdirbt jahrelang nicht. In der Flasche kommt es dennoch zu intensiven Veränderungen, weil der Essig eine sehr lebendige Zubereitung ist.

Deshalb sollten wir ihn innerhalb von 6 bis 8 Monaten verbrauchen.

Varianten des Medizinalessigs

ESSIGSOLE

Essig lenkt das Mikrobenwachstum auf Haut und Schleimhaut in eine gute Richtung. Der Zusatz von Steinsalz kann das noch verstärken.

Die Menge des Salzzusatzes richtet sich nach der Verwendung: 2 Prozent Steinsalzzusatz für Dressings, die 1:1 mit Wasser verdünnt werden. 2 Prozent Steinsalzzusatz in den fertigen Hautessig.

HAUTESSIG MIT HYDROLAT (PFLANZENWASSER)

Für einen Hydrolat-Hautessig wird der Medizinalessig, der mit hautfreundlichen Kräutern wie Walnussblättern, Lavendelblüten, Rosenblüten, Ringelblumenblüten oder Salbeiblättern hergestellt wurde, mit 5 Teilen hautfreundlichem Hydrolat statt mit Wasser verdünnt.

Medizinalessig

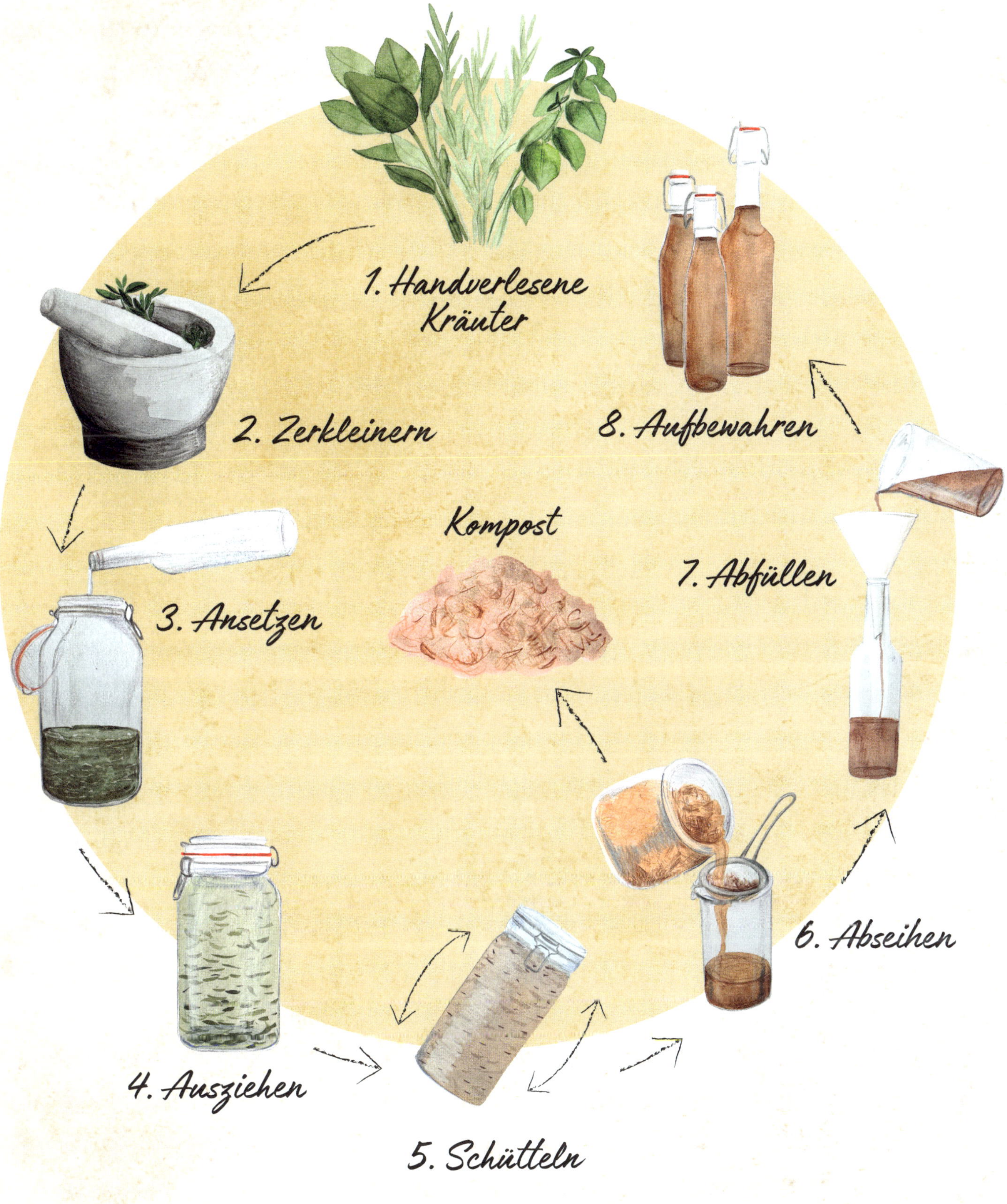
1. Handverlesene Kräuter
2. Zerkleinern
3. Ansetzen
4. Ausziehen
5. Schütteln
6. Abseihen
7. Abfüllen
8. Aufbewahren
Kompost

Was beim Zubereiten von Medizinalessig alles passieren kann

Was auffällt	Mögliche Ursachen	Lösungen
Der Essig ist zu wenig sauer.	Das Glas war nicht dicht verschlossen.	Gläser und Flaschen stets gut verschließen.
sichtbare Schlieren	zu viel Luftraum	Flasche ganz vollfüllen.
Er riecht muffig.	Fremdgerüche	einen anderen Platz suchen
Klebstoffgeruch	Der Essig ist noch nicht fertig vergoren.	Ganz fertigen Apfelessig verwenden.
Es bildet sich eine samtige Haut.	Kahmhefe (ungiftig)	Kahmhefe abziehen, der Auszug riecht und schmeckt eventuell nicht gut.

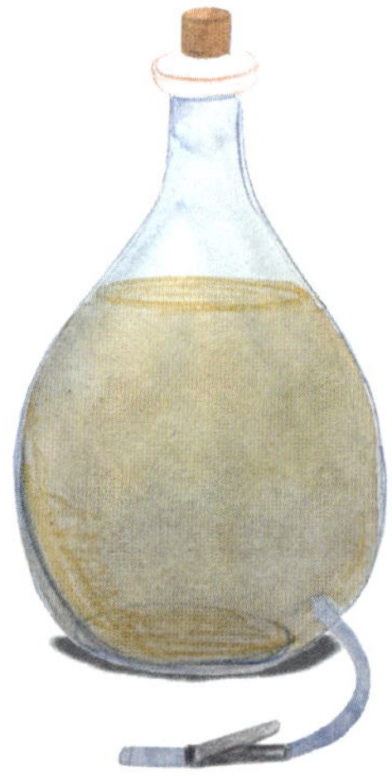

Verborgene Reaktionen

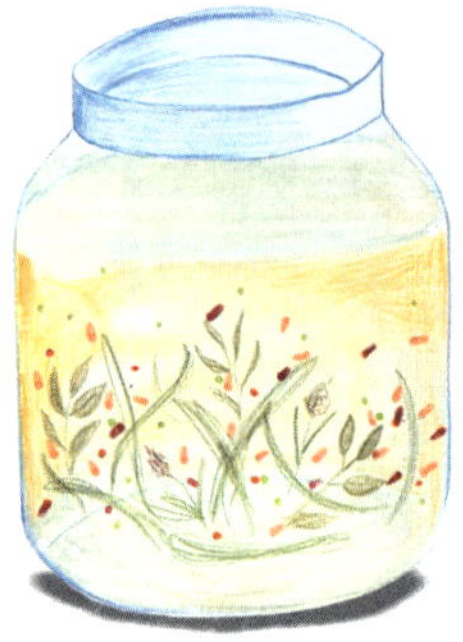

Verschiedenste Mikroben arbeiten im Essig, vor allem Essigbakterien.

NÄHRSTOFFE
Nährstoffe und Pflanzenwirkstoffe bleiben im Medizinalessig unterschiedlich gut erhalten. Relevante Mengen für die Nährstoffzufuhr sind nicht zu erwarten. Der Essigauszug kann einige Pflanzenwirkstoffe in Szene setzen, die in sehr kleinen Mengen schon ihre Wirkung entfalten:

PFLANZENWIRKSTOFFE
Scharfstoffe werden im Essig gelöst. Viele bleiben nur einige Wochen gut erhalten.

Bitterstoffe und Gerbstoffe gehen ebenfalls zum Teil in den Essig über.

Ätherische Öle gehen ebenfalls zum Großteil in den Essig über. Sie können einen Teil ihrer Wirkung entfalten, die Effekte über die Nase werden aber vom Essiggeruch überdeckt und greifen nicht.

Farbstoffe: Flavonoide sind Indikatorfarbstoffe. Sie lösen sich im Essig und zeigen sich in ihrer sauren Version, meistens ist das ein Rotton. Im neutralen Bereich bei einem pH-Wert von 7 sind sie violett, und bei basischen pH-Werten über 7gehen sie in blaue Farbtöne über.

Chlorophyll ist im sauren Essig nicht stabil.

Schleimstoffe fühlen sich in Essig nicht sehr wohl. Ihre Stärke ist die Wasserlöslichkeit und das Quellvermögen, um die entzündungshemmende und präbiotische Kraft zu entfalten. Hierbei ist die Essigsäure unerwünscht.

Saponine und Essigauszug vertragen sich ebenfalls nicht besonders gut.

Harze bestehen zum Großteil aus einem haltbaren, festen Anteil, dem Kolophonium, und aus einem flüchtigen. Harze geben dem Essig eine harzige Note. Es sollen allerdings zur innerlichen Anwendung nur geringe Mengen ausgezogen werden.

Die Harze aus Wacholderbeeren, Rosmarin oder Thymian reichen aus.

NÄHRSTOFFAUFNAHME

Für die Nährstoffversorgung spielt der Medizinalessig indirekt dennoch eine Rolle. Er säuert die Schleimhaut oder die Haut an und schafft damit ein Wohlfühlklima für Milchsäurebakterien. Die vermehren sich prächtig und helfen mit, Nährstoffe aus den Lebensmitteln und Speisen für den Körper in eine bioverfügbare Form zu bringen. Sie zerlegen Ballaststoffe und legen kurzkettige Fettsäuren frei, die als Baustein für den Darmschleim, die sogenannte Mukosa, gebraucht werden. Auch Mineralstoffe und Vitamine werden dadurch noch besser verfügbar. Essig liefert auch direkt Essigsäure für den Darmschleim.

Der Medizinalessig fördert zudem die Magensäurebildung. Viel Magensäure bedeutet, dass Proteine gut verdaut werden können. Viel Magensäure macht den Speisebrei sehr sauer, dadurch wird im Zwölffingerdarm auch viel Galle dazugemischt. Die Säure wird wieder neutralisiert, und die Fette werden gut verdaut. Wer überschüssige Magensäure produziert, unter Sodbrennen leidet oder Entzündungen im Magen hat, sollte allerdings vorsichtig mit Essig sein.

Anwenden

Die gute Dosis

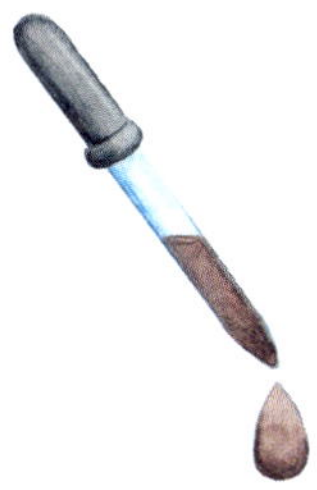

Tropfen

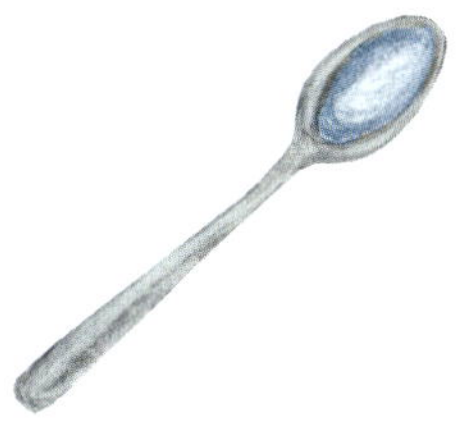

1 Esslöffel mit Wasser

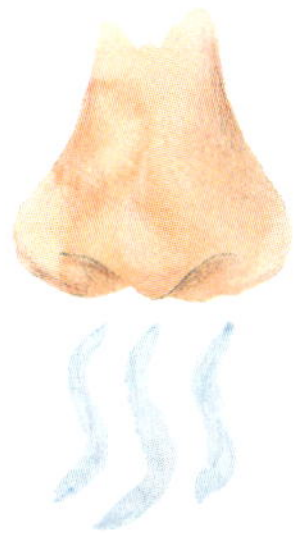

einatmen

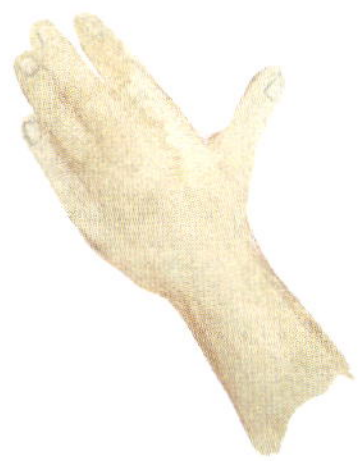

einreiben

Medizinalessig ist stark: Seine Essigsäure ist stechend und seine Auszugskraft hoch, so haben bereits kleine Mengen große Wirkungen.

Medizinalessige können wie alkoholische Tinkturen in Tropfenmengen angewendet werden. Wenn diese Essigtropfen in Wasser oder Tee getrunken werden, sind sie im Mund mild.

Auch die Mischung mit Wasser und Honig als Oxymel ist nicht nur schmackhaft süßsauer, sondern auch effizient. Diese kleine Menge Honig hilft nämlich, die Pflanzenwirkstoffe in den Körper einzuschleusen.

WAS DIE WIRKUNG BEEINFLUSST

Der saure pH-Wert des Essigs ist für einen Großteil der Wirkungen verantwortlich. Wird die Säure beispielsweise durch Natron oder andere basische Zutaten neutralisiert, so ist die Milieuwirkung auf Milchsäurebakterien nicht mehr vorhanden.

ZUM GUTEN ZEITPUNKT ANWENDEN

Der Medizinalessig wird am besten in zeitlicher Nähe zu den Mahlzeiten angewendet. Den nüchternen Magen versetzt er in Arbeitslaune. Er regt die Magensaftbildung an, deshalb ist es gut, wenn der Magen etwas zu verdauen hat. Wenn der Magen zu Irritationen neigt, ist Vorsicht geboten: entweder auf Medizinalessig verzichten oder nur auf vollen Magen anwenden.

Morgens:
Als morgendliches Essigwasser mit warmem Wasser und Honig oder als Sauerhonig, um den Stoffwechsel anzukurbeln.

Mittags:
Als Aperitif, um die Verdauungssäfte zu aktivieren, und als Digestif, um die Verdauung zu stärken.

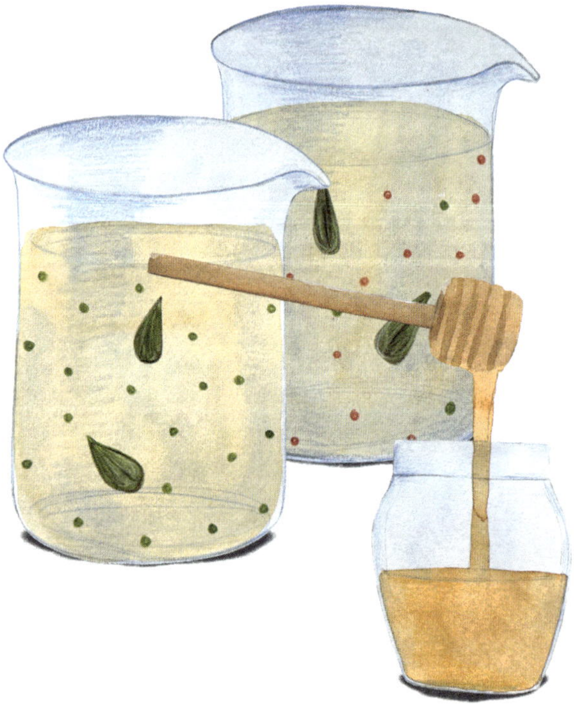

Abends:
Gut verdünnt als Auszug oder Sauerhonig mit beruhigenden Kräutern wie Lavendelblüten, Zitronenmelissenblättern, Hopfendolden oder Baldrianwurzel.

INNERLICH UND ÄUSSERLICH ANWENDEN UND VERWENDEN

Innerlich:

- tropfenweise
- tropfenweise mit Wasser
- 1 EL in einem Glas warmem Wasser mit etwas Honig als morgendliches Essigwasser
- zum sauren Abrunden von Getränken oder vielseitig kulinarisch

Äußerlich:

- 1:5 bis 1:10 mit Wasser verdünnt zum Besprühen der Haut
- 1:10 mit Wasser verdünnt als Waschung
- 1:10 mit Wasser verdünnt als Haarspülung
- 1:10 mit Wasser verdünnt als Fußbad
- 1:10 mit Wasser verdünnt zum Erfrischen des Gesichts
- 1:10 verdünnt für Wickel
- 1:5 mit heißem Wasser verdünnt als Inhalation
- eine Schale Essig pur aufgestellt zur Raumreinigung
- 1 Spritzer Essig im Putzwasser als Reinigungsmittel

Bewährte Rezepturen

Vier-Räuber-Essig

Zutaten
· 1 TL Wacholderbeeren
· 1 Knoblauchzehe
· 1 TL getrockneter
oder 1 Zweig frischer Rosmarin
· 1 TL getrockneter
oder 3 Stängel frischer Lavendel
· 1 Stück Zimtrinde
· 1 TL Nelken
· ¼ l Apfelessig (reiner Gärungsessig)

Zubereiten
Die Wacholderbeeren leicht anquetschen, den Knoblauch hacken, Rosmarin und Lavendel klein schneiden, Zimt und Nelken mörsern und alles in eine weithalsige Flasche oder in ein Schraubglas geben. Dann mit Apfelessig auffüllen. Den Ansatz an ein halbschattiges Fenster stellen und mindestens 2 Wochen ziehen lassen. Immer wieder schütteln, beobachten und daran riechen.

Anwenden
Zur Stärkung der Abwehr.

Kapuzinerkresse-Meerrettich-Essig

Zutaten
· 1 Handvoll Kapuzinerkresseblüten und -blätter
· 3 EL Krenwurzel, gewürfelt
· ½ l Apfelessig

Zubereiten
Die Kresseblüten und Blätter in Streifen schneiden und mit der Krenwurzel im Essig ansetzen. Nach 2 Wochen Ziehzeit abseihen.

Anwenden
Als Schutz vor Erkältungen.

Immunessig

Zutaten
· 1 EL Ingwer, geschält und fein gewürfelt
· 1 EL Meerrettich, geschält und fein gewürfelt
· 1 EL Kurkuma, geschält und fein gewürfelt
· 1 gelbe Zwiebel, gewürfelt
· die Schale der gelben Zwiebel
· 3 Knoblauchzehen, fein gewürfelt
· 1 scharfe Chilischote
· 1 Bio-Zitrone, entkernt und gewürfelt
· 1 Rosmarinzweig
· ¾ l Apfelessig

Zubereiten
Alle Zutaten in ein Glas füllen und mit einem Dreiviertelliter Apfelessig übergießen. 2 Wochen ziehen lassen und dann abseihen. Die abgeseihten Zutaten können noch getrocknet und zu einem Immunpulver vermahlen werden.

Anwenden
Zur Stärkung der Abwehr.

Rosenessig

Zutaten
- 1 Handvoll frische Rosenblütenblätter
- 1 Limette in Schnitzen
- ¼ l Balsamicoessig

Zubereiten
Rosenblätter und aufgeschnittene Limette mit dem Balsamicoessig übergießen, verschließen, 2 Wochen ziehen lassen, abseihen und in eine Sprühflasche füllen. Der Rosenessig kann mit Walnussblättern, Salbeiblättern, Lavendelblüten oder Ringelblumenblüten ergänzt werden.

Anwenden innerlich
Den Rosenessig über Blattsalate sprühen.

Anwenden äußerlich
Mit 5 bis 10 Teilen Wasser verdünnt zur Symbioselenkung auf die Haut sprühen.

Hautessig

Zutaten
- 3 EL frische Hautkräuter, geschnitten (junge Walnussblätter, Rosenblüten, Lavendelblüten, Ringelblumen, Salbei, Rosmarin)
- 100 ml Apfelessig, naturtrüb und unerhitzt
- 500 ml Wasser

Zubereiten
Die Kräuter in einem Glas mit Essig übergießen, fest verschließen und 1 Woche ziehen lassen. Dann abseihen, mit 5 Teilen Wasser verdünnen und in eine Sprühflasche füllen.

Anwenden
Den Hautessig nach dem Waschen auf die Haut sprühen, um das Mikrobiom der Haut zu regenerieren und zu aktivieren.

Hautessigsole

Zutaten
- 500 g fertiger Hautessig
- 10 g Steinsalz

Zubereiten
Das Steinsalz im Hautessig auflösen.

Anwenden
Die Hautessigsole nach dem Waschen auf die Haut sprühen.

Hydrolat-Hautessig

Zutaten
- 100 ml fertiger Essigauszug
- 500 ml Hydrolat (Rose, Lavendel, Zitronenmelisse)

Zubereiten
Den Essigauszug mit 5 Teilen Hydrolat verdünnen und in eine Sprühflasche füllen.

Anwenden
Den Hydrolat-Hautessig nach dem Waschen auf die Haut sprühen.

Darmgesunder Essig

Zutaten
- 1 TL Engelwurz
- ½ TL Wermut
- 1 TL Wacholderbeeren
- ½ TL Ysop
- ½ TL Kümmel
- 1 TL Schafgarbe
- 1 TL Pfefferminze
- 1 TL Löwenzahnwurzel
- 1 TL Galgant
- 0,2 l Apfelessig

Zubereiten
Alle Kräuter in ein Glas geben, mit Essig übergießen und fest verschließen. Den Ansatz 2 Wochen ziehen lassen und dann abseihen. Mit 1/2 kg Honig gemischt, wird der Essigauszug zum darmgesunden Oxymel (siehe auch das Kapitel »Oximele – Sauerhonige« ab Seite 116).

Anwenden
Morgens nüchtern 1 TL des Essigs und 1 TL Honig in 1 Glas mit warmem Wasser auflösen und zur Aktivierung des Darms trinken.

Jahresessig

Für den Jahresessig werden vom Frühling bis zum Spätherbst verschiedene frische Zutaten in einem großen Essigtopf angesetzt. Das ergibt am Ende des Jahres ein rundes Aroma mit vielen Wirkstoffen. Der Jahresessig schmeckt jedes Jahr anders, ist aber immer harmonisch und angenehm. Durch die Menge der einzelnen Zutaten kann die Richtung beeinflusst werden.

Zutaten
- Kräuter
- Wurzeln
- Samen
- Früchte, besonders Beeren
- Gemüse
- Apfelessig

Zubereiten
Die Zutaten nach der Ernte frisch in einen großen Essigtopf geben und jeweils mit Apfelessig gut bedecken. Das Gefäß füllt sich im Laufe des Jahres ähnlich wie ein Rumtopf.

Anwenden
Für das morgendliche Essigwasser, für Sauerhonige und je nach Geschmack kulinarisch.

Bärlauchblütenessig

Zutaten
- 5 Bärlauchblüten
- ¼ l Apfelessig

Zubereiten
Die Blüten werden kurz vor der Vollblüte gesammelt. Bärlauchblüten in eine Flasche geben und mit Essig übergießen. Der Bärlauchblütenessig ist bereits nach wenigen Tagen verwendbar.

Anwenden
Kulinarisch kann man den Essig für Marinaden und zum Ablöschen von Suppen verwenden.
Die Blüten haben wie die Bärlauchblätter eine gefäßreinigende Wirkung.

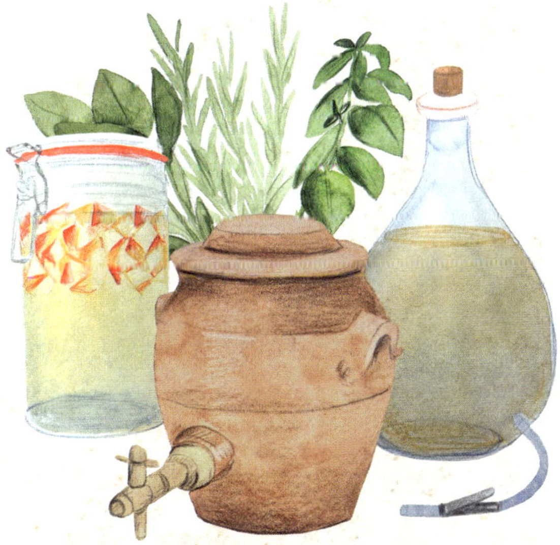

Oxymele – Sauerhonige

Warme und kalte Auszüge mit Essig und Honig

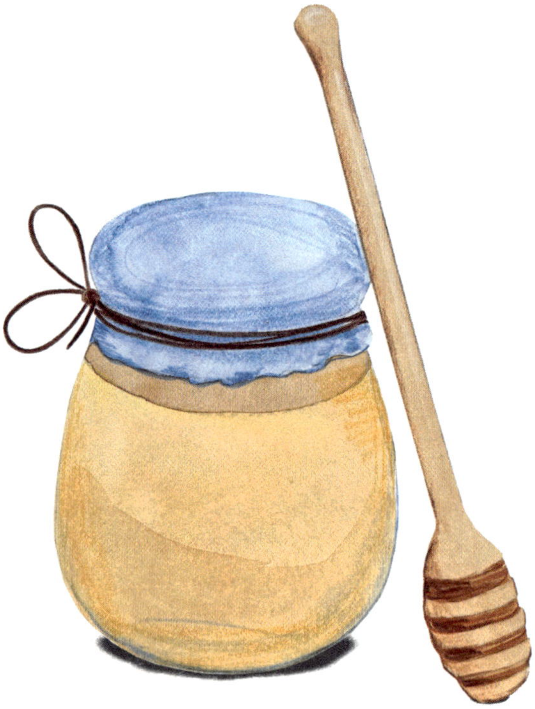

Kalt geschleuderter Honig

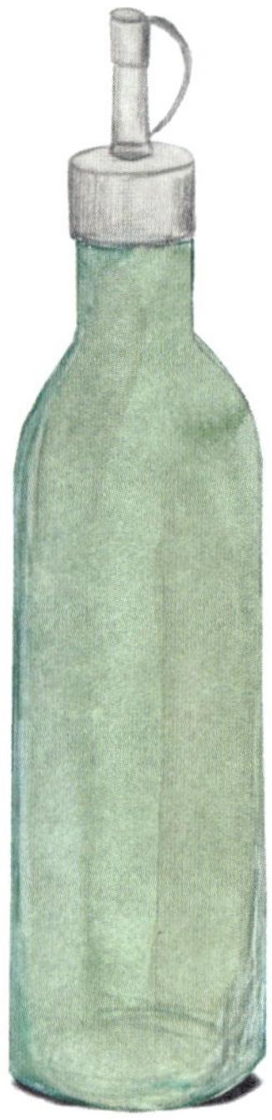

Apfelessig

Gleich beim ersten Schluck fließt der Speichel von allen Seiten herbei, und die Geschmackseindrücke sind intensiv. Sauerhonige sind süßsauer, manchmal sogar bitter-süßsauer. Das mögen wir. Weil wir automatisch alles mögen, was Körper und Geist guttut.

Die Mischung von Essig und Honig ist Sauerhonig. Aber es wäre schade, wenn die beiden keine Kräuter berührten. Wenn nämlich Pflanzenteile in das Oxymel kommen, dann geht es richtig rund: sofort wird zerlegt und auseinandergenommen. Die luftigen und beschwingten Pflanzenwirkstoffe, die dabei entstehen, fliegen uns förmlich zu. Es entstehen wundervolle Sinneseindrücke.

Die zwei Hauptakteure Honig und Essig könnten gegensätzlicher nicht sein. Doch sie spielen gut zusammen: Beide sind quietschlebendig und stets in Bewegung. Und sie ergänzen sich in außergewöhnlicher Art und Weise: Essig vollendet das Säurespektrum, und Honig rundet es süß ab. In konzentrierter Form beruhigen sich die beiden über Monate hinweg; mit Wasser verdünnt leben sie auf und lassen die Mikroben frei. Gemeinsam werden sie dann zum Synbiotikum.

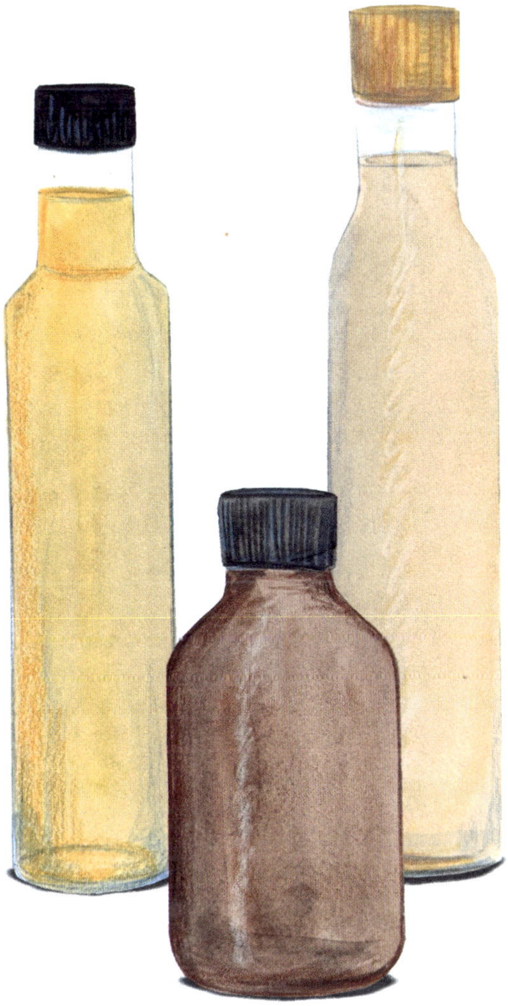

Die Vorzüge

- Oxymele sind praktisch, alltagstauglich und mobil anwendbar,
- schaffen auf der Schleimhaut ein gutes Milieu für das Mikrobiom,
- erhöhen die kulturelle Vielfalt auf der Schleimhaut,
- schmecken wundervoll und sind süßsauer,
- sind präbiotisch und probiotisch,
- fördern die Speichelbildung, Nährstoff- und Pflanzenwirkstoffaufnahme.

Drei Varianten für die Herstellung

Honig und Apfelessig sind beides fermentierte Lebensmittel. Nur in ihrer Bestform kommen sie in das Oxymel: der Honig kalt geschleudert und vom lokalen Imker, der Apfelessig naturtrüb, unerhitzt und ohne Konservierung.

Wenn uns im Mund schon vom ersten Schluck Oxymel das Wasser zusammenläuft, beginnt damit auch die Belebung der Verdauung. Der Magen wird ordentlich gesäuert, und das ist eine gute Grundlage für die Verwertung der Nährstoffe. Alles, was sehr sauer den Magen verlässt, bekommt danach viel Galle und verdaut die Fette gut.

Im Oxymel ist Essig mit der präbiotischen Note des Honigs ergänzt. Die kleine Menge an freiem Zucker, die im aufgegossenen Getränk immer noch vorhanden ist, nährt die Mikroben. Geschmacklich zähmt der Honig den stechend sauren Essig für die Geschmacksknospen.

Sauerhonige fühlen sich für uns erfrischend an. Kein Wunder – denn Essig gilt als kühlende Zutat. Doch noch ein anderer Aspekt könnte dieses Gefühl auslösen: Der Sauerhonig mischt die Mikroorganismen so richtig auf. Und ein vielfältiges Mikrobiom ist eine physiologische Erfrischung!

Welche Zutaten wir brauchen

Der einfache Sauerhonig, Oxymel simplex, wird aus zwei sorgfältig ausgewählten Zutaten gemischt: reinem, unerhitztem und naturtrübem Gärungsessig und regionalem, kalt geschleudertem Honig. Der Sauerhonig bietet uns auch die Gelegenheit, Pflanzenwirkstoffe in eine gut bioverfügbare Form zu bringen. Grund genug, auch noch Kräuter, Gewürze, Früchte oder Gemüse im Oxymel auszuziehen.

APFELESSIG

Die eigene Herstellung von Apfelessig und dessen Qualität wird im Kapitel »Medizinalessige« ab Seite 104 und im Buch »Essig natürlich vergoren« beschrieben. Guten Apfelessig aus dem Handel verraten die Bezeichnungen »Gärungsessig«, »naturtrüb«, »mit Essigmutter«, »unerhitzt« oder »kalt abgefüllt«.

HONIG

Der Honig für Oxymel ist kalt geschleudert und vom lokalen Imker. Die beste Honigqualität bringt neben seinen potenten Wirkstoffen auch die empfindlichen Enzyme und lebendigen Mikroben mit. In der Volksmedizin wird Honig als »Medizinpferd« bezeichnet, was sich als treffender Name herausgestellt hat.

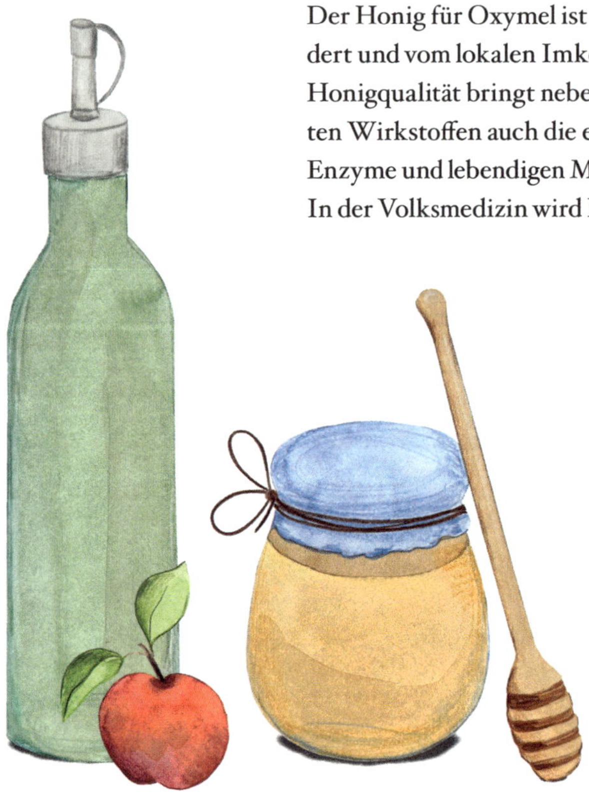

Das Enzym Invertase etwa sorgt dafür, dass die beiden Zucker Glucose (Traubenzucker) und Fructose (Fruchtzucker) nebeneinander existieren. Diese freie Glucose hilft beim Einschleusen von Pflanzenwirkstoffen und Nährstoffen. Unseren schleimhautfreundlichen Lactobazillen und Bifidobakterien schmeckt Honig auch ausgezeichnet. Sie mögen die speziellen Kohlenhydrate aus dem Honig sehr gern und auch die Fructomaltose aus dem Honigtauhonig. Die organischen Säuren aus dem Honig säuern gemeinsam mit der Essigsäure die Schleimhaut oder die Haut an und schaffen ein perfektes Wohnklima für deren Mikroorganismen. Honig ist ein komplexes, lebendiges und sensibles System, und es gilt, dieses bei der Gewinnung, Abfüllung und Lagerung zu erhalten.

KRÄUTER, GEWÜRZE, FRÜCHTE UND GEMÜSE

Eine schier unüberschaubare Menge an Pflanzenwirkstoffen gelangt in den Sauerhonig, wenn naturbelassene und frische Zutaten darin ausgezogen werden. Kräuter, Gewürze, Früchte und Gemüse werden im besten Fall möglichst zeitnah nach der Ernte angesetzt. Nur in einzelnen Ausnahmen werden die frischen Pflanzen angewelkt – wenn wie beim Heuduft (Cumarin) Reaktionen nach der Ernte erwünscht sind.

Auch schonend getrocknete Zutaten (siehe Kapitel »Trocknen« ab Seite 38) ohne jegliche Zusätze können angesetzt werden. Konservierungsmittel und andere Zusatzstoffe vermindern die Qualität des Sauerhonigs.

Welche Materialien wir brauchen

Sauerhonig verträgt sich, genauso wie Essig, mit den reaktionsträgen Materialien Glas, Keramik, Steingut und rostfreiem Edelstahl. Holz gibt dem Oxymel eine noch stärkere harzige Note, die durch Honig bereits vorhanden ist. Nicht geeignet sind jedoch Kupfer, Eisen, Zink oder Aluminium. Ebenso wie Essig braucht auch der Sauerhonig unbedingt säurebeständige Deckel: Glasdeckel oder Deckel, die laut Hersteller säurebeständig sind, eignen sich gut dafür.

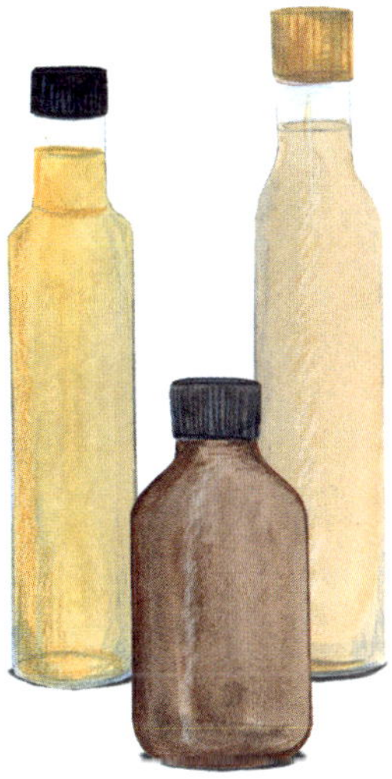

Die handwerklichen Schritte zum Oxymel

ES GIBT MEHRERE VARIANTEN FÜR DIE HERSTELLUNG VON OXYMELEN

Oxymel 1 auf der Basis eines Essig-Kaltauszugs ist die gängigste Variante. Diese Zubereitung ist durchgängig unerhitzt, so bleiben die Mikroorganismen lebendig und die hitzeempfindlichen Nährstoffe und Pflanzenwirkstoffe intakt. Oxymel 1 bringt sehr viel an Inhaltsstoffen in Lösung, weil während der Auszugszeit noch kein Honig vorhanden ist, der nach dem osmotischen Prinzip schon eine gewisse Sättigung des Essigs erreicht (siehe verborgene Reaktionen im Oxymel).

Für Oxymel 2 werden Essig, Honig und Kräuter gleichzeitig angesetzt, dadurch ist der Auszug sanfter. Diese Methode ist vor allem für Pflanzenwirkstoffe geeignet, die leicht überdosiert werden können – der Auszug ist ebenfalls unerhitzt.

Für Oxymel 3 werden Essig und Kräuter gekocht. Die Essigsäure verdampft, und der stechende Charakter des Essigs verschwindet. Oxymel 3 schmeckt mild und säurearm. Leicht flüchtige und hitzeempfindliche Inhaltsstoffe verschwinden, dafür werden einige sehr schwer lösliche Pflanzenwirkstoffe wie Gerbstoffe besser bioverfügbar.

HANDVERLESENE, NATURBELASSENE UND GESUNDE PFLANZEN KOMMEN IN DAS OXYMEL

Blätter, Blüten, Samen, Früchte, Stängel und Wurzeln. Es können frische oder getrocknete Zutaten ohne Zusätze angesetzt werden.

ZERKLEINERN: ZERZUPFEN, SCHNEIDEN UND MÖRSERN

Blätter und Blüten werden zerzupft oder geschnitten, Samen gequetscht und Früchte, Stängel und Wurzeln geschnitten.

ANSETZEN: IM GLAS MIT ESSIG ANSETZEN, MIT ESSIG-HONIG ANSETZEN ODER MIT ESSIG KÖCHELN

Oxymel 1: Die Pflanzenteile werden in einem Glas mit Apfelessig übergossen und ganz aufgefüllt. Es bleibt kaum Luftraum.

Das Glas wird fest verschlossen, damit die flüchtige Essigsäure nicht entweicht.

Oxymel 2: Die Pflanzenteile werden in einem Glas mit einer Mischung aus Apfelessig und Honig im Verhältnis 1:2 übergossen und ganz aufgefüllt. Es bleibt kaum Luftraum. Das Glas wird fest verschlossen, damit die flüchtige Essigsäure nicht entweicht.

Oxymel 3: Die Pflanzenteile werden in einem Kochtopf mit Apfelessig übergossen und 10 bis 30 Minuten geköchelt. Die flüchtige Essigsäure entweicht bei Temperaturen über 71 °C.

AUSZIEHEN UND SCHÜTTELN: WARTEN UND BEWEGEN

Das verschlossene Glas wird bei Oxymel 1 und 2 immer wieder geschüttelt. Der Essigansatz hat zwei Wochen Zeit, um die Pflanzenwirkstoffe aus den Pflanzenteilen zu ziehen. Oxymel 3 wird während des Köchelns immer wieder umgerührt.

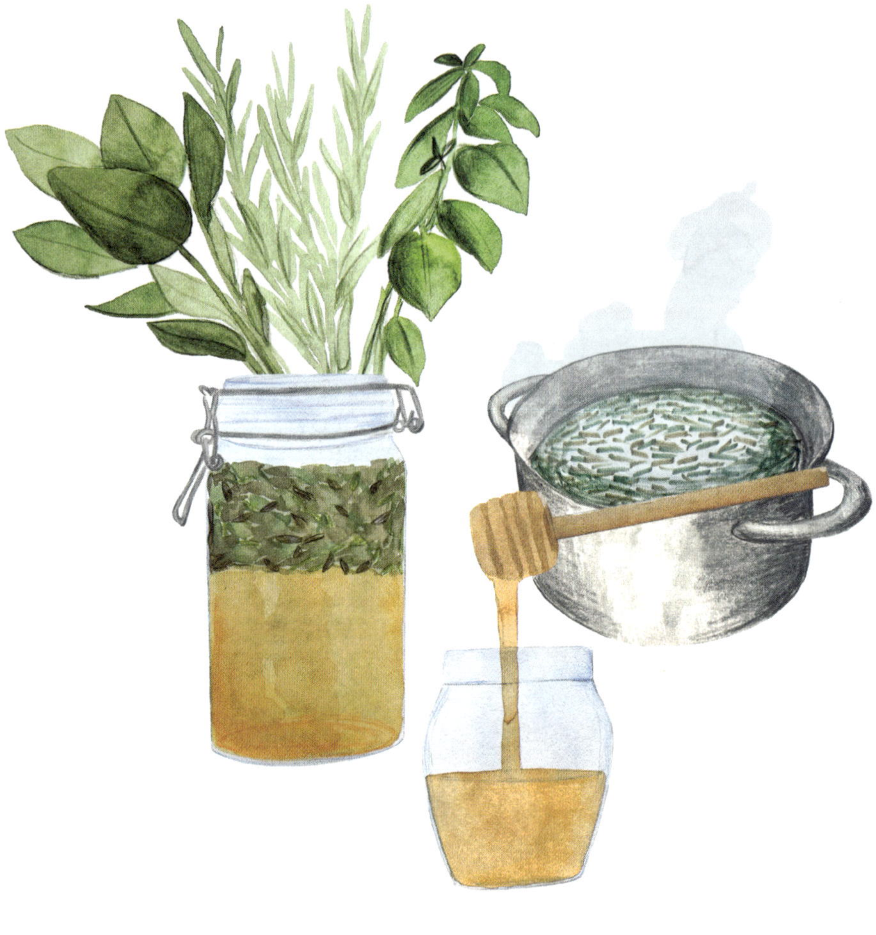

Temperatur:
Der Essigansatz für Oxymel 1 und 2 wird bei Zimmertemperatur bis höchstens 30 °C ausgezogen. Oxymel 3 wird bei 80 bis 90 °C gesimmert.

Licht:
Während der Ausziehzeit von Oxymel 1 und 2 darf Licht auf das Glas fallen, auch etwas Sonne an ost- oder westseitigen Fenstern.

ABSEIHEN: DIE PFLANZENTEILE MÖGLICHST VOLLSTÄNDIG ABSCHEIDEN

Zum Abseihen eignen sich Feinsiebe aus dem Teehandel (feine Teedauerfilter), Stoffe aus unbehandelter Baumwolle oder Leinen und ungebleichte Papierfilter (z. B. Kaffeefilter, Milchfilter).

MISCHEN: OXYMEL 1 UND 3 ERHALTEN DEN HONIGANTEIL NACH DEM AUSZIEHEN

Essigauszug und Honig werden im Verhältnis 1:1 bei Auszügen mit süßen Früchten oder 1:2 bei Auszügen mit Kräutern gemischt. Bei Auszügen von sehr sauren, bitteren und herben Kräutern und Früchten kann der Honiganteil bis zu 3 Teile ausmachen. Der Honig kann zur besseren Löslichkeit bis etwa 30 °C erwärmt werden.

ABFÜLLEN UND BESCHRIFTEN: DAS OXYMEL IN DER MEDIZINFLASCHE

Das fertige Oxymel wird in eine helle Glasflasche gefüllt, um Veränderungen gut zu beobachten. Die Flasche soll ganz voll sein, damit kaum Luftraum bleibt, und mit Namen und Datum beschriftet sein.

AUFBEWAHREN

Die helle Flasche mit dem Oxymel in einem Schrank oder mit Lichtschutz bei Zimmertemperatur oder kühler lagern.

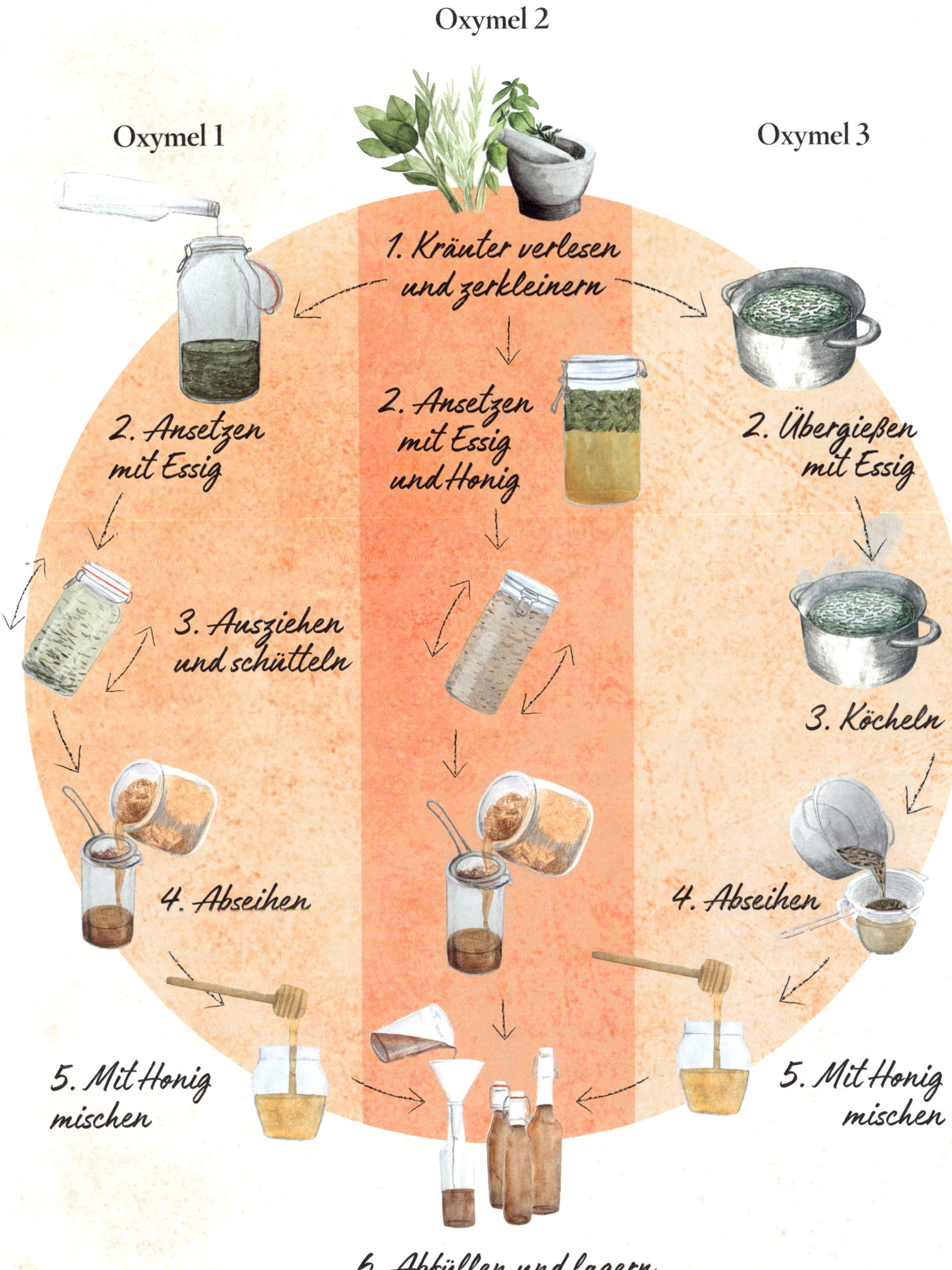
Oxymel 2
Oxymel 1
Oxymel 3
1. Kräuter verlesen und zerkleinern
2. Ansetzen mit Essig
2. Ansetzen mit Essig und Honig
2. Übergießen mit Essig
3. Ausziehen und schütteln
3. Köcheln
4. Abseihen
4. Abseihen
5. Mit Honig mischen
5. Mit Honig mischen
6. Abfüllen und lagern

Was bei Oxymel alles passieren kann

Was auffällt	Mögliche Ursachen	Lösungen
fängt an zu gären	zu viel Luftraum in der Flasche, unfertiger Honig, zu lang gelagert	Gefäße ganz vollfüllen, reifen Honig verwenden, nur einige Monate aufbewahren.
sichtbare Schlieren	Essigmutter durch zu viel Luftraum	Gefäße ganz vollfüllen und gut verschließen.
Klebstoffgeruch	unfertiger Essig	Reifen Essig verwenden.
Trübungen	Zusammenklumpen von Inhaltsstoffen, schlecht filtriert	Sensorisch prüfen, feine Filter zum Abseihen verwenden.
wenig Geschmack	zu lange gelagert	Innerhalb von 4 bis 6 Monaten verbrauchen.

Verborgene Reaktionen

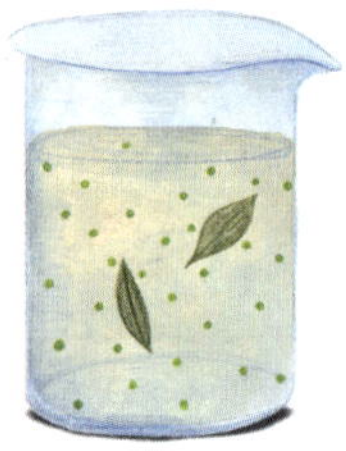

Oxymel 1

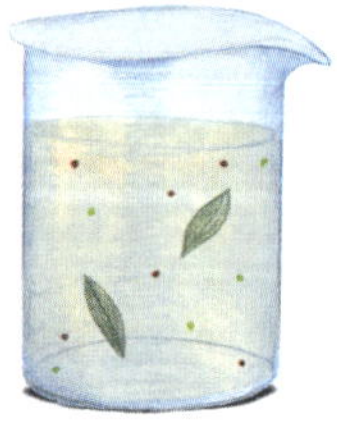

Oxymel 2

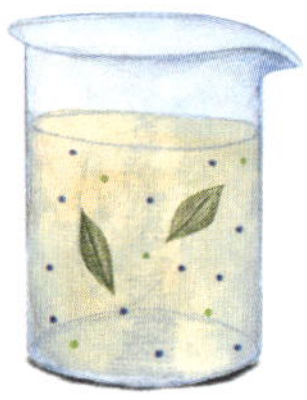

Oxymel 3

Essig und Honig arbeiten etwas eigenwillig und doch effizient zusammen, wenn es um das Lösen und Ausziehen der Pflanzenwirkstoffe geht. Essig ist kraftvoll und schnell, das hat er vor allem der Essigsäure zu verdanken. Die Säure sehnt sich gleichzeitig nach etwas Süße, um angenehm süßsauer zu werden. Wird nun zuerst nur mit Essig ausgezogen und der Honig erst später beigemengt, so wird ziemlich viel gelöst (Oxymel 1). Wenn Essig und Honig gleichzeitig mit den Pflanzenteilen gemischt werden, so ist die Auszugskraft merklich geringer. Zucker und Mineralstoffe (und auch noch weitere Bestandteile) aus dem Honig sind beim Lösen schneller als die Pflanzenwirkstoffe. Wenn die Lösung gesättigt ist, kann sie nichts mehr aufnehmen.

Die Essigsäure verflüchtigt sich gern. Nur in fest verschlossenen Gefäßen bleibt sie erhalten. Alle Methoden der Oxymele verlangen nach fest verschlossenen Gefäßen.

Honig ist in der Volksmedizin auch als »Medizinpferd« bekannt. Das ist eine sehr treffende Bezeichnung, denn Honig sorgt tatsächlich dafür, dass Nährstoffe und Pflanzenwirkstoffe durch die Schleimhaut in den Körper gelangen. Wir haben dafür verschiedene Transportmöglichkeiten. Eine davon, Natrium-Kalium-Pumpen, brauchen immer etwas Glucose, um zu funktionieren, und die wird vom Honig geliefert. Auch die Enzyme im Honig spielen eine wichtige Rolle, weil sie dafür sorgen, dass die Honigpolyphenole in eine gut aufnehmbare Form gelangen.

Oxymele sind durch die vielen organischen Säuren in Essig und Honig sauer. Der pH-Wert von Blütenhonig liegt meistens zwischen 3,2 und 4,5 und der von Apfelessig ungefähr bei 3,5. Die Mischung der beiden tut unserer Schleimhaut und Haut sehr gut. Lactobazillen mögen diese Säuerung, sie wachsen und vermehren sich dann gerne.

Anwenden

Die gute Dosis

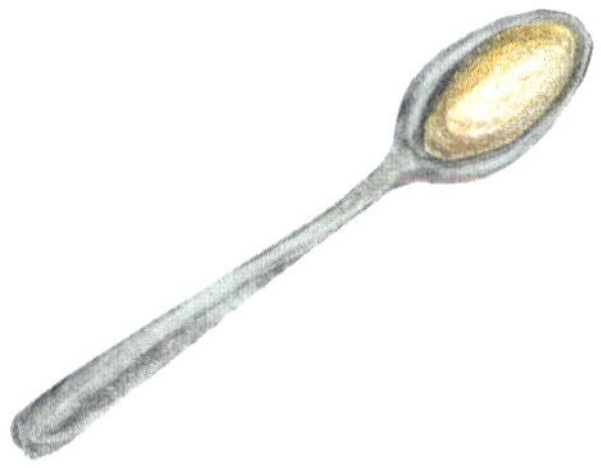

½ bis 1 Teelöffel
pur oder mit etwas Wasser

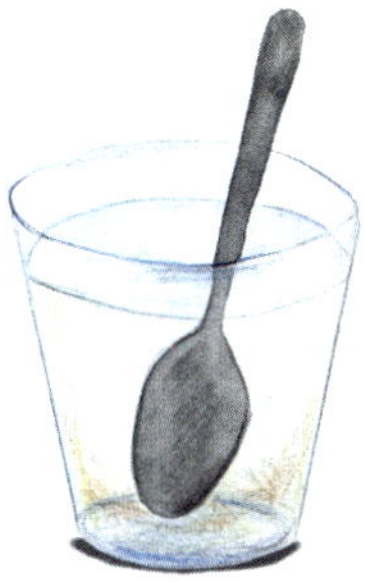

1 Esslöffel
im Glas Wasser

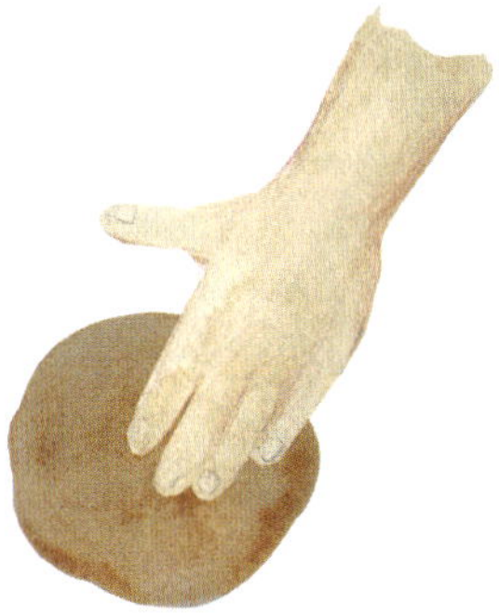

einreiben

Die kleine Menge Oxymel bis zu einem Teelöffel kann pur eingenommen werden, etwa bei Halsschmerzen. So wirkt es durch die hohe Zuckermenge desinfizierend. In den meisten Fällen wird Oxymel stark mit Wasser verdünnt angewendet. Dann wirkt es nicht desinfizierend, sondern belebend für das Schleimhaut-Mikrobiom. Kulinarisch eignet es sich besonders gut zum süßsauren Abrunden von Suppen, Saucen oder Dressings.

Sauerhonige sind auch als Elektrolytgetränke geeignet. Für eine gute Mineralstoffversorgung im Sport und bei schweißtreibenden Tätigkeiten brauchen wir Getränke mit Elektrolyten und etwa 5 bis 8 Prozent Zucker in unterschiedlichen Formen: kurzkettige und langkettige. Honig bringt diese Mischung in geeigneter Form mit. Deutsche Honige wurden getestet, und etwas überraschend für Ernährungsfachleute sind die Zucker aus Honig nicht allzu schnell im Blut angekommen.

Um Oxymele als Elektrolytgetränke zu verwenden, empfiehlt sich ein Essig-Honig-Verhältnis von 1:3. Ein Esslöffel dieser Mischung in einem Glas Wasser liefert eine geeignete Kohlenhydratmenge.

Verdünntes Oxymel kann auch als Synbiotikum auf die Haut aufgetragen werden.

WAS DIE WIRKUNG BEEINFLUSST

Das Geschmackspaar süßsauer spricht uns besonders gut an, damit empfiehlt sich Oxymel als schmackhaftes Getränk. Zusätzliche Bitterstoffe und Scharfstoffe erhöhen den Genusswert noch einmal. Es gilt also, Kräuter, Gewürze und Früchte zu finden, die das Aromenspektrum vervollkommnen. Früchte bringen zusätzliche Säuren in das Oxymel.

Dieses breite Spektrum an organischen Säuren aus Essig, Honig und Obst lässt die Verdauungssäfte angenehm fließen. Heiße Aufgüsse von Oxymelen mindern die probiotische Wirksamkeit.

Oxymel 3 ist durch das Kochen wesentlich milder. Die symbioselenkende Wirkung der Essigsäure ist ebenfalls vermindert.

OXYMEL ZUM GUTEN ZEITPUNKT ANWENDEN

Die beste Wirkung zugunsten eines diversen Mikrobioms erzielen wir frühmorgens nüchtern oder abends als letztes Getränk.

Oxymel eignet sich auch als Aperitif. Es sollte aber wegen seiner Säurevielfalt nicht direkt vor dem Zähneputzen getrunken werden.

Morgens:
Als Getränk am Morgen vor dem Frühstück, um den Stoffwechsel für den neuen Tag zu starten.

Mittags:
Mit Wasser verdünnt als Aperitif, um die Verdauungssäfte zu aktivieren; bittersüße Oxymele als Digestif nach dem Essen.

Abends:
Als Getränk mit beruhigenden Kräutern.

INNERLICH UND ÄUSSERLICH ANWENDEN

Innerlich:
- 1 EL in einem Glas warmem Wasser als morgendlicher Aktivierer
- zum süßsauren Abrunden von Getränken, Suppen und Saucen
- in kleinen Mengen pur bei Halsschmerzen oder Husten

Äußerlich:
- 1:10 mit Wasser verdünnt zum Besprühen der Haut
- 1:10 mit Wasser verdünnt als Waschung
- 1:10 mit Wasser verdünnt als Haarspülung
- 1:10 mit Wasser verdünnt als Fußbad
- 1:10 mit Wasser verdünnt zum Erfrischen des Gesichts

Bewährte Rezepturen

Aktivierendes bittersüßes Oxymel

Zutaten
- 2 TL Löwenzahnwurzel, geschnitten
- 2 TL Ingwerwurzel, geschnitten
- 1 TL Wacholderbeeren, gemörsert
- 1 TL Kümmel, gemörsert
- 1 TL Fenchel, gemörsert
- 2 TL Schafgarbenblüten, geschnitten
- 1 TL Galgant, geschnitten
- 1 TL Bertram, geschnitten
- 200 g Apfelessig
- 400 g Honig

Zubereiten
Siehe Methode Oxymel 1.

Anwenden
Kurmäßig 2 bis 4 Wochen morgens nüchtern 1 EL mit lauwarmem Wasser aufgießen und trinken.

Kurkuma-Oxymel

Zutaten
- 2 EL frische Kurkumawurzel, geschält, in Scheiben
- 1 TL schwarze Pfefferkörner, angequetscht
- 200 ml Apfelessig
- 600 g Honig

Zubereiten
Siehe Methode Oxymel 1.

Anwenden
Kurmäßig als morgendliches entzündungshemmendes und stärkendes Getränk, als Aperitif, kulinarisch für Marinaden, Saucen, Suppen und Eintöpfe.

Weintrauben-Oxymel

Zutaten

· ½ kg rote Weintrauben
· ½ l naturtrüber, unerhitzter Apfelessig
· Zimtrinde
· Honig

Zubereiten

Die Weintrauben mit dem Essig leicht mixen oder kurz pürieren, damit die Trauben aufplatzen. Mit der Zimtrinde in ein Glas füllen, fest verschließen und eine Woche stehen lassen. Dann durch ein Sieb passieren und mit der gleichen Menge Honig mischen. Eventuell leicht erwärmen, um den Honig zu lösen.

Anwenden

Kurmäßig als morgendliches entzündungshemmendes Getränk.

Elektrolyt-Sauerhonig

Zutaten

· einige Schafgarbenblüten als Elektrolytquelle
· einige Gänsefingerkrautblätter zur Muskelentspannung
· einige Löwenzahnblätter als Magnesiumeinschleuser
· 200 ml Apfelessig
· 600 g Honig

Zubereiten

Siehe Methode Oxymel 1.

Anwenden

Bei Hitze oder starkem Schwitzen 1 EL in 1 Glas mit Wasser verdünnt trinken.

Pollen-Oxymel

Zutaten

· 1 TL Blütenpollen
· 125 ml Apfelessig
· 125 g Honig

Zubereiten

Apfelessig mit Pollen und Honig mischen und einige Tage stehen lassen (siehe Methode Oxymel 2).

Anwenden

Zur Abwehrstärkung in kleinen Mengen (1/2 bis 1 TL) kurmäßig einnehmen.

Harziges Fichten-Oxymel

Zutaten

· 1 Handvoll hellgrüne, junge Fichtentriebe
· 250 ml Apfelessig
· 500 g Honig

Zubereiten

Siehe Methode Oxymel 3.

Anwenden

Der Fichtenessig wirkt entzündungshemmend. Bei Bedarf tropfenweise einnehmen oder kulinarisch verwenden.

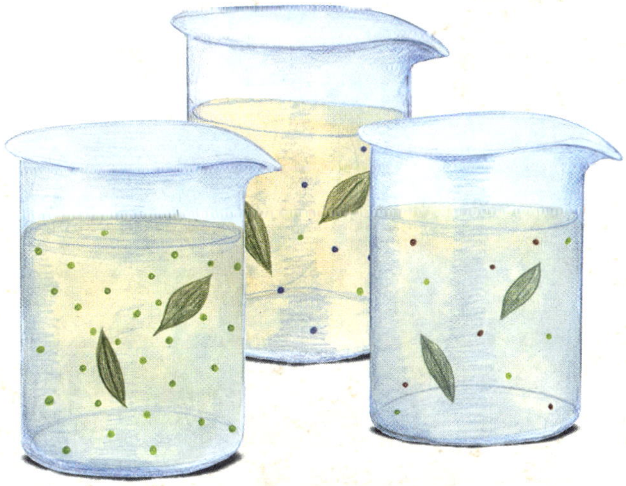

Milchauszüge

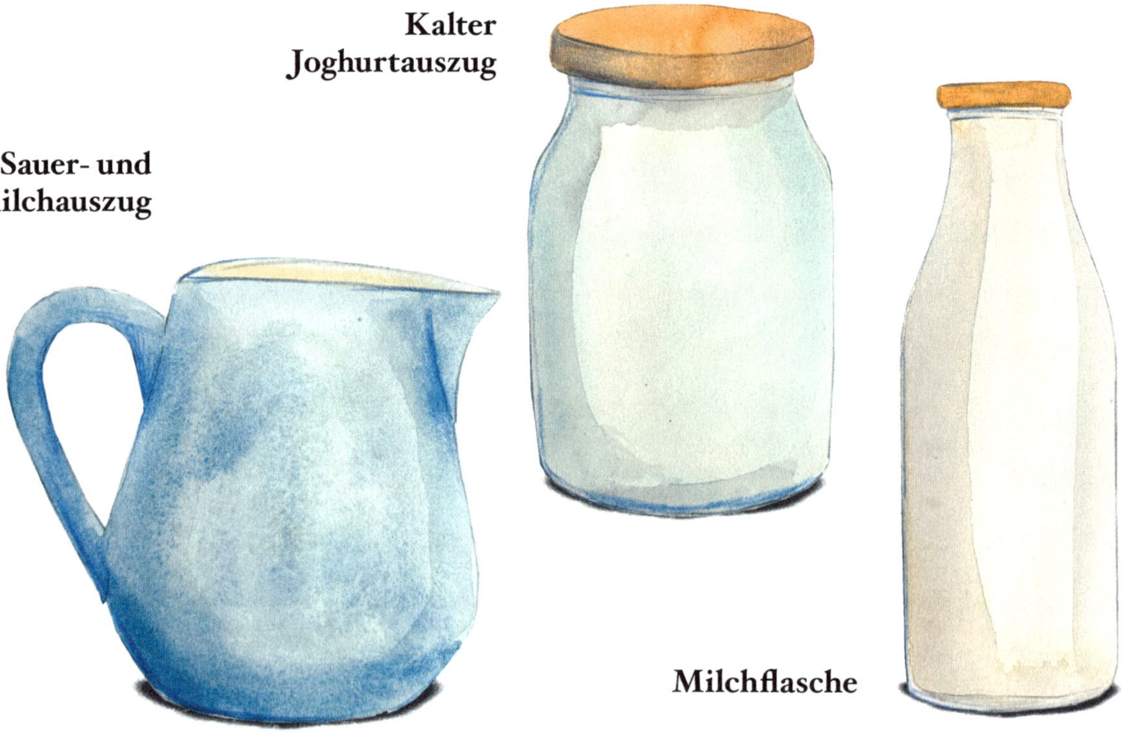

Der gelassene Blick der Kuh auf der Wiese weckt vertraute Erinnerungen in uns, wir denken an einen idyllischen Bauernhof und verschiedene Milchprodukte. Wir alle sind, zumindest in den ersten Lebensjahren, mit Milch in Berührung gekommen. Später wurden die Milchprodukte säuerlicher und herber, von Joghurt und Topfen über den Bergkäse bis hin zu den würzigsten und lebendigsten Fermenten.

Milchkühe prägen schon lange unsere mitteleuropäische Esskultur und unsere Landschaften. Und wenn magere Wiesen gehaltvolle Kräuter hervorbringen, so dringt ihr Geschmack bis in die Milch und in den Käse vor. Die Volksmedizin verwendet Milch, Topfen (Quark) und Molke gerne pur als Topfenauflage, als Molkebad oder für Gesichtsmasken. Wenn auf der Alm Käse oder Butter fertig waren, wurde das Milchgeschirr abgewaschen. Das »Milchgeschirr-Waschwasser« oder die Molke machen eine »linde Haut«, erzählt man sich. Tatsächlich ist die Molke, auch »Juttn« genannt, schon lange ein beliebter Badezusatz. Gesäuerte Milch und Molke schaffen auf der Haut einen guten Platz zum Wohnen für Milchsäurebakterien.

Der Buttermilch sagt man nach, dass sie die Leber anregt und in Schwung hält. Der Topfen auf dem geschwollenen Knie kühlt angenehm und nachhaltig. Und Butter und

Die Vorzüge

- Die Fett-in-Wasser-Emulsion löst fettliebende und wasserliebende Pflanzenwirkstoffe.
- Gesäuerte Milch hat durch die Milchsäure eine starke Auszugskraft.
- Milchauszüge sind eine Quelle für hochwertiges Eiweiß, Kalzium, Vitamin B2 und Vitamin B12.
- Gesäuerte Milch ist präbiotisch und probiotisch.

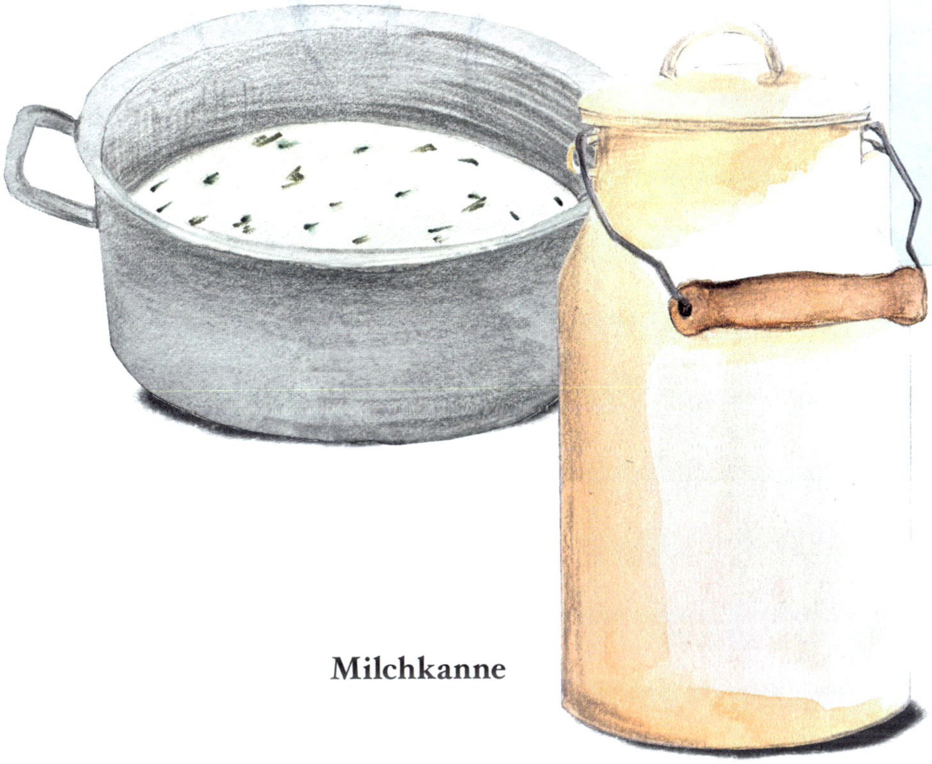

Butterschmalz liefern Energie für uns und die Mikroorganismen gleichermaßen!

Milch ist eine Flüssigkeit, in der kleine Fettkügelchen schwimmen. Mit der Zeit klumpen sie ein wenig zusammen und steigen an die Oberfläche: Die Milch rahmt auf. Molkereien versuchen, das zu verhindern, damit die Milch länger hält, und drücken sie durch eine feine Düse. Dabei zerreißt die Eiweißhülle der Fettkügelchen, sie platzen und vermehren sich zu kleineren Kügelchen. Die haben weniger Auftrieb, und es entsteht keine dicke Rahmschicht mehr an der Oberfläche. Auf unser Gefühl der Sättigung hat das nachteilige Auswirkungen. Die Milch schmeckt mit den feinst verteilten Fettkügelchen weniger nach Fett. Es kommt ein geringeres Sättigungssignal ins Gehirn, obwohl sich die Fettmenge nicht verändert hat. Das Zusammenspiel zwischen dem, was wir schmecken, und dem, was im Körper passiert, ist komplex.

Milch ist eine Fett-in-Wasser-Emulsion. Sie besteht aus Wasser, in dem in feiner Membran eingehüllte Fettkügelchen, Eiweiße, Milchzucker (Lactose) und Salze herumschwimmen. In dieser besonderen Zusammensetzung können Wasser- und Fettphase miteinander existieren. Die spezielle Zusammensetzung bietet jene spezifischen Bedingungen, die einen Milchauszug so einzigartig machen.

Welche Zutaten wir brauchen

Kuh-Vollmilch

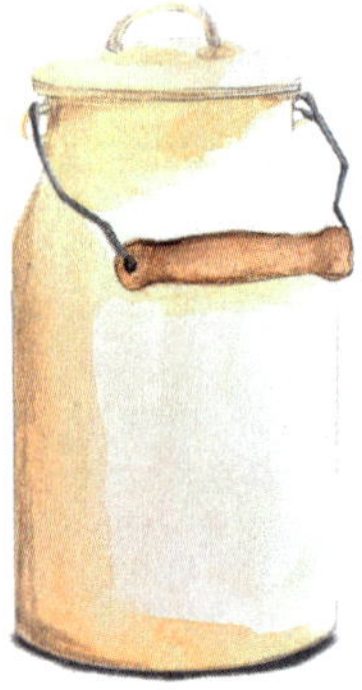

4,7 % Lactose
3,6 % Fett
3,4 % Protein
(23 % Molkenprotein, 77 % Caseine)
87 % Wasser

Ziegen-Vollmilch

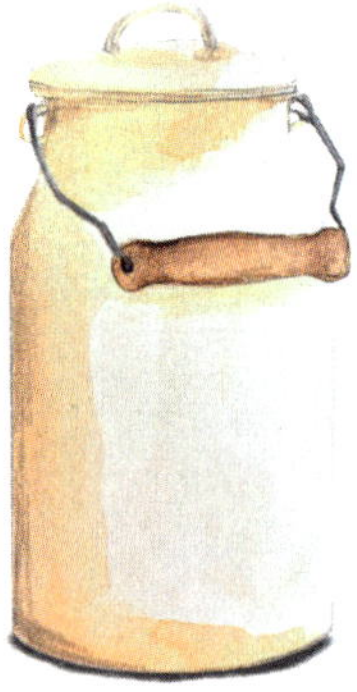

4,2 % Lactose
3,9 % Fett
3,7 % Protein
(27 % Molkenprotein, 73 % Caseine)
87 % Wasser

Schaf-Vollmilch

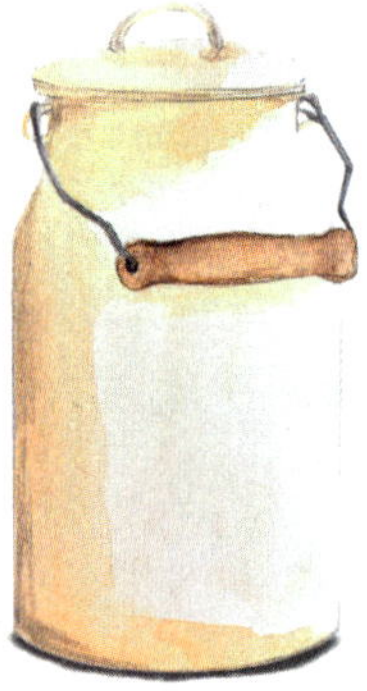

4,4 % Lactose
6 % Fett
5,2 % Protein
(20 % Molkenprotein, 80 % Caseine)
83 % Wasser

Sojamilch	93 % Wasser	3 % Protein	1,8 % Fett	2,3 % Kohlenhydrate
Hafermilch	90 % Wasser	0,3 % Protein	1,5 % Fett	7,2 % Kohlenhydrate
Mandelmilch	94 % Wasser	0,4 % Protein	1,1 % Fett	2,4 % Kohlenhydrate

Alle Daten laut DEBInet, 2024

Diese unterschiedlichen Zusammensetzungen lassen bereits vermuten, dass auch die Pflanzenwirkstoffe unterschiedlich ausgezogen werden. Rohmilch, frische Milch, pasteurisierte oder ESL-Milch (länger haltbare Milch) verwenden wir für warme Milchauszüge. Auch Butter und Butterschmalz ziehen mithilfe von Wärme einiges aus den Pflanzen heraus (siehe Kräuterfette).

Sauermilch, Buttermilch und alle Milchprodukte, die mithilfe einer Bakterienkultur gesäuert wurden, unterscheiden sich wesentlich von frischer Milch. Sie sind mit Probiotika belebt, und die Lactose wurde bereits zerlegt in Glucose und Galactose. Dieser Vorgang muss also im Darm nicht mehr erfolgen. Die Glucose wird anschließend von den Lactobazillen (milchsäureproduzierenden Bakterien) als Energiequelle genutzt und in Milchsäure umgebaut. Die Galactose bleibt als Präbiotikum erhalten. So ist ein effizientes Synbiotikum entstanden: lebende Mikroben (Probiotika) und genügend Nahrung für die Mikroben (Präbiotika). Die zugesetzten Kräuter lenken im Auszug die Symbiose in eine bestimmte Richtung. Bakterien und Milchsäure lösen Nährstoffe und Pflanzenwirkstoffe aus den Kräutern.

GESÄUERTE MILCHPRODUKTE

Joghurt, Sauermilch, Buttermilch, Milchkefir und andere gesäuerte und fermentierte Milchprodukte eignen sich für kalte Milchauszüge.

KUHMILCH, ZIEGENMILCH UND SCHAFMILCH

Kuhmilch, Ziegenmilch, Schafmilch oder Obers (Sahne) verwenden wir für warme Milchauszüge. Diese Fett-in-Wasser-Emulsionen unterscheiden sich deutlich von pflanzlicher Milch, deren Fette nicht in Proteinnetze verpackt sind und die insgesamt viel weniger Eiweiß enthält. Durch diese unterschiedlichen Bauweisen kommt auch der Kräutermilchauszug zu sehr unterschiedlichen Ergebnissen.

Durch die milchgeprägte Esskultur haben sich bei uns mit der Zeit verschiedene Milchauszüge entwickelt, vor allem mit Kuh-, Schaf- und Ziegenmilch. Diese enthalten die gleiche Art von Caseinen, nur eine etwas unterschiedliche Menge davon. Casein klumpt im Magen durch die Magensäure, ähnlich wie bei der Käseherstellung mit Säurefällung (dabei wird das Casein in der Milch durch Säurezusatz von der Molke getrennt). Casein ist sehr stabil gegenüber Hitze und Säure und auch anstrengender zu verdauen. Wer Caseine schlecht verträgt, muss auf diese Milchauszüge verzichten.

Das Molkeneiweiß in Kuhmilch, Schafmilch und Ziegenmilch unterscheidet sich voneinander. Wenn Molkeneiweiß (Beta-Lactoglobulin, Alpha-Lactalbumin) aus der Kuhmilch schlecht vertragen wird, reicht es oft schon, die Milch heiß zu machen und das Molkeneiweiß dadurch zu denaturieren. Denn über 75 °C wirkt das Molkeneiweiß nicht mehr allergen. Die Molkeneiweißzusammensetzung von Ziegen- und Schafmilch ist für viele Menschen bekömmlicher.

MOLKE

Auch mit Molke können Kräuter ausgezogen werden. Man unterscheidet zwischen süßer und saurer Molke. Süße Molke entsteht, wenn mit Lab Käse hergestellt wird, saure Molke bei Säurefällung. Molke enthält kaum Fett und ist deshalb ein eher wässriger Auszug. Dennoch hat der Molkenauszug seine Stärken, weil er leicht verdauliches und biologisch hochwertiges Protein mitliefert.

Gesäuerte Milchprodukte säuern auch die Schleimhaut oder, bei äußerlicher Anwendung, die Haut an und schaffen dadurch ein günstiges Klima für die erwünschten Mikroben. Kuh-, Ziegen- und Schafmilch haben einen leicht sauren pH-Wert zwischen 6,5 und 6,8. Pflanzliche Milch nähert sich dem neutralen pH-Wert von 7.

HONIG

Frische, warme Milch mit Lavendel und Honig ist nicht nur beruhigend und einschlaffördernd, sie schmeckt auch wunderbar. Die freie Glucose aus dem Honig hilft mit, die Pflanzenwirkstoffe durch die Schleimhaut in den Körper zu schleusen. Honig unterstützt die Milch auch dabei, die ätherischen Öle vom Lavendel zu übernehmen. Diese drei Zutaten spielen sehr gut zusammen.

Beispiele für geeignete Kräuter und Gewürze	
Kräuter und Gewürze mit ätherischen Ölen	Anis, Fenchel, Kümmel, Holunderblüten, Lavendel, Pfefferminze, Salbei, Thymian, Zitronenmelisse, Vanille
Kräuter und Wurzeln mit Carotinoiden	Kurkuma, Ringelblume, Safran
bittere Kräuter und Wurzeln	Ingwer, Kurkuma, Gänsefingerkraut
Lauchgewächse	Zwiebel, Knoblauch, Bärlauch, Lauch
Harziges	Fichtentriebe, Thymian, Wacholderbeeren, Rosmarin
Zutaten mit Schleimstoffen für Molkeauszüge	Himbeeren

Welche Materialien wir brauchen

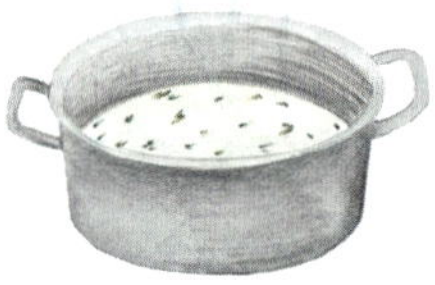

WARMER MILCHAUSZUG
Kochtopf aus Edelstahl, Email, Keramik oder Glas, Kochlöffel und/oder Schneebesen und Sieb

KALTER MILCHAUSZUG MIT SAUERMILCHPRODUKTEN
Behälter mit Deckel aus Glas, Email oder Keramik

MILCHMIX
Kochtopf aus Edelstahl, Email, Keramik oder Glas, Kochlöffel oder Schneebesen oder Mixer

Die handwerklichen Schritte zum Milchauszug

HANDVERLESENE, NATURBELASSENE UND GESUNDE KRÄUTER KOMMEN IN DEN MILCHAUSZUG
Frische oder getrocknete Blätter, Blüten, Samen, Früchte, Stängel und Wurzeln werden ausgezogen.

ZERKLEINERN: ZERZUPFEN, SCHNEIDEN UND MÖRSERN
Blätter und Blüten werden zerzupft oder geschnitten, Samen gequetscht und Früchte, Stängel und Wurzeln geschnitten. Für Auszüge in gesäuerter Milch bleiben die Pflanzenteile ziemlich groß, damit das Abseihen leichter gelingt.

WARM AUSZIEHEN: DIE KRÄUTER IN MILCH ODER OBERS IM TOPF ERWÄRMEN
Die Pflanzenteile mit Milch oder Obers (Sahne) übergießen und unter Rühren bis zum Simmern, einem ganz sanften Köcheln, erwärmen. Unbedingt dabeibleiben und umrühren.

Bei ungefähr 75 °C gerinnt das Molkeneiweiß und bildet eine Haut auf der warmen Milch. Das kann durch ständiges Rühren verhindert werden.

Ausziehzeit: 5 bis 15 Minuten.
Temperatur: etwa 80 °C.

KALT AUSZIEHEN: IM GLAS MIT GESÄUERTER MILCH MISCHEN
Die Pflanzenteile kommen in ein Glas, werden mit Sauermilch, Buttermilch, Joghurt oder Kefir vermischt und das Glas verschlossen. Einige Male schütteln oder zwischendurch Glas öffnen und umrühren.
Ausziehzeit: 30 Minuten bis mehrere Stunden, bis das gewünschte Aroma erreicht ist.
Temperatur: Zimmertemperatur.

ABSEIHEN: MIT EINEM KÜCHENSIEB
Zum Abseihen eignet sich ein Küchensieb. Für die dickflüssigen Sauermilchprodukte ein grobes Sieb verwenden, durch das die Masse mit einem Löffel oder Schöpfer gedrückt werden kann.

ANWENDEN
Die warmen Milchauszüge gleich anwenden oder für Milchspeisen (zum Beispiel Milchreis, Grießbrei oder Mehlspeisen) weiterverwenden. Die kalten Milchauszüge sind im Kühlschrank einige Tage haltbar.

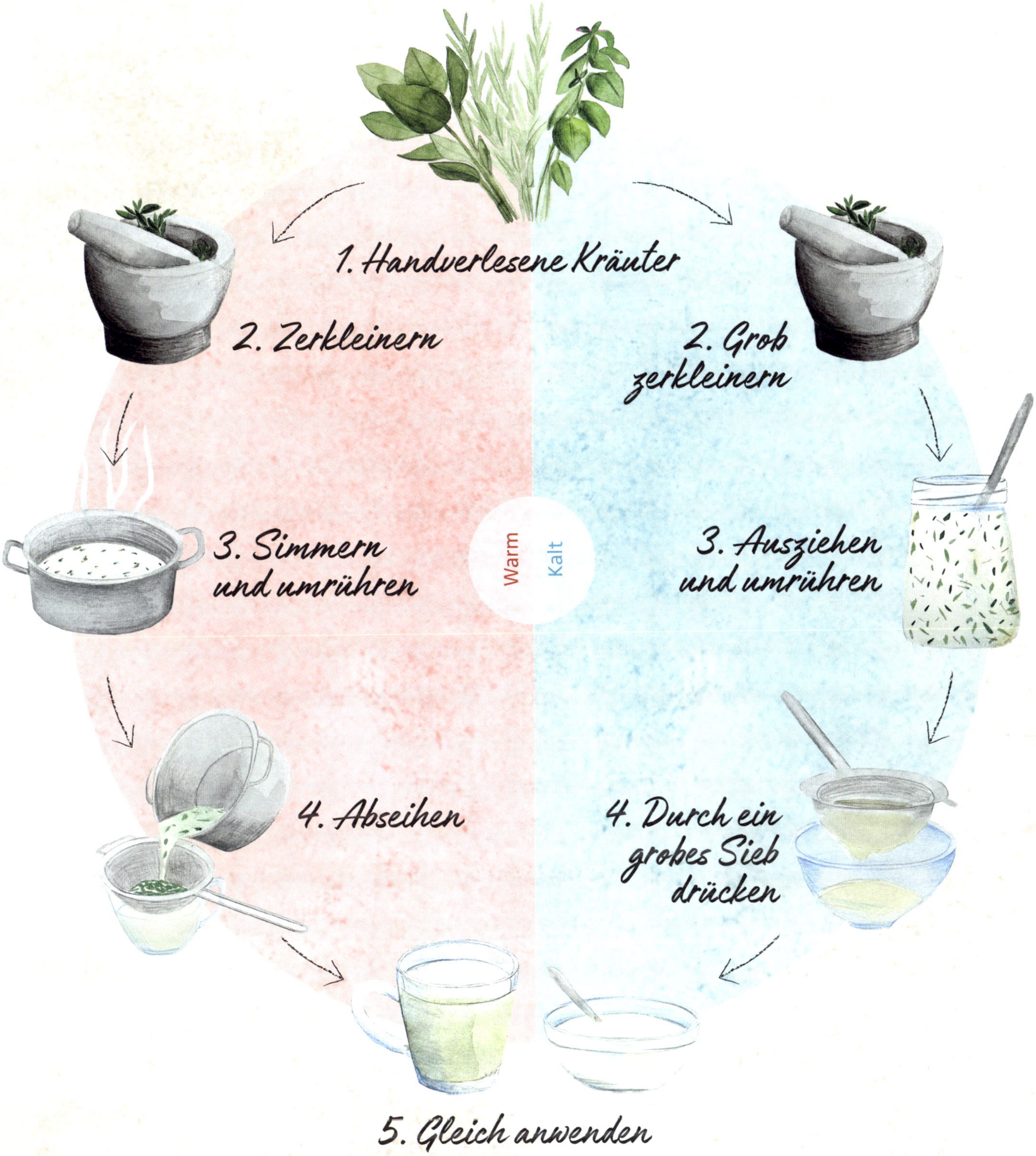
1. Handverlesene Kräuter
2. Zerkleinern
3. Simmern und umrühren
4. Abseihen
Warm
Kalt
2. Grob zerkleinern
3. Ausziehen und umrühren
4. Durch ein grobes Sieb drücken
5. Gleich anwenden

VARIANTE MILCHMIX

Milch oder gesäuerte Milch kann mit Kräutern, Früchten und Gewürzen gemixt werden, ähnlich einem Smoothie. Dafür werden Kräuter, Früchte und Gewürze mit der Milch oder der gesäuerten Milch nicht abgeseiht, sondern gemixt. Klassisch kennen wir diese Variante als Bananen- oder Erdbeermilch, doch auch Beeren und andere Früchte in Kombination mit Kräutern ergeben einen köstlichen kleinen Imbiss: Joghurt mit roten Weintrauben und Zimt, Sauermilch mit Heidelbeeren, Mandeln und Lavendel, Joghurt mit Himbeeren, Kokosöl und Basilikum oder Milch mit Kurkuma, Ingwer, Langem Pfeffer und Honig.

Was beim Zubereiten von Milchauszügen schiefgehen kann

Was auffällt	Mögliche Ursachen	Lösungen
Die Milch gerinnt (flockt aus).	Säurereiche Zutaten lassen die Milch gerinnen.	–
Eine Haut schwimmt auf der Milch.	Das Molkeneiweiß gerinnt ab etwa 75 °C.	Langsam unter Rühren erwärmen.
Die Milch geht über.	Ab etwa 75 °C gerinnt das Molkeneiweiß, es bildet eine Haut um die aufsteigenden Bläschen, und die Milch geht über.	Unter Rühren erwärmen oder etwas Butter oder Butterschmalz dazugeben, so bildet sich keine Haut.
Die Milch brennt an.	Proteine reagieren mit dem Milchzucker und lassen sich am Topfboden nieder.	Unter ständigem Rühren erwärmen oder einen doppelwandigen Simmertopf verwenden.

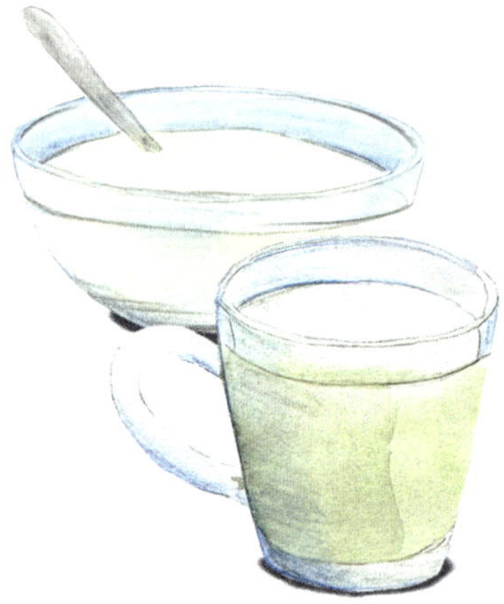

Verborgene Reaktionen

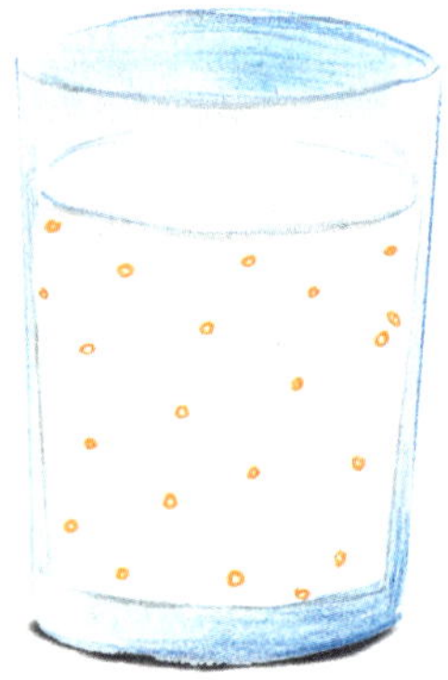

kalte Milch
native Molkeneiweiße

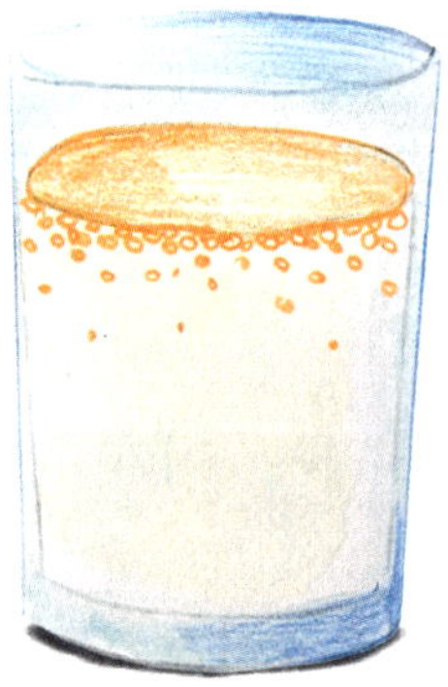

heiße Milch
denaturierte Molkeneiweiße schwimmen oben und bilden eine Haut

DIE HAUT AUF DER MILCH

Sobald der warme Milchauszug über 70 °C warm wird, beginnen die Molkeneiweiße zu klumpen. Lactalbumin und Beta-Lactoglobulin schwimmen auf und bilden eine Haut, die auf der Milch schwimmt. Und diese Haut spaltet die Gemüter: Manche lieben sie, andere verabscheuen sie. Das hängt neben der Konsistenz möglicherweise mit der Verträglichkeit zusammen, weil das Molkeneiweiß auch ein Allergen sein kann. Unabhängig davon ist Molkeneiweiß ein sehr wertvolles Eiweiß: Aus ihm kann unser Körper viel Muskelmasse aufbauen, weil es viele essenzielle Eiweißbausteine enthält. Es klumpt auch im Magen nicht, ist leicht zu verdauen und wird deshalb oft für Proteingetränke und zur Eiweißanreicherung verwendet.

WELCHE HITZE MILCHEIWEISSE AUSHALTEN

Caseine: 120 °C (enthalten in allen Milchprodukten, auch in Ziegen- und Schafmilch und konzentriert in Käse); Lactalbumin: 77 °C; Beta-Lactoglobulin: 70 °C; Rinderserumalbumin: < 70 °C (nur in Kuhmilch enthalten).

DER MILCHZUCKER

Milchzucker (Lactose) ist vielen bekannt, da er sich oft im Darm bemerkbar macht und für Blähungen, Durchfall, Bauchkrämpfe, Übelkeit und manchmal sogar für Hautausschläge verantwortlich sein kann. Und zwar immer dann, wenn das Zerlegen der Lactose, die aus Glucose (Traubenzucker) und Galactose (Schleimzucker) besteht, Schwierigkeiten macht. Meistens liegt das am Enzym Lactase im Darm. In gesäuerten Milchprodukten wie etwa Joghurt, Sauermilch, Buttermilch, Milchkefir und anderem übernehmen diese Arbeit die Lactobazillen (Milchsäurebakterien), weshalb sie oft besser verträglich sind.

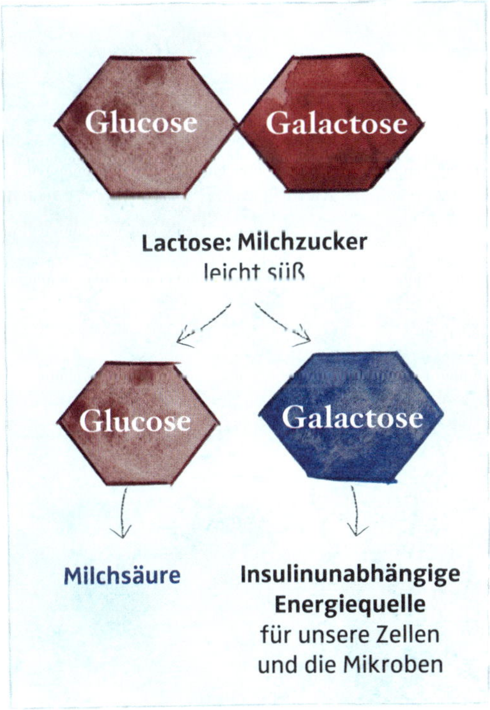

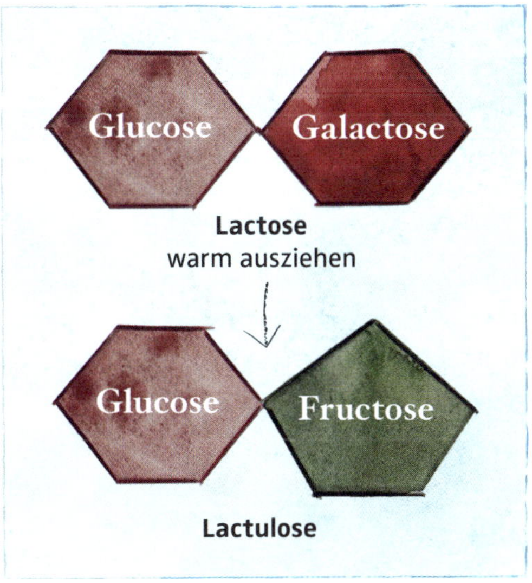

PRÄBIOTISCHER WARMER MILCHAUSZUG

Wer Milch erwärmt, wie beim warmen Milchauszug, wandelt einen Teil der Lactose in Lactulose um. Viel ist es zwar nicht, aber gerade kleine Mengen Lactulose wirken präbiotisch und nähren die Lactobazillen im Darm. In frischer Milch ist diese Form von Kohlenhydraten gar nicht vorhanden. Größere Mengen an Lactulose wirken abführend und helfen bei Verstopfung. Eine weitere wünschenswerte Wirkung ist jene auf die Mineralstoffaufnahme: Lactulose in kleinen Mengen fördert die Aufnahme von Kalzium und Magnesium. Der warme Milchauszug hat demnach einige versteckte Talente.

DER UNTERSCHIED ZWISCHEN MILCH UND JOGHURT

Wenn der Milchzucker während der Säuerung umgebaut wird, verändert sich die Zusammensetzung. Frische Vollmilch enthält leicht süße Lactose und nur Spuren von Einfachzuckern (Glucose, Galactose). Nach der Säuerung im Joghurt ist der Milchzucker fast verschwunden. Galactose ist noch übrig geblieben, die jedoch kaum süß schmeckt. Zusammen mit der entstandenen Milchsäure

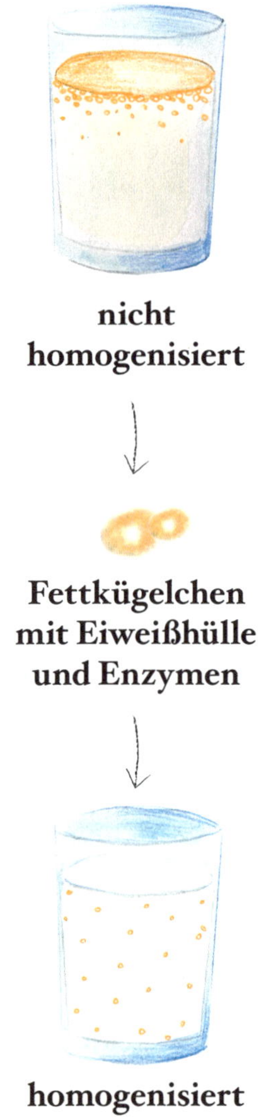

überwiegt die Säurenote. Ebenfalls verschwunden ist die Glucose, aus ihr ist Milchsäure entstanden.

Säuerlicher Joghurt oder Sauermilch sind für die Verdauung sehr angenehm, weil ein Teil der Verdauungsarbeit schon von den Milchsäurebakterien übernommen wurde.

Frische Milch enthält sehr geringe Mengen an Säuren. Zitronensäure ist die wichtigste unter ihnen. Wenn Milch mit einer Bakterienkultur versetzt und gesäuert wird, sieht das ganz anders aus: Zitronensäure tritt in den Hintergrund, und Milchsäure wird zur bestimmenden Säurekomponente, aber auch Essigsäure, Propionsäure, Bernsteinsäure und Ameisensäure finden wir in der Milch.

Schon allein durch die Säuerung wird die Milch haltbarer. Zudem entsteht ein Klima, in dem sich Lactobazillen recht wohlfühlen, sie vermehren sich und bilden mit der Zeit eine stabile Darmflora. Die entstandenen Säuren ziehen die Kräuter stärker aus als die frische Milch und machen sie für den Körper zugänglich.

DIE VERBORGENEN SÄUREN HINTER DEN SALZEN

Salze von Säuren haben oft einen ganz anderen chemischen Namen, es ist also nicht gleich erkennbar, woher sie kommen.

Milchsäure: Lactate
Essigsäure: Acetate
Buttersäure: Butyrate
Propionsäure: Propionate
Bernsteinsäure: Succinate
Ameisensäure: Formiate

DER UNTERSCHIED ZWISCHEN ROHMILCH UND HOMOGENISIERTER MILCH

In der Rohmilch sind Fettkügelchen, die mit einem Eiweißnetz umgeben sind und sich mit der Zeit oben auf der Milch versammeln: Die Milch rahmt auf. Diese Rahmschicht oben auf der Milch hält sich nicht lange, deshalb wird die Milch, bevor sie in den Handel kommt, durch eine feine Düse gepresst. Dabei platzen die großen Fettkügelchen, und es entstehen viele kleinere, die sich besser in der Milch verteilen und auch kaum noch an die Oberfläche schwimmen. Dadurch fühlt sich die Milch im Mund weniger fett an, was den Nachteil hat, dass unser Sättigungsgefühl weniger darauf reagiert. Wir werden also durch homogenisierte Milch mit dem gleichen Fettgehalt weniger satt als durch unhomogenisierte Milch.

PFLANZENWIRKSTOFFE

Ätherische Öle gehen zum Großteil in den Milchauszug über, die Lavendel- oder Salbeimilch übernimmt also die Düfte dieser Kräuter.

- **Bitterstoffe und Gerbstoffe** hinterlassen in den Milchauszügen eine leicht bittere und herbe Note.
- **Flavonoide** können eher in gesäuerte Milch übergehen.
- **Orange, fettlösliche Farbstoffe** entfalten sich im Milchauszug recht gut, wie etwa in der Kurkuma-Milch.
- **Chlorophyll** kann sich in der Milch nicht behaupten.
- **Schleimstoffe** sind nicht in der Lage, in der Milch aufzuquellen und ihre Wirkung zu entfalten.
- **Harze** geben ihre Aromen an die Milch ab.
- **Schleimstoffe und Saponine** lösen sich im Molkemix.

NÄHRSTOFFE

Milch und Sauermilchprodukte sind immer auch eine gute Quelle für hochwertige Proteine, Kalzium und Vitamin B2. Die Sauermilchprodukte sind willkommene Probiotika, und in Kombination mit Vollkornbrot oder Kartoffeln nähren sie die Mikroben auch hervorragend. Zu traditionellen Mehlspeisen passen Sauermilchprodukte nicht nur geschmacklich, sondern aufgrund der guten Nährstoffversorgung auch aus gesundheitlicher Sicht!

Anwenden

Die gute Dosis

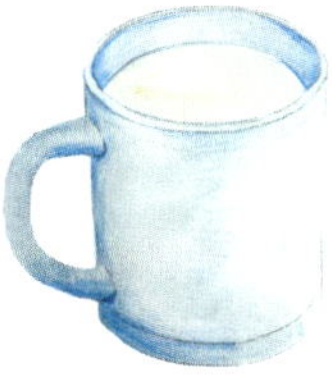

½ bis 1 Tasse Milchauszug oder Sauermilchauszug

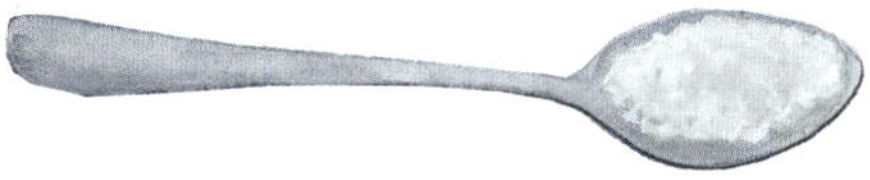

1 Esslöffel Sauermilchauszug

Milchauszüge können nicht wie Tee getrunken werden, sie sind mehr Speise als Getränk. Eine gute Dosis ist eine Tasse. Auszüge mit Sauermilchprodukten können auch als probiotische Ergänzung gesehen werden, in diesem Fall reicht eine kleine Menge, die kurmäßig über 2 bis 4 Wochen angewendet wird.

Was die Wirkung beeinflusst

Milchauszüge eignen sich gut für den Abschluss des Tages. Ein warmer Milchauszug mit Lavendel und Honig bringt Ruhe in den Abend, und ein Sauermilch- oder Joghurtauszug ist durch seine Bekömmlichkeit ebenfalls abends sehr geeignet.

FETTGEHALT

Das Verhältnis zwischen wasser- und fettlöslichen Pflanzenwirkstoffen hängt vom Fettgehalt der Milch ab. In fettreicheren Milchprodukten lösen sich fettlösliche Pflanzenwirkstoffe leichter als in sehr fettarmen. Der Auszug mit Obers holt demnach andere Pflanzenwirkstoffe heraus als der mit fettarmer Milch oder Molke.

HOMOGENISIERUNG

Die Homogenisierung der Milch beeinflusst vor allem das Mundgefühl und die Sättigungswirkung.

ERHITZUNG DER MILCH

Je nachdem, wie hoch die Milch erhitzt wurde (Pasteurisierung, ESL, Ultrahocherhitzung), entsteht mehr oder weniger Lactulose. Der warme Milchauszug reduziert die hitzeempfindlichen und leicht flüchtigen Pflanzenwirkstoffe.

SÄUREGEHALT

Die organischen Säuren in Sauermilchprodukten verstärken den Auszug und erhöhen die Bioverfügbarkeit von Pflanzenwirkstoffen.

DEN MILCHAUSZUG ZUM GUTEN ZEITPUNKT ANWENDEN

Der Milchauszug mit Kräutern eignet sich zwischen den Mahlzeiten oder mit beruhigenden Kräutern und Honig am Abend.

INNERLICH UND ÄUSSERLICH ANWENDEN UND VERWENDEN

Innerlich:
- als Teil der Mahlzeiten
- als nährstoffreiche Zwischenmahlzeit
- Molkeauszüge als Aperitif
- zum Abendessen oder noch später für die innere Ruhe

Äußerlich:
- als Badezusatz
- als Emulgator für Bäder

Bewährte Rezepturen

Anserinenmilch

Zutaten
· 2 EL frisches oder
1 EL getrocknetes Gänsefingerkraut
· ¼ l Vollmilch

Zubereiten
Das Gänsefingerkraut in der Milch erwärmen und etwa 5 bis 10 Minuten heiß ziehen lassen, dann abseihen.

Anwenden
Anserinenmilch zur Entkrampfung und als Quelle für bioverfügbares Kalzium warm trinken und nach Belieben mit Honig süßen.

Kühlende Minz-Buttermilch

Zutaten
· 2 Pfefferminzzweige
· ½ l Buttermilch
· Saft einer Limette

Zubereiten
Die frische Pfefferminze in die Buttermilch einlegen und den Limettensaft einrühren. Ein bis zwei Stunden ziehen lassen.

Anwenden
Bei Hitze oder Anstrengung als kühlendes und stärkendes Getränk genießen.

Himbeer-Basilikum-Molke

Zutaten
· 1 EL frische oder tiefgekühlte Himbeeren
· 1 frische Basilikumspitze
· ¼ l Molke (oder Buttermilch)

Zubereiten
Himbeeren und Basilikum mit der Molke kurz mixen.

Anwenden
Als alkoholfreien Aperitif oder als kühlendes Getränk mit hochwertigem Protein trinken.

Kurkuma-Milch

Zutaten
· 2 EL Butterschmalz
(oder Ghee, Kokosöl, Butter)
· 1 TL Kurkuma, gemahlen
· ½ TL Ingwer, gemahlen
· 1 Prise schwarzer Pfeffer, frisch gemahlen
· ½ l Milch
· 1 TL Honig

Zubereiten
Butterschmalz in einem Topf schmelzen, die Gewürze hinzufügen und kurz unter Rühren anrösten, bis sie duften. Milch zugeben und unter Rühren erhitzen, bis sie dampfend heiß ist. Vom Herd nehmen, Honig hinzugeben und auflösen. Die Kurkuma-Milch im Mixer 30 Sekunden zu einer schaumigen Konsistenz aufschlagen.

Anwenden
Die antioxidative, entzündungshemmende und präbiotische Kurkuma-Milch als Teil einer Mahlzeit, zwischendurch oder am Abend trinken.

Lavendelmilch mit Honig

Zutaten

- 1 TL frische oder getrocknete Lavendelblüten
- ¼ l Vollmilch
- 1 TL Honig

Zubereiten

Die Lavendelblüten in der Milch erwärmen und etwa 5 bis 10 Minuten heiß ziehen lassen, dann abseihen. Mit Honig süßen.

Anwenden

Die Lavendelmilch vor dem Schlafengehen warm trinken. Sie wirkt präbiotisch und fördert das Einschlafen, weil sie den Serotoninspiegel im Gehirn erhöht.

Gute-Nacht-Kräuter-Joghurt

Zutaten

- 100 g Joghurt
- 1 TL getrocknete Lavendelblüten
- 1 TL getrocknete Zitronenmelisse
- 2 Datteln, entkernt
- 2 TL Cashewnüsse
- 1 TL Honig

Zubereiten

Alle Zutaten in der Küchenmaschine mixen.

Anwenden

Gute-Nacht-Kräuter-Joghurt nach dem Abendessen genießen. Es erleichtert das Einschlafen und verbessert die Darmgesundheit.

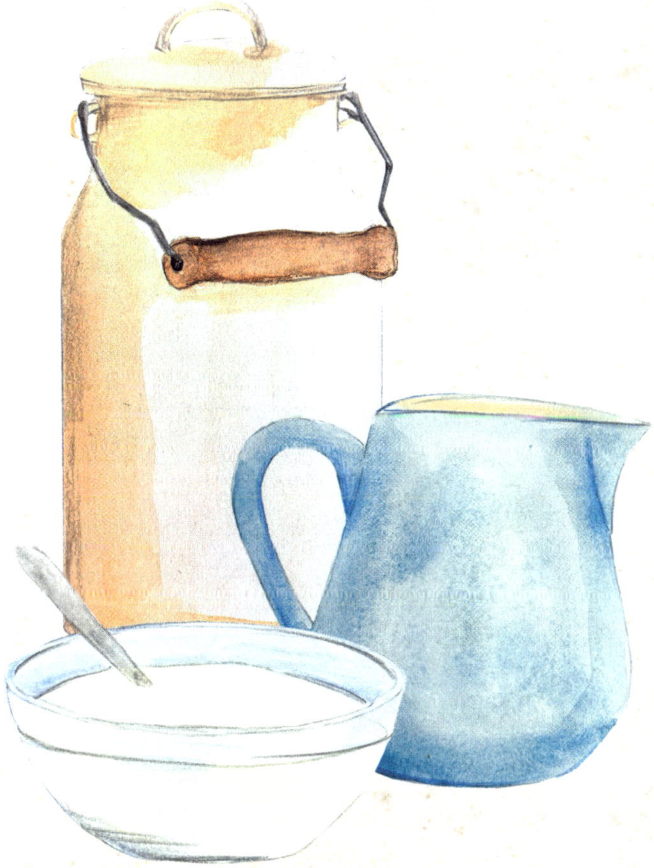

Kräutersalze und Soleauszüge

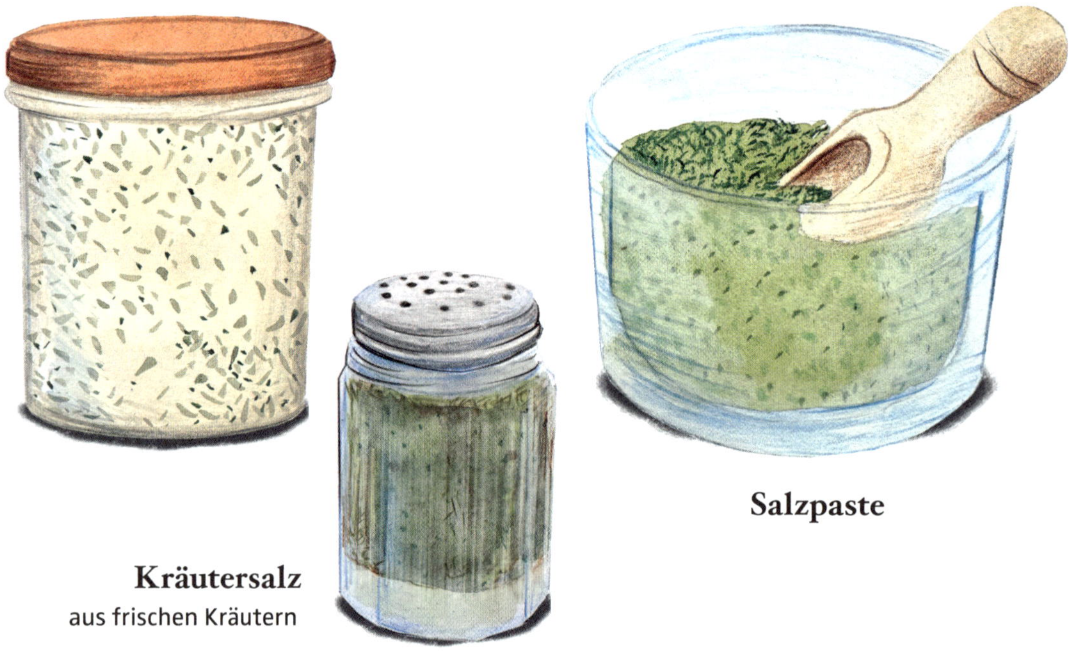

Salz spielt gerne mit Wasser und Mineralstoffen. Es besteht zum Großteil aus zwei Elementen: Natrium und Chlor, die würfelige Kristalle bilden.

Bei Salz denken wir gleich an den salzigen Geschmack auf der Zunge, der für uns lebensnotwendig ist und uns sagt, dass wir es regelmäßig brauchen. Denn Salz reguliert den Wasserhaushalt im Körper, und dafür muss es stets ausbalanciert werden. Das Natrium im Salz mag Wasser besonders gerne und zieht es an. Sein Gegenspieler ist Kalium, es leitet das Wasser wieder aus dem Körper. Salz reguliert die Wassermenge, die in die Zellen gelangt und wieder hinausbefördert wird. Und es hat versteckte Talente: Es kann sogar Eiweiße kochen, und zwar ganz ohne Hitze!

Salz vertreibt Bakterien, Viren, Schimmel und Hefen. Es gibt nur eine Ausnahme: Lactobazillen vertragen kleine Mengen an Salz. Das sind genau die Salzmengen, die wir zum »Beleben« von Lebensmitteln verwenden, etwa beim Fermentieren. Denn wenn die meisten Mikroben vertrieben sind und eine Kultur überlebt, dann ist das für die verbliebene wie im Paradies! Es gibt keine Konkurrenz mehr, die Lactobazillen wachsen und vermehren sich.

Im Körper versuchen wir, eine Balance zwischen Natrium und Kalium zu halten. Natrium zieht Wasser an, Kalium lässt es los.

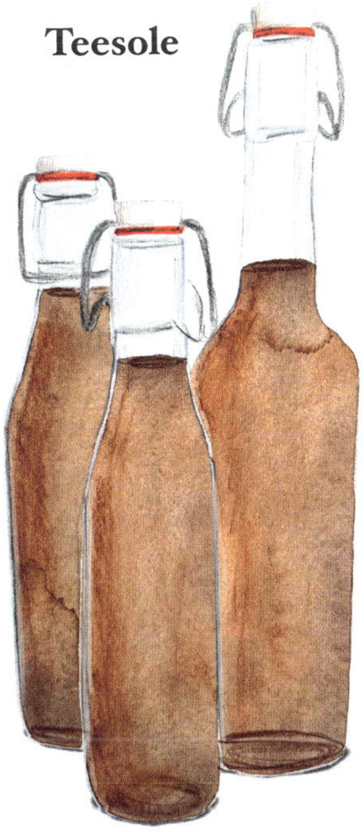

Teesole

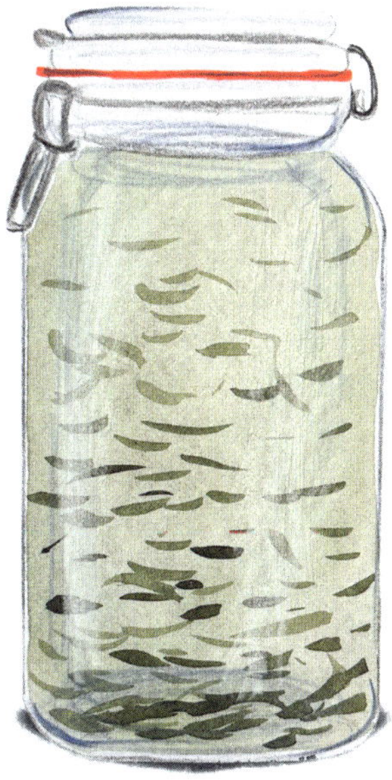

Soleauszug
aus frischen Kräutern

Die Vorzüge

- Kräutersalze sind einfach herzustellen,
- sind gut und ohne Kühlung haltbar,
- sind einfach zu verwenden,
- vermindern die Salzmenge in selbst gekochten Speisen,
- verstärken den Geschmack ganz natürlich,
- sind wichtig für Kulinarik und Naturheilkunde.

Wovon wir gerade mehr brauchen, spüren wir. Denken Sie an eine Pellkartoffel, eine Tomatenscheibe oder an ein Radieschen: Sie sind reich an Kalium und wir haben Lust auf eine Prise Salz dazu. Diese Fähigkeit von Salz, Wasser anzuziehen oder loszulassen, ist notwendig, um den Wasserhaushalt im Körper zu regulieren. Aber nicht nur das, Salz ist auch notwendig, um Nährstoffe und Pflanzenwirkstoffe vom Darm in den Körper zu schleusen. Salz ist demnach ein »Medizinpferd« wie Honig und Alkohol. Zucker, Eiweißbausteine, Vitamin C und Biotin brauchen die Ionenpumpen mit Natrium, um die Schwelle in den Körper zu überwinden.

In Lebensmitteln bewegt sich das Wasser von der weniger salzigen Seite einer halbdurchlässigen Membran zur salzigeren. Solche Membranen lassen nur Wasser oder andere Lösungsmittel durch, aber nicht die darin gelösten Teilchen. Es ist ein natürlicher Prozess, weil die Natur stets nach Ausgleich strebt. Wir nennen diese Passage Osmose.

Diffusion ist ein noch langsamerer Prozess. Wenn zum Beispiel Kraut mit Salz geknetet wird, dringt Salz nach und nach in die Zellen des Krautes ein, verteilt sich gleichmäßig und löst sich auf. Nach einiger Zeit haben sich die Salzkörner aufgelöst, die Krautblätter sind weicher geworden und schmecken gleichmäßig salzig. Während sich das Salz in die Pflanzenteile hineinbewegt, tritt Wasser in die weniger salzigen Bereiche aus. Dabei verändert sich die Textur des Lebensmittels.

Wenn Salz Zeit hat, sich zu lösen und zu verteilen, verändert es auch Proteine, die danach Wasser besser binden können. Das Lebensmittel ist weniger trocken.

Gelöstes Salz hat noch einen entscheidenden Vorteil: Wir schmecken es schneller und intensiver. Dadurch brauchen wir weniger davon zum Würzen. Gelöstes Salz ist also immer besser, als am Tisch nachzusalzen, weil das Salz dann keine Zeit hat, sich zu verteilen und zu lösen. Gesättigte Sole enthält auch gelöstes Salz und ist zum Salzen geeignet.

Welche Zutaten wir brauchen

VOLLSALZ, MEERSALZ, NATURSALZ UND STEINSALZ

Für uns Menschen ist Salz lebensnotwendig. Es regelt Abläufe im Körper und kann durch keine andere Zutat ganz ersetzt werden. Salz ist für die eigenständige Geschmacksrichtung »salzig« zuständig, nach der wir regelmäßig Lust haben, um für ausgewogene Druckverhältnisse im Körper zu sorgen.

Chemisch gesehen besteht das handelsübliche Kochsalz, auch »Vollsalz« genannt, nur aus zwei Mineralstoffen, Natrium und Chlorid, und aus Zusätzen. Dem reinen Salz werden 15 bis 25 mg Jodsalze pro Kilogramm zugesetzt, in Form von Jodid oder Jodat, um Unterversorgungen mit Jod vorzubeugen. Das Vollsalz enthält auch noch Trennmittel, um das Salz gut rieselfähig zu halten. Die Trennmittel sind mit den E-Nummern 535, 536 und 538 gekennzeichnet. Das sind Ferrocyanide, Salze der Blausäure.

Meersalz hat meistens keine Zusätze, es enthält von Natur aus neben Natrium und Chlor noch Spuren von anderen Mineralien. Zunehmend problematisch ist allerdings das Mikroplastik im Meersalz.

Steinsalz ist das einzige Salz, das rein mechanisch aus dem Berg geschlagen, zerkleinert und gesiebt wird. Rote oder graue Schattierungen im Steinsalz deuten auf Reste von Ton hin. Wir verwenden für heilsame Zubereitungen solches Steinsalz. Im Steinsalz sind in ganz kleinen Mengen noch viele andere Mineralstoffe und Spurenelemente enthalten. Es wird mit keinerlei Zusätzen versehen, deshalb klumpt es manchmal etwas. Und es ist auch nicht jodiert. Salz mit der Bezeichnung »Natursalz« kann ebenfalls jodiert sein. Wasser löst das Salz gut, und umgekehrt zieht Salz Wasser an. Kristallines Salz ist unbegrenzt haltbar, und Sole ist in gesättigter Form ebenfalls gut haltbar.

Sole ist mit Salz gesättigtes Wasser. Wasser kann 26 bis 27 Prozent Salz aufnehmen, bis es gesättigt ist. Wie viel genau, hängt von der Temperatur ab. Gelöstes Salz hat den Vorteil, dass wir es schneller schmecken.

Herstellen einer gesättigten Solelösung:

- 250 ml Wasser + 70 g Steinsalz
- 500 ml Wasser + 140 g Steinsalz
- 1.000 ml Wasser + 280 g Steinsalz

KRÄUTER, GEWÜRZE, GEMÜSE UND FRÜCHTE

Salz begegnet den Lebensmitteln in frischer oder in getrockneter und, wie bei allen Kräuterhandwerken, in völlig naturbelassener Form. Wird ein frisch gepflücktes, grünes Blatt mit seinem grünen Pflanzensaft, seinen Enzymen und seinen aktiven Pflanzenwirkstoffen gleich mit Salz gemörsert oder gemixt, haben die Enzyme gar keine Zeit, um Reaktionen zu starten. Die Konservierung durch das Salz beginnt unvermittelt. Das Ergebnis kann man sehen, riechen und schmecken: Das Salz behält eine auffallend schöne Farbe, duftet und schmeckt gut. Nicht nur kristallines Salz konserviert so schnell, auch gesättigte Sole kann das. Allerdings ist der Soleauszug nur für eine begrenzte Auswahl an Zutaten gut geeignet. Er enthält keine Säure, keinen Alkohol und auch keinen Zucker und verwendet als Auszugsmethode nur Osmose.

Kräutersalz mit getrockneten Zutaten ist weniger beeindruckend, hat aber praktische Vorteile: Eine Vielfalt an getrockneten Kräutern erhält stets jede Auswahlmöglichkeit. Die Entwicklung des harmonischen Kräutersalzes kann in eine ruhigere Zeit verlegt werden und muss nicht direkt nach der Ernte passieren. Kulinarische Kräutersalze versuchen, alle Geschmacksrichtungen abzudecken und ein breites Duftspektrum einzufangen. Unten in der Tabelle finden sich geeignete Kombinationen.

Kräutermischungen für Salze und Solen	
Bitterkräuter	wie Bertram, Galgant, Ingwer, Kurkuma, Löwenzahn, Salbei, Schafgarbe, Wacholderbeeren, Engelwurz, Zitrusschalen
Scharfstoffe	aus Knoblauch, Zwiebel, Bärlauch, Winterheckenzwiebel, Schnittlauch, Schnittknoblauch, Meerrettich, Kressen, Chili, Ingwer, Pfeffer, Galgant, Oswegokraut
Säuren	aus Zitrusfrüchten, Berberitzen, Fichtentrieben
Harze	aus Thymian, Rosmarin, Wacholderbeeren, Zitrusschalen
Düfte	von Thymian, Zitronenthymian, Oregano, Majoran, Rosmarin, Melissen, Zitronenverbene, Basilikum, Lavendel, Zitronenschale, Limettenschale, Anis, Kümmel, Fenchel
Mineralstoffe und Chlorophylle	aus Petersilie, Brennnessel, Schafgarbe, Liebstöckl, Selleriegrün, Schnittsellerie
rote und blaue Farbstoffe, Flavonoide	aus getrockneten Beeren wie Aronia, aus Roter Rübe, Hibiskus, Kornblume, Borretschblüten
orange Farbstoffe	Carotinoide aus Ringelblumen und Kapuzinerkresseblüten
natürliche Geschmacksverstärkung	mit Schabzigerklee, Bockshornkleesamen, Liebstöckl, getrockneten Pilzen
von der Wurzel bis zum Blatt	Karottenblätter, Radieschenblätter, Kohlrablschalen und -blätter, Rote-Rüben-Schalen
Solen für Mund und Hals	Thymian, Quendel, Salbei, Zitronenmelisse, Kamille
Inhalationssalze	Thymian, Quendel, Salbei, Zitronenmelisse, Kamille
Bäder und Solen für die Haut	Rosmarin, Lavendel, Rosenblüten, Fichte, Ringelblume, Schafgarbe, Zitronenmelisse

Welche Materialien wir brauchen

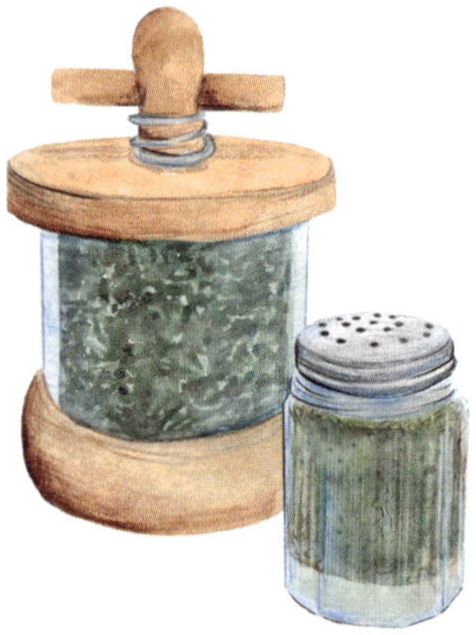

Salz, besonders die Sole mit gelöstem Salz, fördert die Korrosion. Wir verwenden für Salz und Sole deshalb Glas-, Keramik- oder Holzbehälter. Aus praktischen Gründen wird Kräutersole gerne in Sprühflaschen gefüllt, die einige Zeit funktionieren.

SALZSTREUER UND SALZMÜHLE

Der Salzstreuer oder die Salzmühle für den Esstisch sind praktische Werkzeuge. Salzmühlen sollten ein Mahlwerk aus Stein haben, um kein Mikroplastik in das Kräutersalz einzubringen.

ZERKLEINERN

Ein Schneidbrett aus Holz, ein Mörser, eine Kräutermühle und eine Küchenmaschine sind beim Kräutersalz im Einsatz.

Die handwerklichen Schritte zum Kräutersalz

Das Kräutersalz ist eine recht alltagstaugliche Zubereitung: einfach, haltbar und jeden Tag verwendbar! Oft vergessen wir, dass auch kleine Mengen an Pflanzenwirkstoffen ihre Aromen und Wirkungen entfalten und so den Alltag angenehmer machen.

HANDVERLESENE, NATURBELASSENE UND AROMATISCHE GETROCKNETE KRÄUTER, GEWÜRZE, FRÜCHTE UND GEMÜSE

Vielseitige Geschmacksempfindungen und Düfte kommen in das Kräutersalz: bittere, herbe, scharfe, säuerliche, umami und süßliche Geschmäcke und aromatische Düfte mit zitronigen Kopfnoten, lieblichen Herznoten und erdigen Basisnoten.

PULVERISIEREN: GETROCKNETE PFLANZENTEILE VOR DEM MISCHEN MIT SALZ PULVERISIEREN

Die getrockneten Kräuter, Gewürze, Früchte und Gemüse werden mit der Küchenmaschine oder Kräutermühle fein gemahlen. So verteilen sie sich gut im Salz und steigen nicht mit der Zeit an die Oberfläche.

MISCHEN: DIE BEGEGNUNG VON KRÄUTERN UND SALZ

Gleich nach dem Mahlen wird das aromatische Pulver mit Salz gemischt, damit wenig Zeit bleibt, in der die Aromen flüchten können oder der Luftsauerstoff sich einmischt und manche Inhaltsstoffe oxidieren lässt.

Kräutersalz aus getrockneten Kräutern

Salzpaste

Kräutersalz aus frischen Kräutern

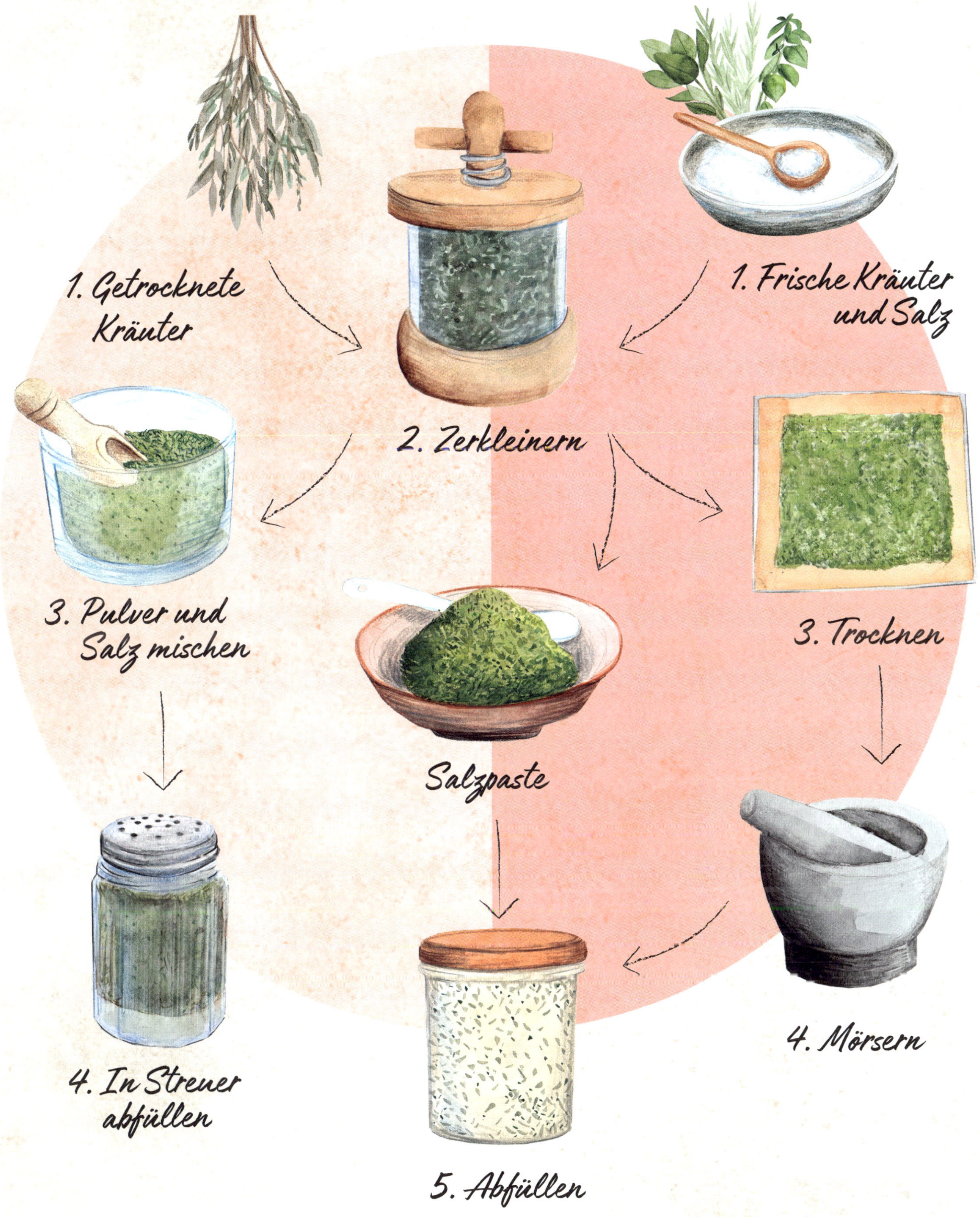

SALZKONZENTRATION FÜR KRÄUTER-SALZE AUS GETROCKNETEN KRÄUTERN:
80 g Steinsalz und 20 g getrocknete Kräuter.

SALZKONZENTRATION FÜR INHALATIONS-SALZE AUS GETROCKNETEN KRÄUTERN:
95 g Steinsalz und 5 g Kräuter.

Kräutersalzpaste und Kräutersalz aus frischen Kräutern

HANDVERLESENE, NATURBELASSENE UND AROMATISCHE FRISCHE KRÄUTER, GEWÜRZE, FRÜCHTE UND GEMÜSE
Vielseitige Geschmacksempfindungen und Düfte kommen in das Kräutersalz: bittere, herbe, scharfe, säuerliche, umami und süßliche Geschmäcke und aromatische Düfte mit zitronigen Kopfnoten, lieblichen Herznoten und erdigen Basisnoten.

MIXEN:
FRISCHE PFLANZEN TREFFEN AUF SALZ
Die frischen Pflanzen grob schneiden, mit einem Teil des Salzes mixen. Das gelingt in der Küchenmaschine oder bei kleinen Mengen in der Kräutermühle oder Kaffeemühle. Jetzt das restliche Salz zugeben. Aus dem Salz ist jetzt eine Paste entstanden, die in dieser Form auch verwendet werden kann.
SALZKONZENTRATIONEN FÜR PASTEN
Salzpaste mit Kräutern:
30 g Steinsalz und 70 g frische Kräuter.

Salzpaste mit Früchten:
50 g Steinsalz und 350 g frische Früchte.

Salzpaste als Suppenwürze bei Kühlschranklagerung:
25 g Steinsalz und 75 g Suppengemüse.

Salzpaste als Suppenwürze bei Küchenlagerung:
28 g Steinsalz und 72 g Suppengemüse.

TROCKNEN DER SALZPASTE:
AN DER LUFT, AM OFEN, IM DÖRRGERÄT
Die feuchte Salzpaste wird auf einen Teller oder ein Backblech gestrichen und getrocknet. Das gelingt an der Luft, auf dem Kachelofen oder an einem warmen Platz. Im Dörrgerät wird bei 35 bis 40 °C getrocknet. Das feuchte Kräutersalz klumpt beim Trocknen zusammen. Sobald es zwischen den Fingern leicht zerbröselt werden kann und durchgehend die gleiche Farbe hat, ist es trocken.

MÖRSERN:
DIE GETROCKNETE PASTE ZERBRÖSELN
Im Mörser oder mit einem Löffel werden die verklumpten Kräutersalzstücke rieselfähig gemacht.

ABFÜLLEN: DAS KRÄUTERSALZ KOMMT IN EIN VERSCHLIESSBARES GLAS
Das Kräutersalz wird in Gläser oder Streugläser gefüllt. Die Vorräte werden dunkel gelagert.

AUFBEWAHREN:
DAS KRÄUTERSALZ DUNKEL LAGERN
Entweder in einem dunklen Glas oder im hellen Glas an einem lichtgeschützten Ort behält das Kräutersalz seine Farbe länger.

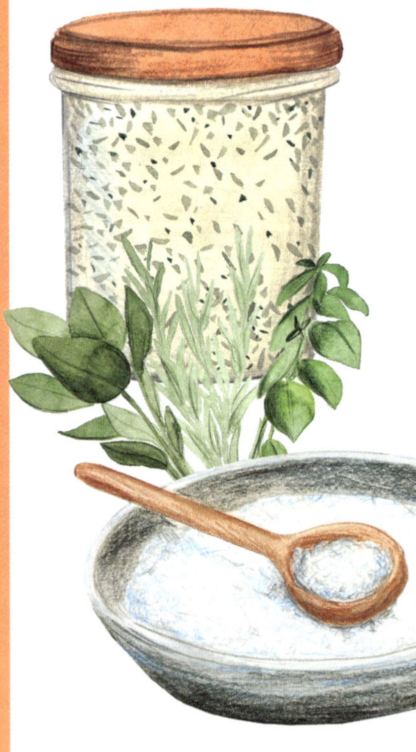

Die handwerklichen Schritte zur Kräuter- und Teesole

Die Kräutersole verbindet die Vorteile des in Wasser gelösten Salzes mit jenen der Pflanzenwirkstoffe. Allerdings ist vor allem die kalt ausgezogene Kräutersole nur für wenige Kräuter geeignet.

Sole besteht nur aus Wasser und Salz und kann nur mit Osmose die Pflanzen ausziehen. Sie hat keine Unterstützung von Säuren, Alkohol, Ölen, Zuckern oder Honig.

Kräutersole-Kaltauszug

GESÄTTIGTE SOLE HERSTELLEN

Zuerst stellen wir eine gesättigte Sole aus 270 g Steinsalz und 1 Liter Wasser her. Bei dieser Mischung sollte ein leichter Bodensatz bleiben, der die gesättigte Sole anzeigt. Zwischen 26 und 27 g Salz lösen sich in 100 g Wasser, das hängt ein wenig von der Temperatur ab.

Wir haben zwei Möglichkeiten zum Lösen des Salzes in Wasser: Wenn wir Salz in kaltes Wasser rühren, dauert es ungefähr 1 Tag, bis es gelöst ist. Im warmen Wasser geht das schneller, auch wenn es dann bis zum Ansetzen wieder auskühlen muss. Zu dem Zeitpunkt, an dem die Kräuter zugesetzt werden, sollte das gesamte Salz gelöst und die Sole ausgekühlt sein.

SALZKONZENTRATION GESÄTTIGTE SOLE:

1 Liter Wasser + 270 g Steinsalz.

HANDVERLESENE, FRISCHE UND GESUNDE PFLANZEN KOMMEN IN DIE KRÄUTERSOLE

Für die kalt ausgezogene Kräutersole eignen sich Basilikum und Rosmarin gut.

ZERKLEINERN: FRISCHE PFLANZEN SCHNEIDEN ODER HACKEN

Die frischen Pflanzenteile schneiden oder hacken, um die Pflanzenwirkstoffe für die Sole zugänglicher zu machen.

AUSZIEHEN: DAS SALZWASSER HOLT EINIGE INHALTSSTOFFE AUS DEN KRÄUTERN

Die zerkleinerten Pflanzen werden in ein Glas gefüllt und mit gesättigter Sole bedeckt. Der Soleansatz nagt 1 Woche an den Kräutern.
Temperatur: Zimmertemperatur.

ABSEIHEN: DIE KRÄUTER AUS DER SOLE NEHMEN

Vor allem wenn die aromatisierte Sole gesprüht werden soll, werden die Kräuter abgeseiht.

ABFÜLLEN: IN DIE SPRÜHFLASCHE ZUM GUTEN DOSIEREN

Die aromatisierte Sole wird in eine Flasche oder Sprühflasche gefüllt.

VERBRAUCHEN: DIE KRÄUTERSOLE HÄLT EINIGE WOCHEN BEI ZIMMERTEMPERATUR

Die Kräutersole kann einige Wochen bis zu etwa 4 Monate verwendet werden. Sie ist nicht so stabil wie das Kräutersalz.

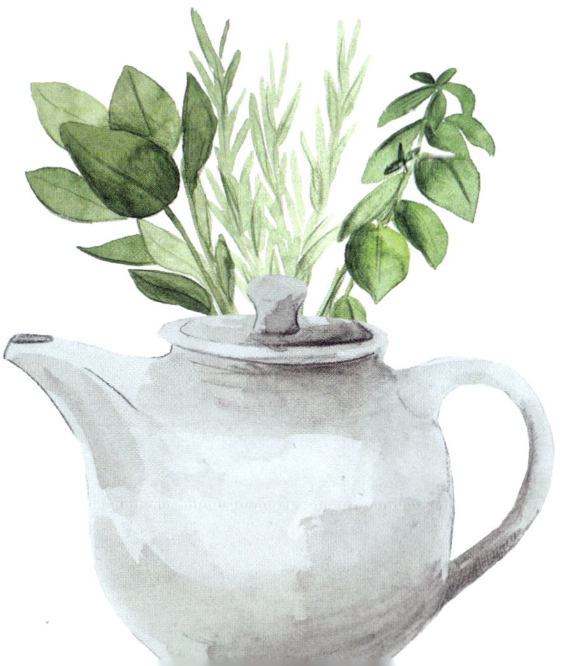

Kräutersole-Kaltauszug

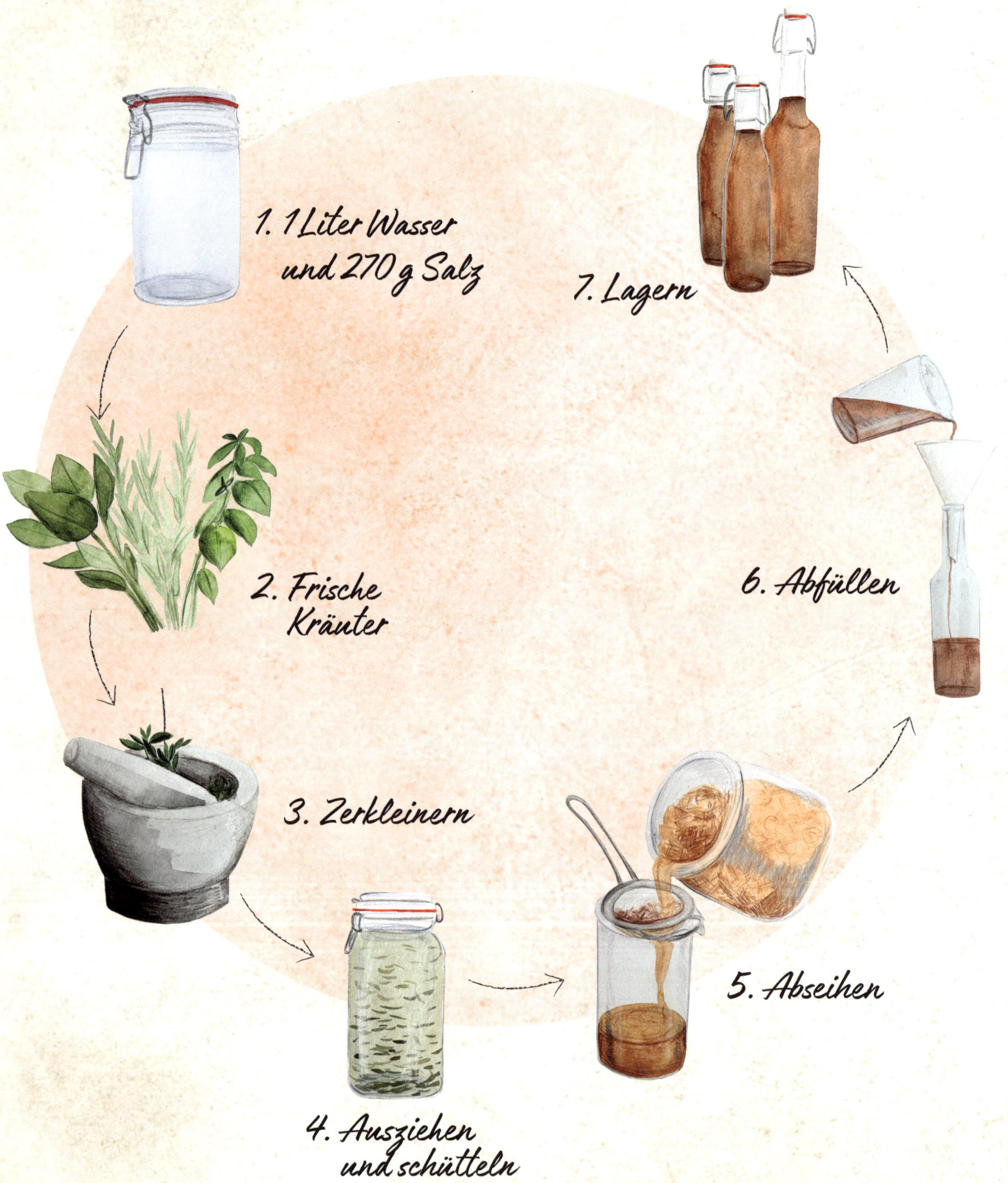
1. 1 Liter Wasser
und 270 g Salz
2. Frische
Kräuter
3. Zerkleinern
4. Ausziehen
und schütteln
5. Abseihen
6. Abfüllen
7. Lagern

Kräuterteesole

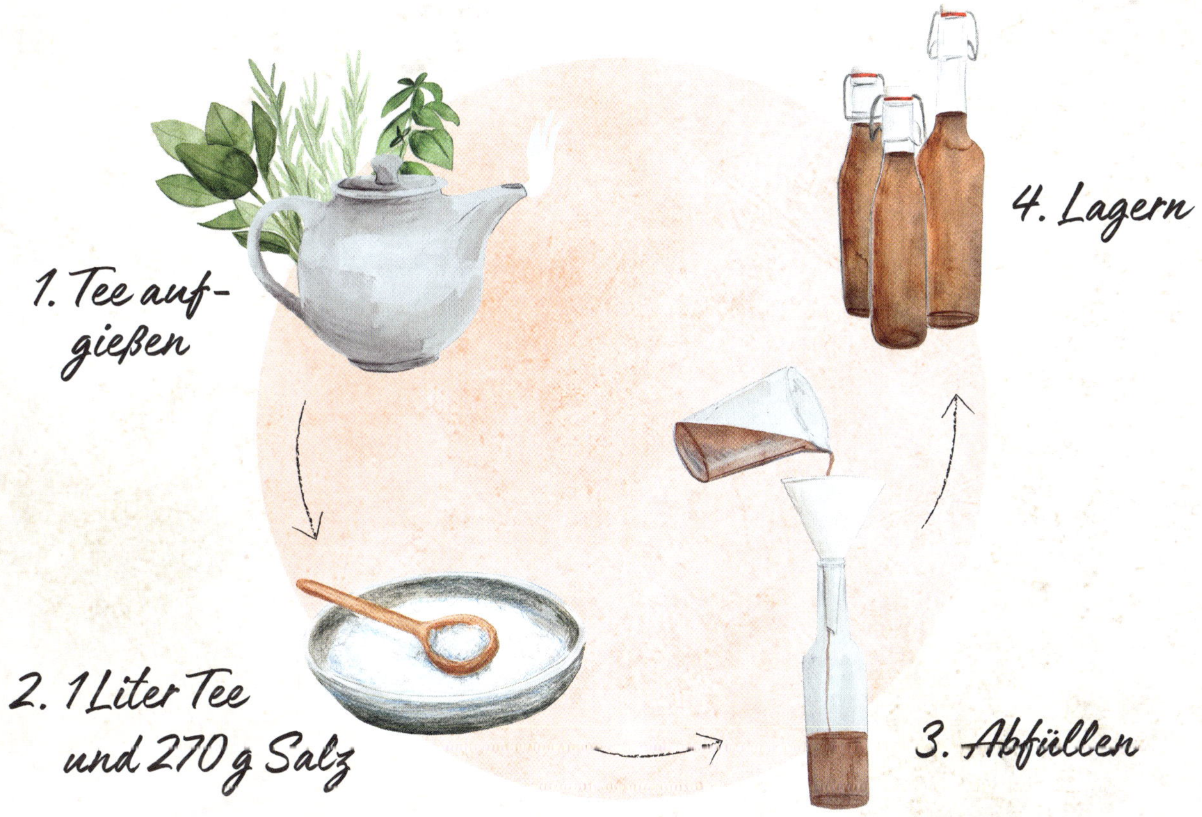
1. Tee auf-
gießen
2. 1 Liter Tee
und 270 g Salz
3. Abfüllen
4. Lagern

Kräuterteesole

KRÄUTERTEE ZUBEREITEN

Zuerst wird ein Kräutertee mit heißem Aufguss zubereitet.

Die Ziehzeit richtet sich nach den Kräutern: für die ätherischen Öle von zum Beispiel Thymian, Melisse oder Zitronenverbene den Tee zugedeckt 2 bis 3 Minuten ziehen lassen. Um die Gerbstoffe aus Salbei zu gewinnen, braucht es 10 bis 15 Minuten Ziehzeit (zugedeckt).

Danach werden die Kräuter abgeseiht.

SALZ AUFLÖSEN

Im heißen Tee löst sich das Steinsalz schnell auf. Wir machen aus dem Kräutertee eine gesättigte Teesole, indem wir 270 g Steinsalz in einen Liter Tee geben.

Jetzt ist die Kräuterteesole schon fertig und hat den Kräutertee in eine haltbare Zubereitung verwandelt!

ABFÜLLEN: IN EINE FLASCHE FÜLLEN UND BESCHRIFTEN

Die Teesole kann nun in eine Flasche gefüllt werden, am besten durch einen Papierfilter, weil ein Bodensatz von Kräutern und Salz vorhanden sein kann. Jetzt wird die Flasche noch beschriftet. Obwohl sie recht gut haltbar ist, werden von der Kräuterteesole nur kleine Mengen von 100 bis 250 ml hergestellt. Sie verdirbt zwar nicht, verliert aber mit der Zeit an Qualität. Es kommt leicht zu Oxidationsreaktionen und Veränderungen in der salzigen Lösung.

AUFBEWAHREN: DIE TEESOLE HÄLT EINIGE WOCHEN BEI ZIMMERTEMPERATUR

Einige Wochen oder wenige Monate ist die Kräuterteesole bei Zimmertemperatur haltbar. Das ist recht vorteilhaft, weil etwa die Mundspülung griffbereit im Badezimmer stehen kann.

Verborgene Reaktionen

Was bei Kräutersalz, Salzpaste und Kräutersole alles schiefgehen kann

Was auffällt	Mögliche Ursachen	Lösungen
Verfärbung der Salzpaste	fehlender Lichtschutz	Dunkle Behälter verwenden oder im Schrank lagern.
Kräutersalz ist ausgebleicht.	fehlender Lichtschutz	Dunkle Behälter verwenden oder im Schrank lagern.
Salzpaste ist schimmlig.	Der Salzgehalt ist zu niedrig.	Den Salzgehalt erhöhen.
Sole ist schimmlig.	Das Salz war beim Ansetzen noch nicht aufgelöst.	Zuerst die Sole herstellen und erst dann die Kräuter zusetzen.
Kräuterteesole hat einen Bodensatz.	Das Steinsalz hatte Lehmeinlagerungen, oder es war Staub auf den Teekräutern.	Die Kräuterteesole durch einen feinen Filter oder Filterpapier abseihen.

DAS KRÄUTERPULVER FÜR DIE SALZMISCHUNG

Das Kräutersalz mit getrockneten Kräutern gelingt am besten, wenn die Kräuter fein gemahlen sind. Feines Salz und grobe Kräuter würden sich immer wieder entmischen: Die Kräuter versammeln sich an der Oberfläche. Zudem ist die Streufähigkeit eingeschränkt, wenn die Kräuter zu groß sind.

Grobes Salz kann mit feinem Kräuterpulver gemischt werden. In diesem Fall umhüllt das Pulver die Salzkörner, das sieht auch optisch schön aus. Am Esstisch empfiehlt sich für diese Art von Kräutersalz eine Mühle.

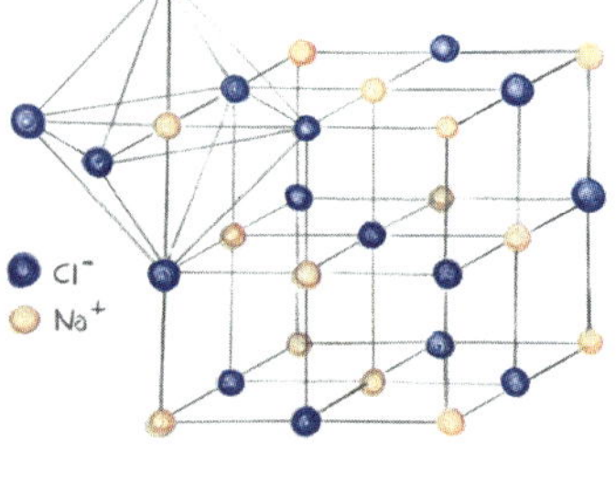

Salzkristall

MIXEN VON FRISCHEN KRÄUTERN UND SALZ

Wenn grüne Blätter mit Salz gemixt werden, so blitzt ein wundervolles Grün auf: Das Chlorophyll wird aus den Zellen befreit! Normalerweise oxidiert es schnell. Wie alle starken Antioxidantien oxidiert es selbst und verliert seine antioxidative Kraft, wenn es an die Luft kommt. Doch das umgebende Salz hindert die Enzyme daran, ihre Arbeit zu verrichten, und die Farbe bleibt erhalten. Das grüne Kräutersalz aus den frischen Pflanzen ist auch noch nach Wochen wunderschön anzuschauen. Gleichzeitig behält das Chlorophyll seine antioxidative Stärke.

SOLE SCHMECKEN WIR SCHNELLER

In der trockenen, kristallinen Form bildet Salz mit den positiv geladenen Natrium-Ionen Na^+ und den negativ geladenen Chlorid-Ionen Cl^- eine Gitterstruktur. Wenn Salz in Wasser gelöst wird, löst sich diese Gitterstruktur auf, und die einzelnen positiv geladenen Natrium-Ionen und negativ geladenen Chlorid-Ionen schwimmen im Wasser herum.

Wir schmecken salzig, wenn die Ionen von Natrium und Chlor frei sind und zwischen ihnen eine elektrische Ladung entsteht. Dann reagieren die Kanalproteine (transportieren Stoffe in Zellen hinein oder hinaus) darauf. Deshalb schmecken wir Salz nur in gelöster Form. Obwohl es auf der Zunge immer feucht ist, kann dennoch Sole viel schneller diesen Reiz für Salz setzen. Würzen mit Sole spart deswegen einiges an Salz ein.

DER SOLEAUSZUG IST WÄHLERISCH

Auszugsmittel haben eine ganze Reihe von Werkzeugen, mit denen sie Pflanzenwirkstoffe und Nährstoffe aus den Pflanzen ziehen oder lösen können: Wasser, Öle und Fette, Alkohol, Säuren oder Hitze. Die Sole hat nur ein einziges Werkzeug: die Osmose. Nach dem Gesetz der Osmose werden stets ausgeglichene Verhältnisse angestrebt. Die Konzentration an herumschwimmenden Teilchen ist in der Sole so hoch, dass Wasser aus den Pflanzen gesaugt wird.

Auch einige Pflanzenwirkstoffe werden mitgerissen und werten die Sole auf. In den Soleauszug kommt vor allem der frische Pflanzensaft.

SALZ FRIERT NICHT

Salz senkt den Gefrierpunkt von Wasser, dieser Effekt wird bei der Salzstreuung genutzt. Der Gefrierpunkt kann bis auf eine Temperatur von minus 21 °C gesenkt werden.

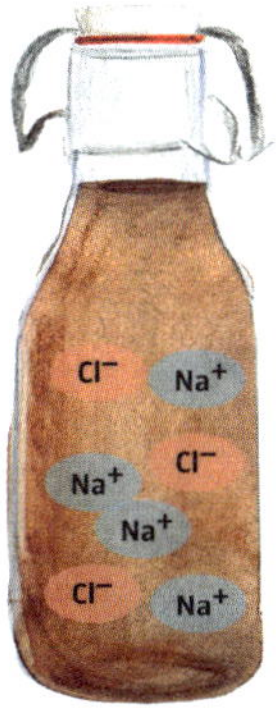

Sole

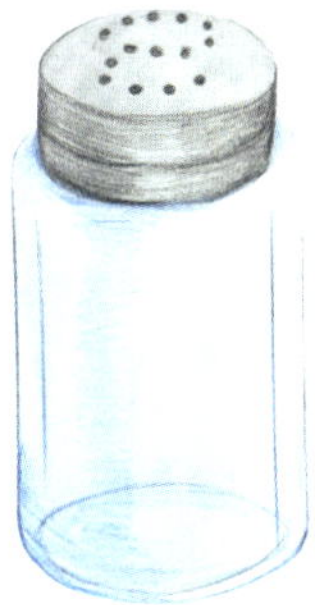
Salzstreuer

Anwenden

Die gute Dosis

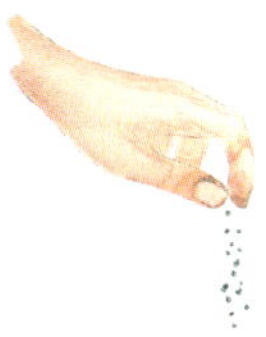
1 Prise Salz zum Würzen: 0,4 g

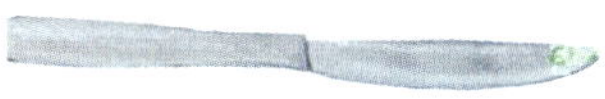
1 Messerspitze/ Löffelspitze Salz zum Würzen: 0,25 g

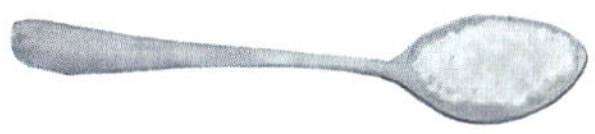
1 gestrichener Esslöffel Salz: 15 g

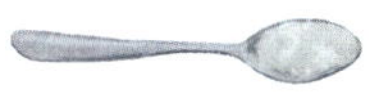
1 gestrichener Teelöffel Salz: 5 g

1%iges Salzwasser für physiologische Soleanwendungen	1 Liter Wasser + 10 g Steinsalz oder 30 ml gesättigte Sole oder 1 TL gesättigte Sole (3 ml) in 100 ml Wasser
2%iges Salzwasser zum Kochen von Nudeln	1 Liter Wasser + 20 g Steinsalz
haltbare, gesättigte Sole	1 Liter Wasser + 270 g Steinsalz
Vollbad	1 bis 2 kg Steinsalz

Das Kräutersalz wird in kleinen Mengen hauptsächlich kulinarisch angewendet. Dennoch haben solch kleine Mengen an Pflanzenwirkstoffen im Alltag einen gesundheitsfördernden Effekt. Meistens wird vom Kräutersalz die gleiche Menge verwendet wie von purem Salz, so reduziert sich die Salzmenge.

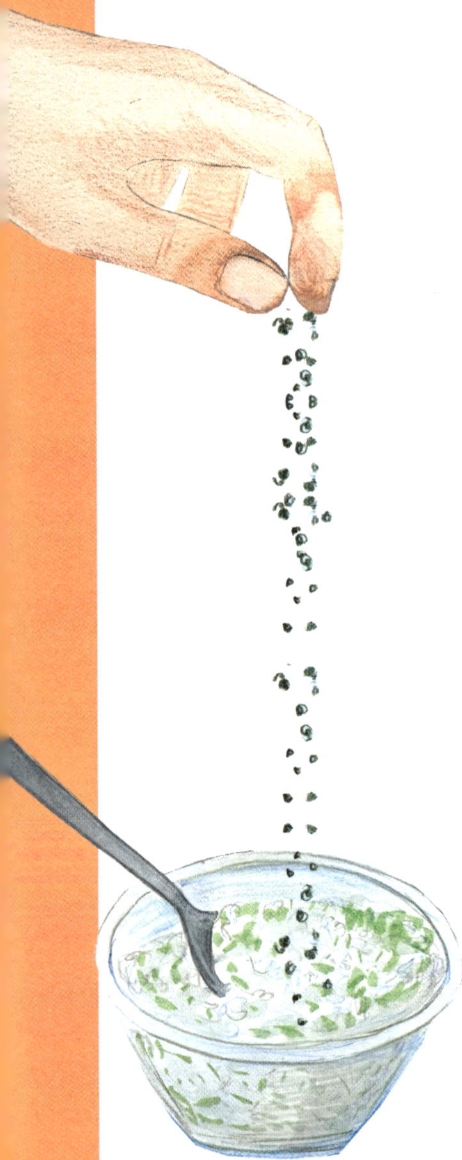

Größere Mengen an Salz brauchen wir für Bäder, vor allem für ein Salz-Vollbad, wo die Salzkonzentration 1 Prozent erreichen soll. Je nachdem, wie viel Wasser in der Wanne ist, sind dafür 1 bis 2 Kilogramm Salz notwendig.

Was die Wirkung beeinflusst

Wie Kräutersalz oder Kräutersole am Ende wirken, hängt von einer ganzen Reihe an Faktoren ab:

DIE KORNGRÖSSE DES SALZES
Je größer die Salzkörner sind, desto mehr benötigen wir davon, um die Salzwirkung zu entfalten. Ist das Salz bereits gelöst – wie in der Sole –, dann sinkt die notwendige Dosis.

ZUSÄTZE IM SALZ WIE JOD, FLUOR UND RIESELHILFE
Jod, Fluor und das Trennmittel Eisencyanid können die Wirkung der Kräutersalzzubereitungen verändern und unser Mikrobiom stören.

DAS VERHÄLTNIS VON SALZ UND KRÄUTERN
Ein Kräutersalz mit einer großen Menge an Kräutern ist oft unsere Idealvorstellung. Dennoch wird das Kräutersalz vor allem zum Salzen verwendet, deshalb gibt es eine sinnvolle Obergrenze an Kräutern. Ein sehr guter Anhaltspunkt zum Mischen sind 5 Teile Salz und 1 Teil getrocknete Kräuter.

DIE ZUGESETZTEN KRÄUTER UND HEILPFLANZEN
Zur Wirkung des Salzes gesellt sich jeweils die Wirkung der Kräuter und Heilpflanzen. In den meisten Fällen handelt es sich dabei um eine ergänzende Wirkung, weil die Pflanzenwirkstoffe durch das Salz bioverfügbarer werden oder das Mikrobiom stärken. Bitter- und Gerbstoffe, Scharfstoffe, Säuren, Harziges, Umami und Blumiges kann sensorisch ausgesucht werden.

DIE ZUBEREITUNGSART DES KRÄUTERSALZES
Je nach Zubereitungsart, mit frischen oder getrockneten Kräutern, trocken oder als Sole, sind die Pflanzenwirkstoffe in unterschiedlichen Mengen enthalten.

DIE VERWENDETE MENGE
Für kulinarische Kräutersalze gilt: Verwende gleich viel wie vom puren Salz, so sparst du Salz und gewinnst an Geschmack!

Wo ist Vorsicht nötig?

JODIERTES SALZ
Bei Jodmangel oder bei erhöhtem Jodbedarf kann auch jodiertes Salz verwendet werden.

Was sich schlecht verträgt:
- häufige Salz- und Soleanwendungen bei hohem Blutdruck
- heiße Salz-Fußbäder bei Venenproblemen, Herz- und Gefäßerkrankungen
- kalte Salz-Fußbäder bei hohem Blutdruck, Harnwegsinfektionen oder Erkältungen

KRÄUTERSALZ, SALZPASTE UND KRÄUTERSOLE ZUM GUTEN ZEITPUNKT ANWENDEN
Das Kräutersalz, das in der Küche verwendet wird, richtet sich natürlich nach dem Geschmack. Salze für Inhalationen und Anwendungen auf der Haut orientieren sich an der Wirkung und damit an den Pflanzenwirkstoffen:
- im Alltag zum Aufwerten der Speisen in der Küche und am Esstisch

- bei Lust nach Salzigem durch Schwitzen bei Hitze, nach dem Sport oder der Sauna
- zum Stärken des Mikrobioms von Haut und Schleimhaut bei leichten Irritationen
- für Dampfbäder bei entstehendem Druck in den Nebenhöhlen
- für den stabilen Kreislauf bei leichtem Schwindel

Kräutersalze und Kräutersolen innerlich und äußerlich anwenden

TRINKSOLE

Sole oder Kräutersole mit 1 Prozent Steinsalz kann als Trinksole angewendet werden. Diese geringe Salzmenge belebt das Mikrobiom und wird deshalb als regenerativ empfunden.

Es ist jene Salzkonzentration, die auch beim Fermentieren von Lebensmitteln angewendet wird. Viele Mikroben flüchten vor dem Salz, und nur die gesundheitsfördernden Lactobazillen tolerieren es.

MUNDSPÜLUNGEN

1%ige Solen dienen zur Symbioselenkung der Mundschleimhaut. Mit Gerbstoffpflanzen wie etwa Salbei, Ringelblumenblüten oder Kamillenblüten wird eine Kräuterteesole zubereitet.

DAMPFBÄDER UND INHALATIONEN MIT STEINSALZ

Salz und Kräuter arbeiten im Dampf gut zusammen: Das Salz als Türöffner verstärkt die Kräuterwirkung, die sich durch Mund, Hals und Bronchien bis in die Lunge entfaltet.

Heilpflanzen wie Thymian, wilder Thymian (Quendel), Salbei, Zitronenmelisse, Kamille oder eine vielfältige Mischung von Heublumen eignen sich besonders.

AUGENBAD

Für ein Augenbad eignet sich eine 1%ige Sole. Dafür wird 1 g Steinsalz oder 3 ml gesättigte Sole (1 TL) in 100 ml Wasser gemischt. Die Salzkonzentration darf auf keinen Fall höher sein.

HAUT

Eine 1- bis 2%ige Kräutersole als Waschung, als Teilbad oder als Spray für die Haut lenkt die Mikroben auf der Haut in eine gute Richtung und hilft ihr, sich selbst zu regenerieren.

NASENSPÜLUNG MIT SOLE

Ein kalter, aktivierender Soleauszug mit Rosmarin oder eine Kräuterteesole mit Salbei sind wirksame Nasenspülungen.

Dazu wird die Sole auf 1 Prozent verdünnt: 3 ml mit 100 ml Wasser, Hydrolat oder Tee verdünnen.

VAGINALSPÜLUNGEN MIT SOLE

Mit 1%igen Solelösungen können Vaginalspülungen gemacht werden, um das schleimhauteigene Mikrobiom zu stärken.

Die Heilpflanzen werden nach Verträglichkeit und Vorliebe ausgewählt: Kamille, Rosenblüten, Lavendel, Zitronenmelisse, Quendel. Es können auch 3 ml einer gesättigten Sole mit 100 ml Hydrolat oder Tee verdünnt werden.

SALZ-TEILBÄDER UND SALZ-VOLLBÄDER

Für die körperverträgliche Salzkonzentration versuchen wir, eine etwa 1%ige Sole herzustellen. Pro Liter Wasser brauchen wir dazu 10 g Steinsalz. Im Vollbad baden wir in 100 bis 200 Liter Badewasser, je nach Größe der Wanne und Höhe des Wasserstands. Deshalb sind dafür 1 bis 2 Kilogramm Steinsalz nötig.

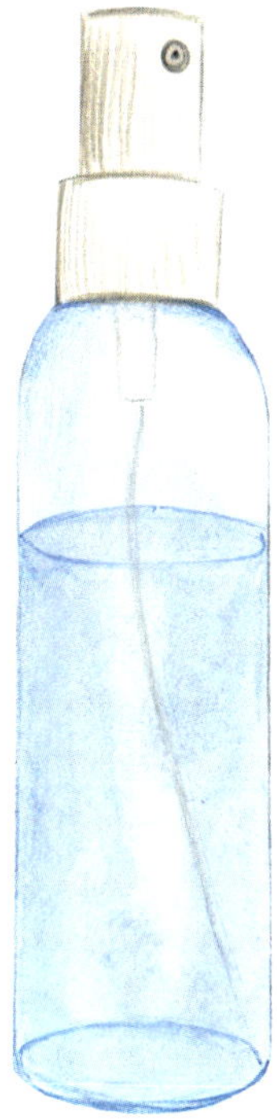

Solesprüher

Bewährte Rezepturen

Kulinarisches Kräutersalz

Zutaten
· Schabzigerklee
· Oswegokraut
· Kapuzinerkresseblüten und -blätter
· Rosmarin
· Thymian
· Basilikum
· Zitronenmelisse
· Zitronenverbene
· Schnittlauch oder Schnittknoblauch
· Liebstöckl
· 200 g Steinsalz

Zubereiten
50 g der frischen Kräuter hacken und mit 100 g Steinsalz in der Küchenmaschine mixen. Auf Butterbrotpapier dünn ausbreiten und trocknen. Danach mörsern, mit den restlichen 100 g Salz mischen und in Salzstreuer füllen.

Chilisalz

Zutaten
· 5 g kleine scharfe, getrocknete Chilis
· 100 g Steinsalz

Zubereiten
Die Chilis mit der Hälfte des Salzes in der Küchenmaschine oder der Gewürzmühle pulverisieren, dann die 2. Hälfte des Salzes untermischen.

Salzpaste

Zutaten
· 350 g frische Zitronen
· 50 g Steinsalz

Zubereiten
Die Zitronen in Scheiben schneiden, die Kerne entfernen, gemeinsam mit dem Salz in der Küchenmaschine pürieren, in ein Glas füllen und im Kühlschrank aufbewahren. Die Salzpaste kann mit Rosmarin, Thymian, Knoblauch, Wacholderbeeren oder anderen Gewürzen und Kräutern ergänzt werden.

Anwenden
Die zitronige Salzpaste passt zu Dressings, für Suppen und Saucen und auch für süße Mehlspeisen.

Würzsole

Zutaten
· 70 g Steinsalz
· ¼ l Wasser
· 4 EL frische Kräuter: Basilikum, Rosmarin

Zubereiten
Das Salz im Wasser lösen, mit den Kräutern in ein Glas geben und verschließen. Den Soleansatz 1 Woche ziehen lassen. Dann abseihen und in eine Sprühflasche füllen.

Anwenden
Als Speisewürze verwenden, etwa Basilikumsole zu Tomaten oder Rosmarinsole zu Kartoffeln.

Essigsole zum Würzen

Zutaten

- 25 g Steinsalz
- ¼ l Weißweinessig
- 3 EL frische Kräuter

Zubereiten

Das Salz im Essig lösen, mit den Kräutern in ein Glas geben und verschließen. Den Essigansatz 1 Woche ziehen lassen. Dann abseihen und in eine Sprühflasche füllen.

Anwenden

Als Speisewürze verwenden.

Inhalationssalz

Zutaten

- 5 g getrocknete Kräuter (Salbei, Thymian, Zitronenmelisse)
- 95 g Steinsalz

Zubereiten

Die Kräuter fein mahlen, mit dem Salz mischen und in einem Glas aufbewahren.

Anwenden

Bei verstopfter Nase 1 TL Inhalationssalz und ein Glas heißes Wasser in einen Topf geben, bis zur angenehmen Temperatur überkühlen lassen und inhalieren. Dafür den aromatischen Dampf zu Nase und Mund führen.

Salbeiteesole

Zutaten

- 3 EL getrocknete Salbeiblätter
- ¼ l Wasser
- 70 g Steinsalz

Zubereiten

Salbeiblätter mit kochendem Wasser übergießen und zugedeckt 10 bis 15 Minuten ziehen lassen. Dann abseihen und das Salz im Tee auflösen.

Die Salbeiteesole in eine Glasflasche füllen, verschließen und im Badezimmer aufbewahren.

Anwenden

Etwas Salbeiteesole in ein Glas lauwarmes Wasser geben – es soll nur noch ein leicht salziger Geschmack übrig bleiben – und als Mundspülung verwenden.

Badesalz

Zutaten

- 200 g Steinsalz
- 30 g Olivenöl oder Mandelöl
- 10 g getrocknete Kräuter

Zubereiten

Steinsalz mit Öl und Kräutern mischen und in einen Waschlappen oder in ein Baumwollsäckchen füllen. Gut zubinden.

Anwenden

Badewasser mit 36 bis 37 °C einlassen und das Säckchen mit dem Badesalz in die Wanne legen. 15 bis 20 Minuten darin baden, bei therapeutischen Anwendungen nur 12 Minuten.

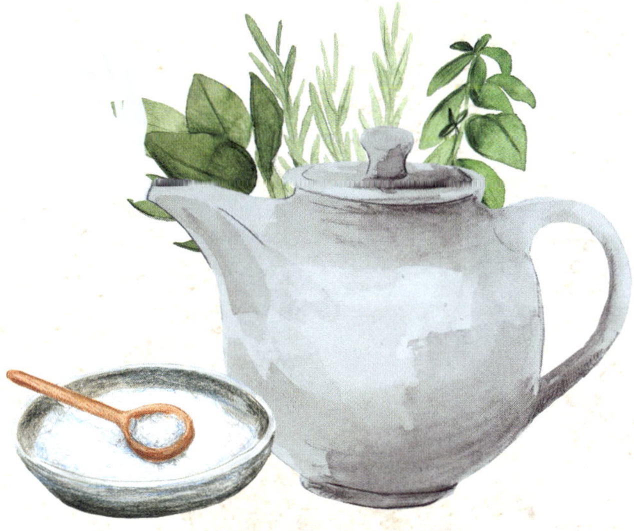

Honig, Zucker und Sirup

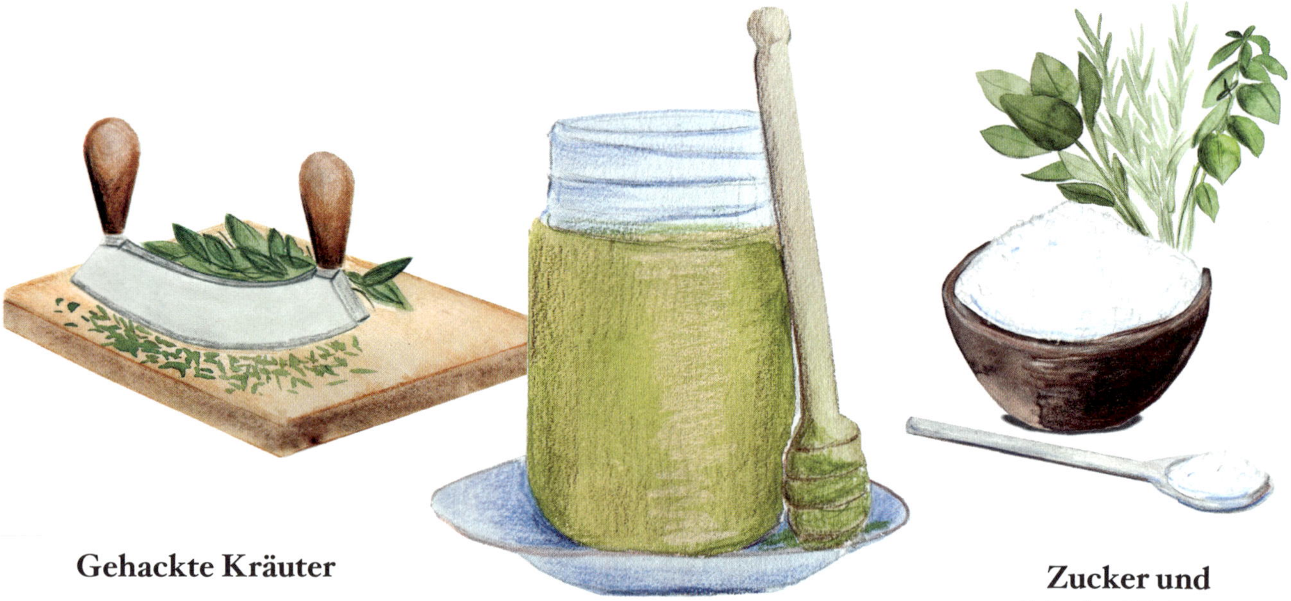

Gehackte Kräuter

Kräuterhonig

Zucker und frische Kräuter

Es sind die ganz kleinen Zucker, die sich hier in Szene setzen: genau jene, die nur aus einem oder zwei Molekülen bestehen. Traubenzucker ist bestimmt der bekannteste, schwimmt er doch im Blut als Blutzucker herum und ist unsere wichtigste Energiequelle. Traubenzucker (Glucose) kann einfach und schnell aufgenommen werden. Das ist von Vorteil, wenn schnelle Energie gefragt ist, aber ab und zu auch ein Nachteil, wenn er überstürzt und in zu großer Menge im Blut landet. Wir fühlen uns meistens leistungsfähiger, wenn wir Zucker mit langen Glucoseketten essen, etwa aus gutem Brot oder aus Kartoffeln. Dann hat zwar unsere Verdauung mehr Arbeit, bis die Glucose verfügbar ist, aber sie flutet langsam ins Blut, und das tut uns gut.

Im Honig wohnen Glucose und Fructose nebeneinander, im Haushaltszucker sind sie als Saccharose eng miteinander verbunden. Die Fructose macht einen Umweg über die Leber und wird dort ebenfalls in Glucose umgewandelt. Die Kapazitäten für diese Umwandlung sind begrenzt. Wenn wir das System überlasten, stöhnt die Leber, und es entwickelt sich eine nichtalkoholische Fettleber.

Honig hat den Vorteil frei verfügbarer Glucose, der allerdings nur gilt, wenn ganz

Kalter und gekochter Sirup

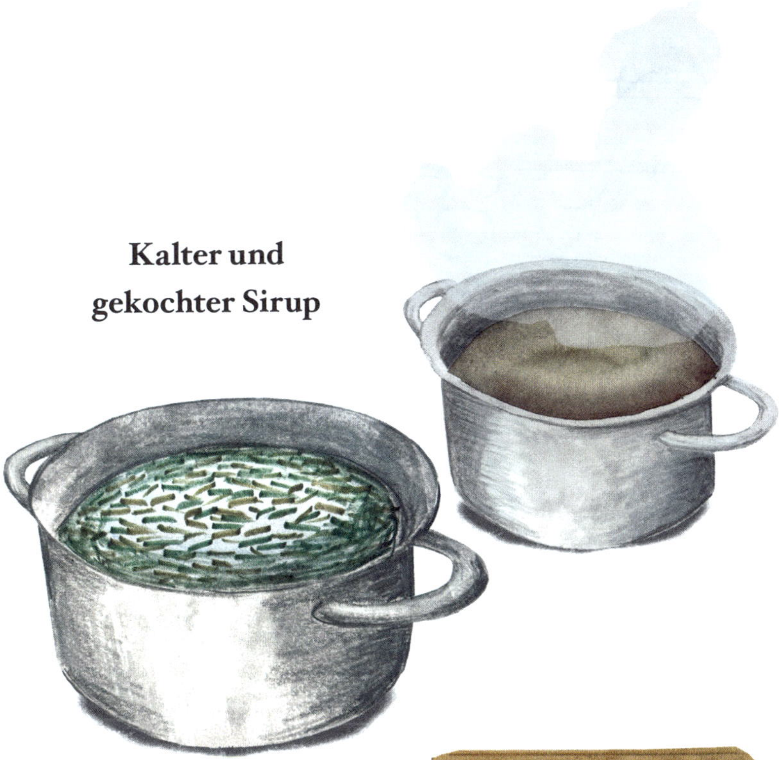

Kräuterzucker

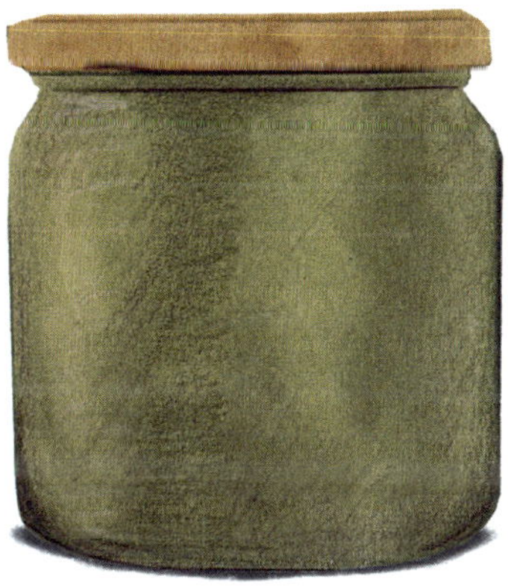

Die Vorzüge

- Süße ist notwendig, denn Glucose schleust Pflanzenwirkstoffe und Nährstoffe ein.
- Honig hat viel freie Glucose.
- Auch Zucker bringt Glucose mit.
- Honig und Zucker machen Kräuterzubereitungen haltbar.
- Kleine Mengen Honig und Zucker füttern die Mikroben.
- Kräuterhonig und Kräuterzucker entspannen die Bronchien.
- Honig und Zucker versüßen das Leben.

kleine Mengen Honig gegessen werden. Kleine Mengen an Honig oder Zucker sind in pflanzlichen Arzneimitteln, in Elektrolytgetränken und in vielen Speisen enthalten, weil sie für eine gute Aufnahme der Wirkstoffe und Nährstoffe sorgen. Sie geben auch den Mikroorganismen einen Energieschub, damit diese wachsen und sich vermehren können.

Die Menge an Zucker und Honig in unserer Ernährung darf niemals zu hoch sein, denn die Folgen von sehr süßen Zubereitungen sind fatal: Durch die Blutzuckerspitzen entsteht ein ständiges Müdigkeitsgefühl, die körperliche und geistige Leistungsfähigkeit geht verloren. Dazu kommen ungünstige Auswirkungen auf die Darmbakterien.

Es gilt demnach immer zu entscheiden, wofür Honig und Zucker verwendet werden. Wenn es darum geht, ein Lebensmittel mit Zucker haltbar zu machen – wie beim Kräutersirup –, dann darf damit nicht gespart werden. Aber am Ende entscheidet die Form des Servierens, wie viel Zucker ein Getränk enthält.

Eines steht auf alle Fälle fest: Für heilende Zubereitungen verwenden wir nur natürliche Zuckerarten – Zucker aus Zuckerrüben oder aus Zuckerrohr, Honig, Ahornsirup oder Dicksäfte aus Früchten.

Welche Zutaten wir brauchen

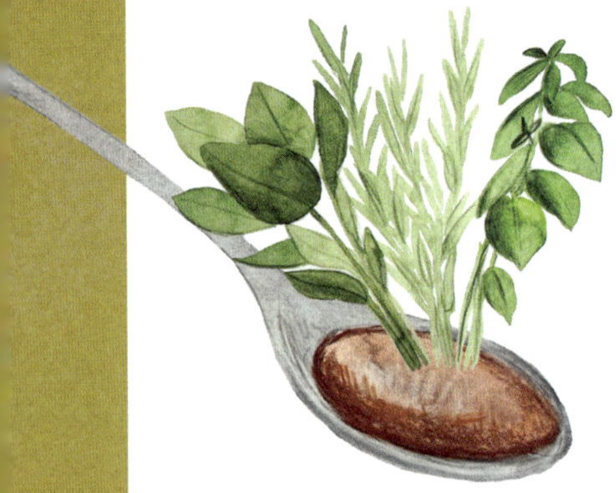

Kräuter und Süße

Viele Kräuter verleihen der Süße eine aromatische Note. In der Kulinarik bringen Rose, Thymian oder Rosmarin ihre ätherischen Öle ein, Chili seine Schärfe oder Mädesüß seine unvergleichlichen Eindrücke. Auch bittersüße Zubereitungen werden gerne serviert und bringen unsere Verdauung auf Touren.

In der Volksmedizin steht die heilende Wirkung im Vordergrund. Schleimlösende Hustenkräuter, befeuchtende Malven und lang gekochte hellgrüne Fichtentriebe werden gerne in Verbindung mit Honig oder Zucker zubereitet.

Zuckerarten, die wir verwenden

QUALITÄT UND WERT VON HONIG

Glucose und Fructose halten sich im Honig nebeneinander als sogenannter Invertzucker auf. Aber damit nicht genug: Honig enthält eine ganze Reihe weiterer Zuckerarten wie Maltose, Maltulose, Turanose und Nigerose. Die Zuckerarten aus dem Honig treiben den Blutzuckerspiegel nicht so stark in die Höhe, auch wenn noch weitgehend ungeklärt ist, warum. Daran könnten die Polyphenole, die dem Honig die braune Farbe verleihen, ebenso beteiligt sein wie die enthaltenen Gerbstoffe.

Kräuterhonig	Thymian, Quendel, Anis, Kren, Ingwer
Kräuterzucker	Anis, Fenchel, Malve, Spitzwegerich, Thymian
Sirup, fermentiert	Spitzwegerich, Fichtentriebe, Salbei, Thymian, Ysop
Sirup, kalt	Schwarzer Rettich, Kren/Meerrettich, Zwiebel, Zirbenzapfen
Sirup, gesäuert	Brennnessel, Rose, Lavendel, Salbei, Thymian, Zitronenmelisse
Sirup, ausgezogen	Holunderblüten, Lavendel, Zitronenmelisse, Schafgarbe, Thymian, Quendel, Salbei, Pfefferminze
Sirup, kurz gekocht	Rosmarin, Thymian, Wacholderbeeren, Zitronen, Orangen, Gewürze
Sirup, lang gekocht	Fichtentriebe, Löwenzahnblüten

Hitzeempfindliche Enzyme gehören zu den wertvollen Inhaltsstoffen im Honig, sie bleiben nur bei unerhitzter Produktion erhalten. Das Enzym Invertase bearbeitet die Saccharose, befreit Glucose und Fructose von ihrer Bindung und sorgt dafür, dass immer genügend einzelne, flexible Zucker vorhanden sind. Die Glucose-Oxidase, ebenfalls ein Enzym, stammt aus dem Rachen der Biene und hat ebenfalls eine Schlüsselfunktion. Sie spaltet die Glucose in Glucuronsäure, eine wichtige Honigsäure, und Wasserstoffperoxid, das antimikrobiell wirkt. Neben der Glucuronsäure enthält Honig noch eine ganze Reihe anderer organischer Säuren. Geschmacklich gibt er sich süßsauer, was wir gerne mögen.

Honig ist mit seinen vielen Talenten nicht so leicht zu verstehen. Er schafft Lebensbedingungen, die Lactobazillen und Bifidobakterien mögen und krank machende Mikroben meiden. Wohldosiert stärkt Honig unser Mikrobiom innerlich entlang des Verdauungsweges genauso wie äußerlich auf der Haut.

KRISTALLZUCKER UND FEINKRISTALLZUCKER

Der normale Haushaltszucker wird aus Zuckerrüben gewonnen und besteht aus reiner Saccharose: einem Teil Glucose und einem Teil Fructose. Staubzucker ist fein vermahlener Kristallzucker.

Brauner Zucker oder Rohzucker ist ebenfalls Kristallzucker, dem etwas Rohzuckersirup oder karamellisierter Kristallzucker zugesetzt wurde. Auch Gelbzucker hat noch Reste vom Zuckerrübensirup, die ihm einen typischen Geschmack und seine gelbe Farbe verleihen.

BRAUNER UND WEISSER KANDISZUCKER

Für den Kandiszucker wird eine konzentrierte Zuckerlösung aus Kristallzucker

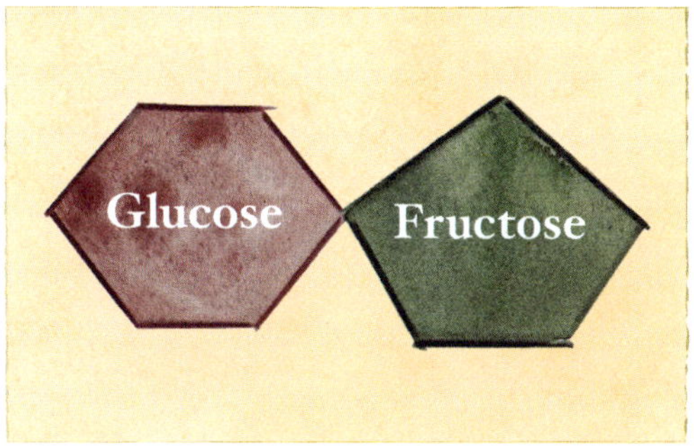

langsam zum Kristallisieren gebracht. Wird die Zuckerlösung karamellisiert, entsteht brauner Kandiszucker mit seinem typischen Karamellgeschmack.

ROHRZUCKER

Rohrzucker wird aus Zuckerrohr hergestellt, mit unterschiedlichen Anteilen an Melasse, die ihn mehr oder weniger braun färben. Geschmacklich unterscheidet er sich vom Rübenzucker.

AHORNSIRUP

Ahornsirup wird aus dem Saft des Zuckerahorns gewonnen. Wenn der Baum im Frühling seine Stärke abbaut und Zucker anreichert, wird er angebohrt. Der dünnflüssige Saft wird zu einem zähen und süßen Sirup eingekocht, der ungefähr 65 Prozent Zucker und viele Mineralstoffe enthält.

DICKSÄFTE

Dicksäfte sind eingedickte Fruchtsäfte, die sehr süß schmecken und als natürlicher Zuckerersatz verwendet werden, zum Beispiel Apfeldicksaft, Birnendicksaft, Agavensirup und Traubensüße. Dicksäfte bringen viel vom Eigengeschmack der Früchte mit.

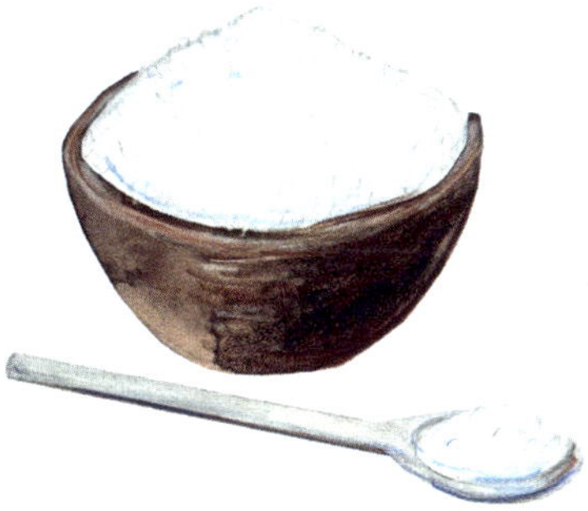

Wie viel Zucker und Säure wir verwenden

Art des Zuckers oder Sirups	Kräuter	Zucker, Honig, Kandiszucker	Verhältnis Zucker : Wasser	Zitronensaft	Kristalline Säure	Beispiele
Kräuterhonig	getrocknete, frische	Honig	ohne Wasser	eventuell zur Abrundung	keine	Thymianhonig
Kräuterzucker	getrocknete	Zucker	ohne Wasser	nein	eventuell zur Abrundung	Minzzucker, Hustenzucker
Kräuterzucker	frische	Zucker	ohne Wasser	eventuell zur Abrundung	eventuell zur Abrundung	Rosenzucker
Sirup, fermentiert	frische	Kandisüberschuss	ohne Wasser	nein	nein	Hustensaft
Sirup, kalt ausgezogen	frische Lebensmittel	Zucker, Honig, Kandiszucker	ohne Wasser	nein	nein	Rettichsaft Zwiebelsaft
Sirup, 1 Tag gesäuert	frische	Zucker oder Honig	1:1	2 Zitronen pro Liter	17 g Zitronensäure oder 20 g Weinsäure	Brennnesselsirup
Sirup, 2 Tage ausgezogen	frische	Zucker oder Honig	1:1	1 Zitrone pro Liter	35 g Zitronensäure oder 40 g Weinsäure	Holundersirup
Sirup, kurz gekocht	frische oder getrocknete	Zucker	1:2	eventuell zur Abrundung	5 g Zitronensäure oder 6 g Weinsäure	Rosmarinsirup
Sirup, gekocht	frische Lebensmittel	Zucker	etwa 1:1	eventuell zur Abrundung	eventuell zur Abrundung	Fichtenwipfelsirup

Zuckerarten, die wir besser nicht verwenden

KÜNSTLICHE SÜSSSTOFFE

Künstliche Süßstoffe sind synthetische Zuckerersatzstoffe, die viel süßer schmecken als Haushaltszucker und gleichzeitig keine Kalorien haben. Deshalb liefern sie auch keine Glucose und damit keine Energie für Gehirn und Muskeln und lassen den Insulinspiegel unbeeinflusst.

Diese Süßstoffe haben auch keine konservierende und keine präbiotische Wirkung. Viele von ihnen beeinträchtigen jedoch das gesunde Mikrobiom.

Süßstoff[1]	E-Nummer[2]	Süßkraft[3]	ADI in mg/kg KG[4]
Acesulfam	950	130–200	9
Advantam	969	20.000–37.000	5

Süßstoff[1]	E-Nummer[2]	Süßkraft[3]	ADI in mg/kg KG[4]
Aspartam	951	200	40
Aspartam-Acesulfam-Salz	962	350	20
Cyclamat	952	30–50	7
Neohesperidin-Dihydrochalkon	959	400–600	5
Neotam	961	7.000–13.000	2
Saccharin	954	300–500	5
Sucralose	955	600	15
Steviosid	960	200–300	4
Thaumatin	957	2.000–3.000	–

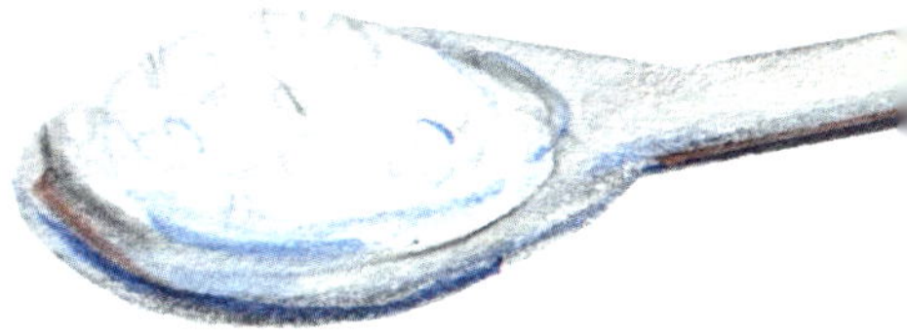

[1] in der EU zugelassener Süßstoff

[2] Nummer der Zusatzstoffzulassung

[3] relative Süßkraft im Vergleich zu Saccharose (Saccharose = 1)

[4] ADI = Acceptable Daily Intake (erlaubte Tagesdosis in Milligramm pro Kilogramm Körpergewicht)

ZUCKERAUSTAUSCHSTOFFE

Zuckeraustauschstoffe sind Zuckeralkohole, die eine ähnliche Süßkraft wie Haushaltszucker haben, aber eine geringe Menge an Kalorien liefern. Sie wirken ab einer bestimmten Menge abführend, die individuell recht unterschiedlich ist.

Zuckeraustauschstoff[1]	E-Nummer[2]	Gebräuchlicher Name
Sorbitol	420	Sorbit
Mannitol	421	Mannit
Isomalt	953	Isomalt
Maltitol	965	Maltit
Lactitol	966	Lactit
Xylitol	967	Xylit, Birkenzucker
Erythritol	968	Erythrit aus Sukrin

[1] in der EU zugelassener Süßstoff

[2] Nummer der Zusatzstoffzulassung

Natürlich säuern

Süße verlangt immer nach einem sauren Ausgleich. Deswegen wünschen wir uns süße Zubereitungen geschmacklich süßsauer, so werden sie für unseren Gaumen harmonisch. Früchte und Honig bringen die organischen Säuren bereits mit, Kräutern und Gewürzen fehlen sie oft. Zitronensaft aus frischen Zitronen ist eine wichtige natürliche Säurekomponente. Auch die Säfte von anderen Zitrusfrüchten wie Orangen, Grapefruits oder Limetten bieten sich an. Limetten haben ein feines Vanillearoma, das sich in viele Kräuter- und Gewürzmischungen gut einfügt. Auch Essig eignet sich zum Säuern. Allerdings verflüchtigt sich die Essigsäure leicht, wenn die Zubereitung offen steht oder erwärmt wird. Ab ungefähr 70 °C ist sie nicht mehr zu halten.

Verjus, der saure Saft aus den unreifen weißen Weintrauben, ist eine weitere Möglichkeit zum Säuern.

SÄUERN MIT KRISTALLINEN SÄUREN

Säuern mit natürlichem Zitronensaft reicht bei Sirupen, denen ja viel Zucker zugesetzt wird, oft nicht aus. Der Sirup würde durch die Zitronensaftmenge stark verdünnt werden, und das ursprüngliche Aroma ginge verloren. Hier sind konzentrierte kristalline Säuren eine gute Alternative. Kristalline Zitronensäure wird mit Schimmelpilzkulturen hergestellt. Stämme von Schwarzschimmel (*Aspergillus niger*) fermentieren Zucker aus Melasse zu Zitronensäure. Genau das macht manchen Schimmelpilzallergikern zu schaffen. Alternativ stehen andere kristalline organische Säuren zur Verfügung, die allerdings oft nicht so leicht erhältlich sind.

Empfehlenswert erscheint Weinsäure (Weinsteinsäure). Sie wird meistens aus natürlichem Weinstein gewonnen, hat einen feinen Geschmack und ist bekömmlicher als Zitronensäure.

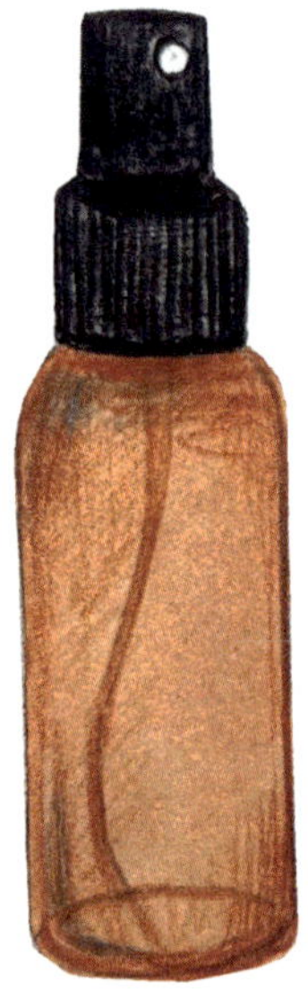

Dosierflasche für zähflüssige Zubereitungen

Umrechnungen von kristallinen organischen Säuren			
1 g Zitronensäure entspricht	1,18 g Weinsäure	1,06 g Apfelsäure	1,41 g Milchsäure
1 g Weinsäure entspricht	0,85 g Zitronensäure	0,9 g Apfelsäure	1,2 g Milchsäure
100 g Zitronensaft enthält	90 g Wasser	5 g organische Säuren (überwiegend Zitronensäure), davon 41 mg Vitamin C (Ascorbinsäure)	

Welche Materialien wir brauchen

Kräuterhonig, Kräuterzucker und Sirup werden normalerweise in Gläser oder in Glasflaschen gefüllt. Natürlich kann auch Keramik oder Porzellan verwendet werden. Das sind inerte Materialien, die auch die Säuren aushalten, die vom Honig mitgebracht oder zugesetzt werden. Für zähflüssige Zubereitungen wie Fichtenwipfelsirup sind auch Dosierflaschen geeignet, die kleine Mengen spenden, ohne alles klebrig zu machen.

Zum Trocknen wird die Zuckerpaste gerne auf Backpapier oder Ähnliches gestrichen. Solche Papiere sind oft mit unerwünschten Materialien beschichtet. Diese Antihaftbeschichtungen sollten keine PFAS (per- und polyfluorierte Alkylsubstanzen) und kein Teflon enthalten.*

*Alternativ kann man die Pasten direkt auf einen Teller streichen und die getrocknete Masse dann abschaben und mörsern.

Die handwerklichen Schritte zum Kräuterhonig und Kräuterzucker

Kräuterhonig

HANDVERLESENE, NATURBELASSENE, GETROCKNETE KRÄUTER, GEWÜRZE UND FRÜCHTE

Die Kräuter für die süße Zubereitung werden schonend bei 30 bis 40 °C getrocknet und ohne jegliche Zusätze verarbeitet. Auch einige ausgewählte frische Heilpflanzen ergänzen sich mit dem Honig zu einer heilsamen Zubereitung, die durch Scharfstoffe einige Zeit haltbar ist: geriebener Kren, geriebene Ingwerwurzel, gehackte Zwiebel.

PULVERISIEREN: DIE GETROCKNETEN PFLANZEN MAHLEN

Getrocknete Kräuter, Gewürze oder Früchte werden in einer Kräutermühle gemahlen. Man kann sie auch mörsern, was allerdings ein weniger feines Ergebnis bringt. Im Kräuterhonig werden die Kräuter mitgegessen, deshalb ist die Konsistenz wichtig.

MISCHEN: FUSION VON KRÄUTERN MIT HONIG

Gleich nach dem Mahlen werden die Kräuter in ein Glas gegeben. Dann gießen wir den Honig darauf. Jetzt wird umgerührt, bis Kräuter und Honig sich gut vermischt haben.

VERSCHLIESSEN UND AUFBEWAHREN: DER KRÄUTERHONIG MAG ES DUNKEL

Gut verschlossen, bekommt der Kräuterhonig einen dunklen Platz zur Aufbewahrung. Er kann gleich verwendet oder 3 bis 4 Monate gelagert werden.

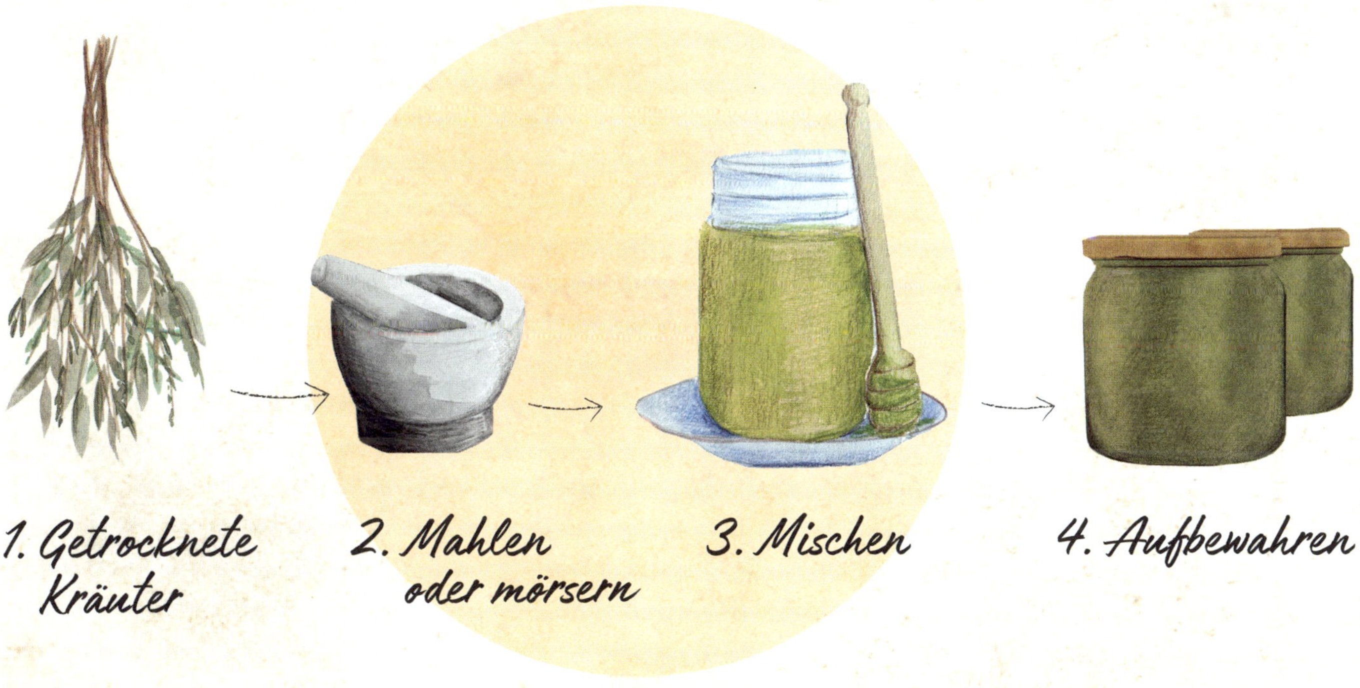

Kräuterzucker aus getrockneten Kräutern

HANDVERLESENE, NATURBELASSENE UND AROMATISCHE FRISCHE KRÄUTER UND FRÜCHTE

Frische Zutaten – denken wir nur an Rosenblüten, Thymian oder bunte Beeren – passen sehr gut in den Kräuterzucker und setzen auch optisch schöne Akzente.

MIXEN: DIE PFLANZENSÄFTE DER FRISCHEN KRÄUTER UND FRÜCHTE TREFFEN AUF ZUCKER

Die frischen Pflanzen grob schneiden und gemeinsam mit dem Zucker mixen, der unvermittelt die Reaktionen mit dem Luftsauerstoff bremst und die Enzyme stoppt. Das gelingt in der Küchenmaschine oder bei kleinen Mengen in einer Kräuter- oder Kaffeemühle. Der Zucker ist jetzt etwas pastös geworden und könnte auch als Kräuterzuckerpaste verwendet werden. Für die Kulinarik bekommt der Kräuterzucker etwas Zitronensaft oder Zitronensäure zur süßsauren Abrundung des Geschmacks, vielleicht sogar noch etwas geriebene Zitronenschale. Noch lieber mögen wir die Kombination von süßsauren und bitteren Komponenten.

TROCKNEN DER ZUCKERPASTE: AN DER LUFT, AM OFEN, IM BACKROHR ODER IM DÖRRGERÄT

Die feuchte Zuckerpaste wird auf einen Teller oder ein Backblech gestrichen und getrocknet. Das gelingt an der Luft, vielleicht auf dem Kachelofen oder an einem warmen Platz. Im Dörrgerät wird bei 35 bis 40 °C getrocknet. Der feuchte Kräuterzucker klumpt beim Trocknen zusammen. Wenn er zwischen den Fingern leicht zerbröselt werden kann und durchgehend die gleiche Farbe hat, ist er trocken.

MÖRSERN: DIE GETROCKNETE PASTE ZERBRÖSELN

Mit dem Mörser werden die verklumpten Kräuterzuckerstücke rieselfähig gemacht.

ABFÜLLEN: DER KRÄUTERZUCKER KOMMT IN EIN VERSCHLIESSBARES GLAS

Der Kräuterzucker wird in Gläser oder Streugläser gefüllt.

AUFBEWAHREN: DEN KRÄUTERZUCKER DUNKEL LAGERN

In einem dunklen Glas oder lichtgeschützt in einem hellen Glas behält der Kräuterzucker seine Farbe länger. Bei geringem Zuckeranteil muss er gekühlt aufbewahrt werden.

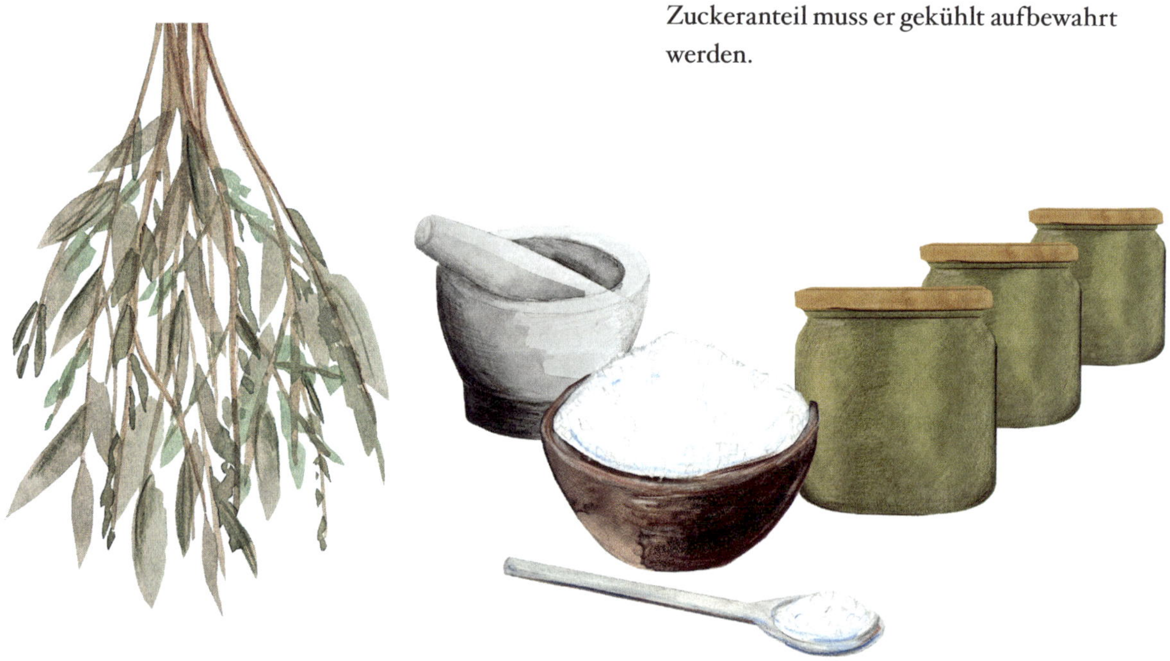

Kräutersirup

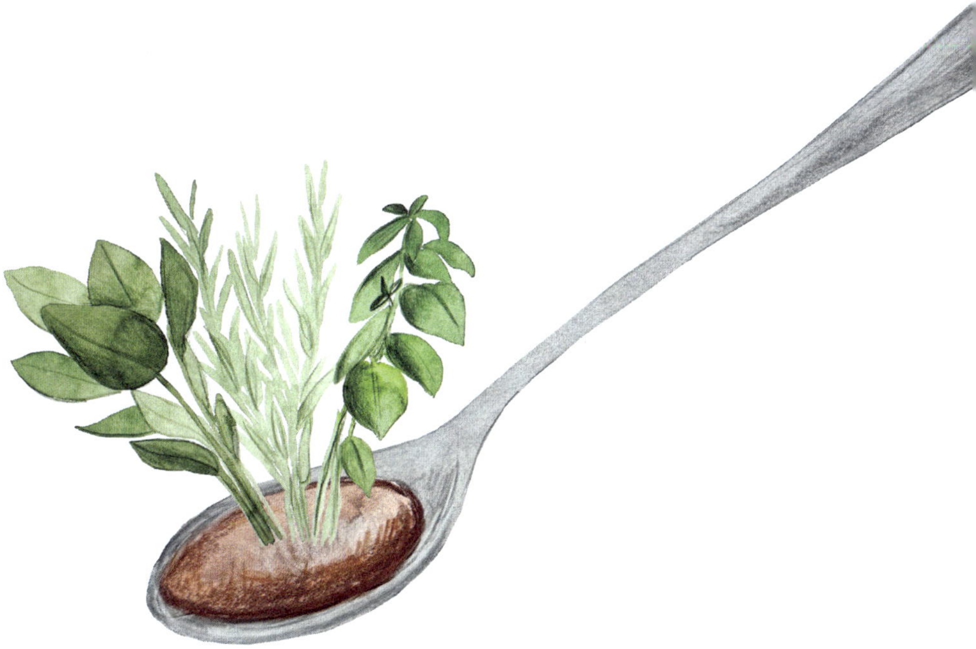

Der Kräutersirup ist eine süße, aromatische, flüssige und haltbare Zubereitung mit hohem Zuckergehalt. Der Zucker kann aus Kristallzucker, Honig oder Dicksäften stammen. Die Herstellung ist je nach Art der Süße recht unterschiedlich, so unterschiedlich, wie sich dann die fertigen Sirupe zeigen: dünn- oder dickflüssig, farblos, braun oder kunterbunt und oft mit wundervollem Duft!

Das sind die Handwerke zum Kräutersirup:
- Sirup, fermentiert
- Sirup, kalt ausgezogen
- Sirup, 1 Tag gesäuert
- Sirup, 2 Tage ausgezogen
- Sirup, kurz gekocht
- Sirup, lang gekocht

Die handwerklichen Schritte zum fermentierten Kräutersirup

Der fermentierte Sirup ist ein wundervoller und auch etwas mystischer Dicksaft. Es braucht viel Zeit – einige Monate –, bis die Mikroben einen Teil des Zuckers verspeist und die großen Pflanzenwirkstoffe so lange bearbeitet haben, bis der außergewöhnliche Duft entstanden ist. Richtig gut gelingt der fermentierte Sirup nur mit Kandiszucker. Der kann weiß oder braun sein, darf aber nicht zu große Stücke haben. Zwischen den Zuckerkristallen befinden sich ganz kleine Lufträume, in denen Mikroben mit und ohne Luft wachsen können. So gelingt der fermentierte Sirup am besten.

In den ersten Wochen gelangt noch Luftsauerstoff zwischen die Zuckerstücke, später dichtet der entstandene dunkelbraune Sirup alles ab, was den Lactobazillen noch einmal einen Wachstumsschub gibt. Irgendwann im Herbst kann der zähe, aromatische Dicksaft abgepresst werden. Bis dahin wurde er von den Mikroorganismen dauerhaft intensiv bearbeitet, 7 Tage die Woche, jeweils 24 Stunden, und genau das macht den Unterschied. Diese harte Arbeit ist sichtbar und riechbar: Der Sirup ändert seine Farbe und seinen Duft. Wenn er erst einmal gelungen ist, hält er sich jahrelang.

SIRUP STARTEN: HANDVERLESENE, NATURBELASSENE UND GESUNDE HUSTENKRÄUTER

Im April oder Mai wird der fermentierte Sirup gestartet. Junge, hellgrüne Fichtentriebe, Salbeiblätter, Thymian, Spitzwegerichblatter vor der Blüte, Malvenblüten, Eibischblätter und -blüten und noch manch andere Hustenkräuter sind die Basis für den fermentierten Sirup. Kräuter mit vielen Gerbstoffen, wie Spitzwegerich und Salbei, sollten auf jeden Fall dabei sein.

ZERKLEINERN: DIE KRÄUTER KLEIN REISSEN, SCHNEIDEN ODER HACKEN

Damit gleich ein wenig Pflanzensaft austritt, werden die Kräuter zerkleinert, sie können zerrissen, geschnitten oder gehackt werden. Feuchtigkeit und Zucker motivieren die Mikroben zum Wachsen.

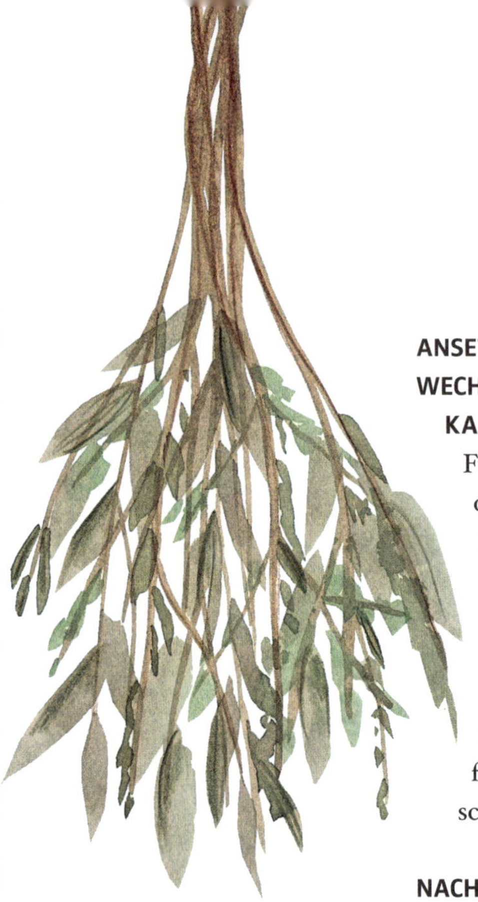

ANSETZEN: IN ZENTIMETERSCHICHTEN WECHSELN SICH KRÄUTER UND KANDISZUCKER AB

Für den Ansatz eignet sich ein Glas, das ein Volumen von mindestens einem halben Liter haben sollte. Den Boden bedeckt eine Schicht Kandiszucker, dann wechseln sich in zentimeterdicken Schichten Kräuter und Kandiszucker ab. Den Abschluss bildet wieder der Zucker. Die Schichtung wird gut festgedrückt und das Glas fest verschlossen.

NACHFÜLLEN: NACH 2 BIS 4 WOCHEN

In den nächsten Wochen senkt sich die Masse ab, und es darf nachgefüllt werden. Wieder kommen schichtweise Hustenkräuter und Kandiszucker darauf, und alles wird noch einmal festgedrückt, bis das Glas endgültig für mehrere Monate verschlossen wird.

FERMENTIEREN: LANGSAM UND BEDÄCHTIG REIFT DER HUSTENSAFT

Nun beginnt die eigentliche Fermentation. Viele Mikroorganismen von den Kräutern lassen sich den Kandiszucker schmecken und gewinnen daraus Energie, um die Pflanzenwirkstoffe zu zerlegen. Daran arbeiten sie intensiv bis zum Herbst, und es entstehen kleinere, flüchtigere und duftende Wirkstoffe. Die angesetzte Masse verfärbt sich dunkelbraun und wird zu einer zähen Flüssigkeit, die sich am Boden des Glases absetzt.

Temperatur: Damit sich die Mikroben richtig wohlfühlen, darf es nicht zu kalt und nicht zu warm sein. Das Glas kann zum Fermentieren und Beobachten an ein ost- oder westseitiges Fenster gestellt werden.

HUSTENSIRUP ABPRESSEN: AB MITTE SEPTEMBER IST DER WERTVOLLE SAFT FERTIG

Der magische Moment dieses Hustensaftes ist im Herbst, wenn das Glas geöffnet wird. Der erste Duftschwall, der bei der Fermentation entstanden ist, riecht wundervoll! Die dunkelbraune, dickflüssige Masse wird durch ein Küchensieb gepresst, wobei der Presskuchen im Sieb bleibt und der wertvolle Hustensaft zäh durch das Sieb in ein Glas rinnt.

AUFBEWAHREN: DER FERMENTIERTE HUSTENSAFT HÄLT VIELE JAHRE

Der beste aller Hustensäfte ist sehr gut haltbar und schon in ganz kleinen Mengen wirksam. Es gibt ihn in unerhitzter Form nur selbst gemacht zu Hause!

Für den fermentierten Sirup eignen sich besonders:

- junge, hellgrüne Fichtentriebe
- Thymian
- Quendel
- Salbei
- Spitzwegerich
- Ysop

Variante des fermentierten Sirups

ERDKAMMERNSIRUP

Der Sirup kann zum Fermentieren für 3 Monate 40 bis 50 cm tief in die Erde eingegraben werden. Diese Variante garantiert eine gleichmäßige Temperatur und eine gute Fermentation, nur beobachten kann man den Sirup dabei nicht.

Die handwerklichen Schritte zum kalt ausgezogenen Sirup

KALT AUSGEZOGENER SIRUP
Kaltauszüge mit Zucker oder Kandiszucker sind meist zähflüssig. Es wird kein Wasser zugesetzt, und der Sirup bleibt unerhitzt. Traditionelle Kaltauszüge sind Sirupe aus Zirbenzapfen oder Schwarzem Rettich.

HANDVERLESENE, NATURBELASSENE UND AROMATISCHE FRISCHE KRÄUTER, FRÜCHTE UND GEMÜSE
Der Zucker holt die duftenden und scharfen Pflanzenwirkstoffe aus Kräutern, Gewürzen und Gemüsen. Scharfstoffe aus Meerrettich, Schwarzem Rettich und Zwiebel und ätherische Öle aus Zirbenzapfen gehören unter anderem zu den traditionellen Zubereitungen.

ZERKLEINERN: FRISCHE, GEHOBELTE ODER GESCHNITTENE PFLANZEN TREFFEN AUF ZUCKER
Die frischen Kräuter, Früchte oder Gemüse grob schneiden, mit dem Zucker mischen und etwas ziehen lassen.

AUSZIEHEN: DER KALT AUSGEZOGENE SIRUP IST SCHNELL FERTIG
Nach ein bis zwei Stunden kann der frische Sirup bereits teelöffelweise angewendet werden.

DEN SIRUP BALD VERWENDEN
Der kalt ausgezogene Sirup aus Meerrettich, Schwarzem Rettich oder Zwiebel enthält ziemlich viel Pflanzensaft und ist zur baldigen Verwendung gedacht. Trockenere und harzige Zutaten wie Zirbenzapfen machen den Sirup haltbarer.

Für den kalt ausgezogenen Sirup eignen sich besonders:
Schwarzer Rettich, Kren/Meerrettich, Zwiebel, Zirbenzapfen.

Die handwerklichen Schritte zum 1 Tag gesäuerten Sirup

Der kurz gesäuerte Sirup kann vor allem jene wasserlöslichen Pflanzenwirkstoffe herausholen, die gesäuertes Wasser mögen. Die Kräuter liegen über Nacht bei niedrigem pH-Wert im Wasser.

Da der Zucker erst später hinzugefügt wird, ist die osmotische Auszugskraft hoch. So werden beispielsweise rote Flavonoide aus der Brennnessel gelöst, die sich sonst meist hinter dem grünen Chlorophyll verstecken.

HANDVERLESENE, NATURBELASSENE, FRISCHE KRÄUTER
Die frischen Kräuter werden am späteren Nachmittag geerntet.

ZERKLEINERN: DIE FRISCHEN KRÄUTER SCHNEIDEN
Das Schneiden der Pflanzen ermöglicht der Säure einen besseren Zugang zu den Inhaltsstoffen und verstärkt den Auszug.

AUSZIEHEN: EINE GANZ SPEZIELLE QUALITÄT MIT WASSER UND SÄURE
Wasser und Säure holen Mineralstoffe und Flavonoide aus den Kräutern. Das ist bei der Brennnessel gut zu beobachten, wenn der Ansatz über Nacht rosarot wird. Die geschnittenen Pflanzenteile werden in einem Topf mit Zitronen- oder Weinsäure angesetzt und über Nacht ausgezogen.

ABSEIHEN: AM NÄCHSTEN MORGEN SIND DIE KRÄUTER AUSGEZOGEN
Der Ansatz wird abgeseiht und kommt wieder zurück in den Topf.

JETZT WIRD DER ZUCKER ZUGESETZT
Mit dem Zucker wird der Sirup ganz kurz aufgekocht.

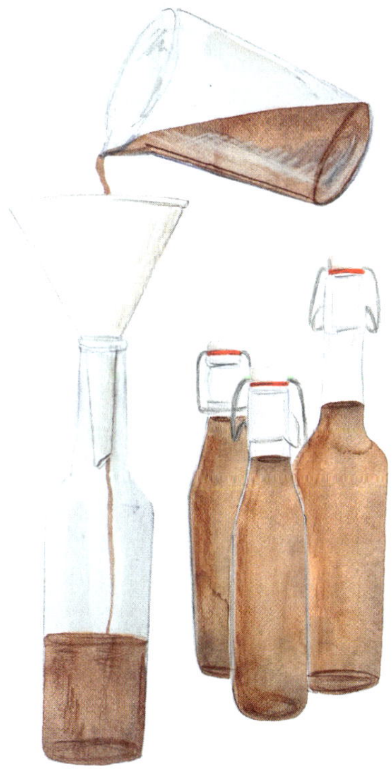

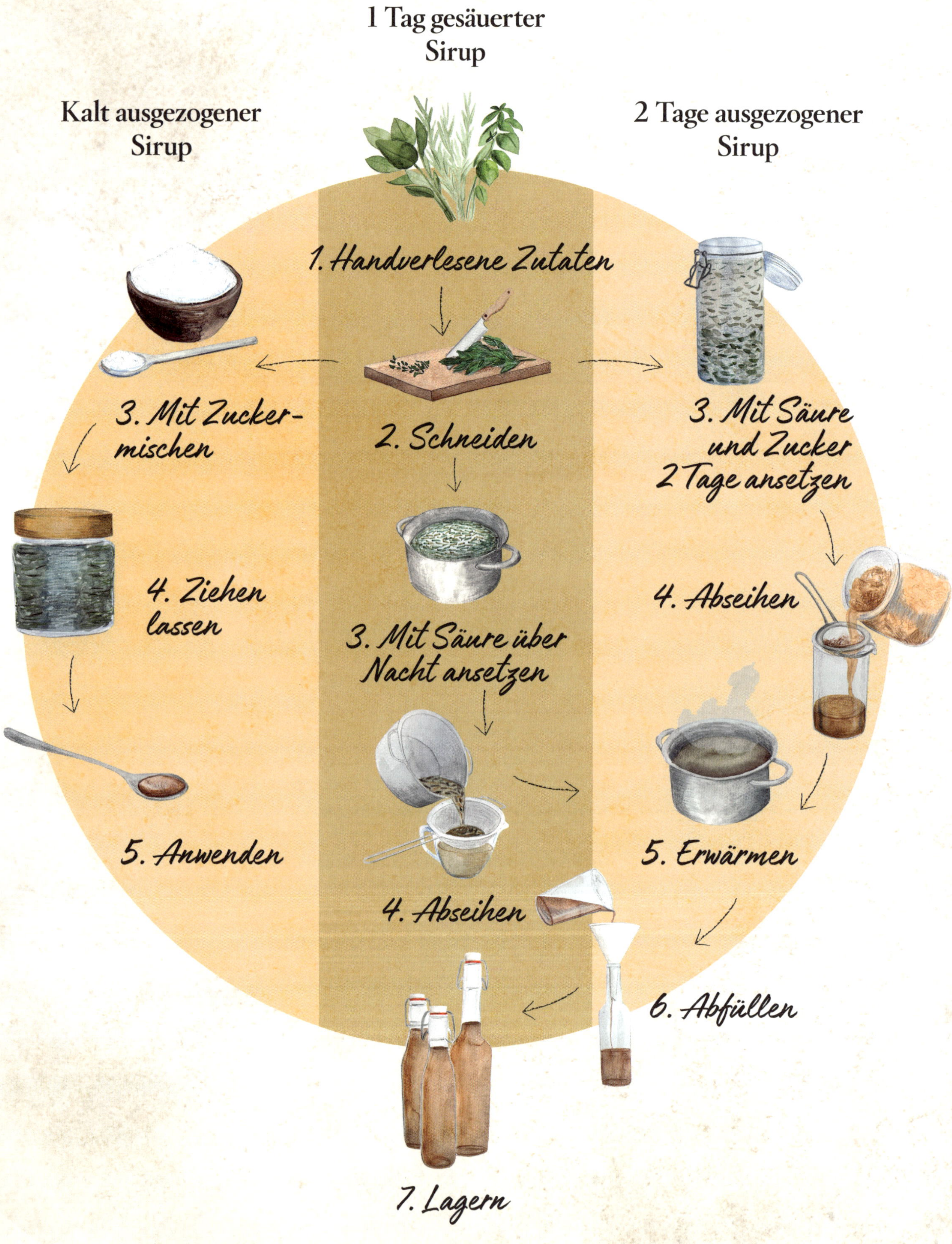
1 Tag gesäuerter Sirup
Kalt ausgezogener Sirup
2 Tage ausgezogener Sirup
1. Handverlesene Zutaten
2. Schneiden
3. Mit Säure über Nacht ansetzen
4. Abseihen
3. Mit Zucker-mischen
4. Ziehen lassen
5. Anwenden
3. Mit Säure und Zucker 2 Tage ansetzen
4. Abseihen
5. Erwärmen
6. Abfüllen
7. Lagern

ABFÜLLEN: SAUBERE FLASCHEN SIND GEFRAGT

Der Zucker im Sirup schmeckt auch vielen Mikroorganismen, deshalb sind diese Zubereitungen sensibel. Wir müssen sehr sauber arbeiten. Die Flaschen vorher mit kochendem Wasser ausspülen oder bei 130 °C etwa 15 Minuten ins Backrohr stellen.

AUFBEWAHREN: KÜHL UND DUNKEL

Dunkle Lagerung erhält die Farbe des Sirups wesentlich besser. Der Sirup kann bei Zimmertemperatur relativ gut aufbewahrt werden, noch besser ist eine kühle Lagerung.

Für den 1 Tag gesäuerten Sirup eignen sich besonders: Brennnesseln, Rosenblüten.

Variante

HONIGSIRUP

Honig bringt natürlicherweise ein breites Spektrum an organischen Säuren mit, die wir nutzen können, um Hustenkräuter auszuziehen. Wenn das Honigwasser kurz ausgekocht wird, entsteht ein haltbarer Honigsirup, der zwar keine lebendigen Mikroben mehr enthält, aber dennoch viele Postbiotika. Für die Verwendung als Hustensirup muss kein Zitronensaft mehr dazugegeben werden. Wer den Honigsirup als Getränk genießen möchte oder ihn in der Küche verwendet, kann aber zusätzlich noch ein wenig säuern.

Die handwerklichen Schritte zum 2 Tage ausgezogenen Sirup

Dieser Ansatz für den länger kalt ausgezogenen Sirup hat in seiner Ziehzeit bereits alles vereint: Kräuter, Wasser, Zucker und Säure.

Säure und Zucker halten gemeinsam ätherische Öle besser fest, so geht beispielsweise der Duft der Holunderblüten in den Sirup über. Nach zwei Tagen steigt die Schimmelgefahr, daher wird das Ausziehen zu diesem Zeitpunkt abgebrochen.

HANDVERLESENE, NATURBELASSENE UND FRISCHE PFLANZEN

Für diese Zubereitung eignen sich vor allem duftende Blüten und Blätter mit ätherischen Ölen. Der klassische Holunderblütensirup gehört dazu.

ZERKLEINERN: ZERRUPFEN UND SCHNEIDEN

Blätter und Blüten werden erst kurz vor dem Ausziehen gezupft oder geschnitten, um die Duftstoffe noch schneller freizusetzen.

ANSETZEN: EIN GROSSES GLAS MIT KRÄUTERN, WASSER, ZUCKER, ZITRONENSÄURE UND ZITRONENSAFT

Die zerkleinerten Pflanzen setzen mit Unterstützung der Säuren flüchtige Wirkstoffe frei, die sogleich vom Zucker wieder eingefangen werden. Natürlicher Saft von Früchten wie Zitronensaft reicht meistens nicht aus, um den Sirup zu säuern. Kräftiger säuern kristalline Säuren wie Zitronensäure oder Weinsäure.

Der Ansatz wird verschlossen und ost- oder westseitig ans Fenster gestellt, dort wird es nicht zu heiß, und die Morgen- bzw. Abendsonne hilft dennoch beim Ausziehen mit. Den Ansatz lassen wir dort für zwei Tage stehen.

ABSEIHEN: DER SIRUP IST AROMATISIERT, DIE PFLANZEN SIND AUSGELAUGT

Der Sirup wird durch ein feines Sieb, Filterpapier oder Tuch abgeseiht, die ausgelaugten Pflanzen kommen in den Biomüll.

ERWÄRMEN: DIE HALTBARKEIT SICHERN DURCH KURZES ERWÄRMEN

Der 2 Tage ausgezogene Sirup ist eine sensible Zubereitung. Pasteurisieren hilft dabei, die Haltbarkeit zu verbessern, dazu wird der Sirup auf 75 °C erwärmt.

ABFÜLLEN UND BESCHRIFTEN: SIRUP BRAUCHT SEHR SAUBERE FLASCHEN
Der Sirup kommt nun heiß in Flaschen, die vorher mit kochendem Wasser gespült wurden oder bei 130 °C eine Viertelstunde im Backrohr waren. Am besten eignen sich helle Flaschen, in denen Veränderungen gut sichtbar sind. Die Art des Sirups und das Herstellungsdatum werden auf die Flasche geschrieben.

AUFBEWAHREN: BEI ZIMMERTEMPERATUR
Der Sirup ist, wenn er gut gelungen ist, bei Zimmertemperatur haltbar. Hat er die ersten zwei Monate ohne zu schimmeln überstanden, ist er meistens gut haltbar. Lichtschutz ist dennoch wichtig, weil sich der Sirup mit Licht viel schneller verändert.

Für den 2 Tage ausgezogenen Sirup eignen sich besonders:
Holunderblüten, Lavendelblüten, Pfefferminze, Rosenblüten, Zitronenmelisse, Schafgarbe, Thymian, Salbei.

Die handwerklichen Schritte zum kurz und lang gekochten Kräutersirup

Der kurz gekochte Sirup

Der kurz gekochte Sirup wird mit wenig Zucker hergestellt, deshalb muss er gekühlt aufbewahrt werden. Nur halb so viel Zucker wie Wasser kommt hinein. Diese Art von Sirup wird gerne in Küchen weiterverwendet: viel Geschmack, wenig Zucker und in kleinen Mengen schnell frisch zubereitet.

HANDVERLESENE, NATURBELASSENE UND FRISCHE KRÄUTER
Für den kurz gekochten Sirup eignen sich Rosmarin und Thymian recht gut, die in vielen Töpfen und Beeten auf die Ernte warten und schnell zur Verfügung stehen.

ZERKLEINERN: DIE KRÄUTER IN STREIFEN ODER STÜCKE SCHNEIDEN
Beim Schneiden werden Duftstoffe frei, die der Zucker gleich wieder einfängt.

WARM AUSZIEHEN: MIT WASSER, SÄURE UND ZUCKER KURZ KOCHEN
Die Kräuter werden mit Wasser, Säure und Zucker aufgekocht und simmern dann 10 bis 30 Minuten vor sich hin. Dabei wird der Topf zugedeckt.

ABSEIHEN: DURCH FEINES SIEB ODER PAPIERFILTER
Der Sirup ist nun gefärbt. Er soll dennoch klar werden, dafür ist ein feines Sieb oder ein Papierfilter geeignet.

ABFÜLLEN UND BESCHRIFTEN: DER SIRUP KOMMT IN SEHR SAUBERE FLASCHEN
Für Sirupe müssen die Flaschen sehr sauber sein. Sie werden mit kochendem Wasser gespült oder bei 130 °C für 15 Minuten ins Backrohr gestellt. Die Flaschen werden ganz vollgefüllt, gleich verschlossen und abgekühlt.

AUFBEWAHREN: IM KÜHLSCHRANK
Der kurz gekochte Sirup hält im Kühlschrank 2 bis 3 Wochen.

Für den kurz gekochten Sirup eignen sich besonders: Rosmarin, Thymian, Wacholderbeeren, Zitronen, Orangen, Gewürze.

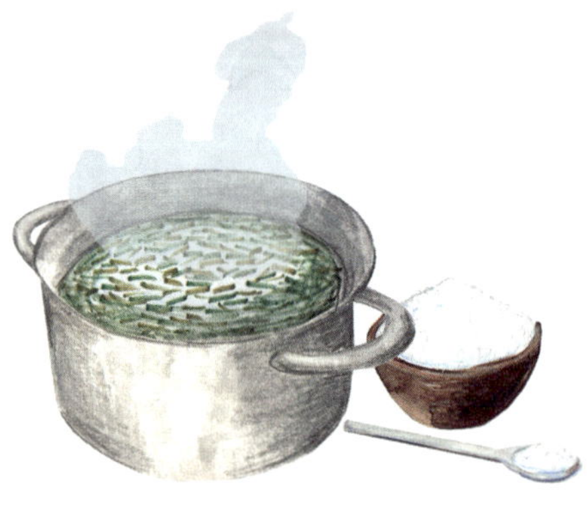

Sirup kurz gekocht

Sirup lang gekocht

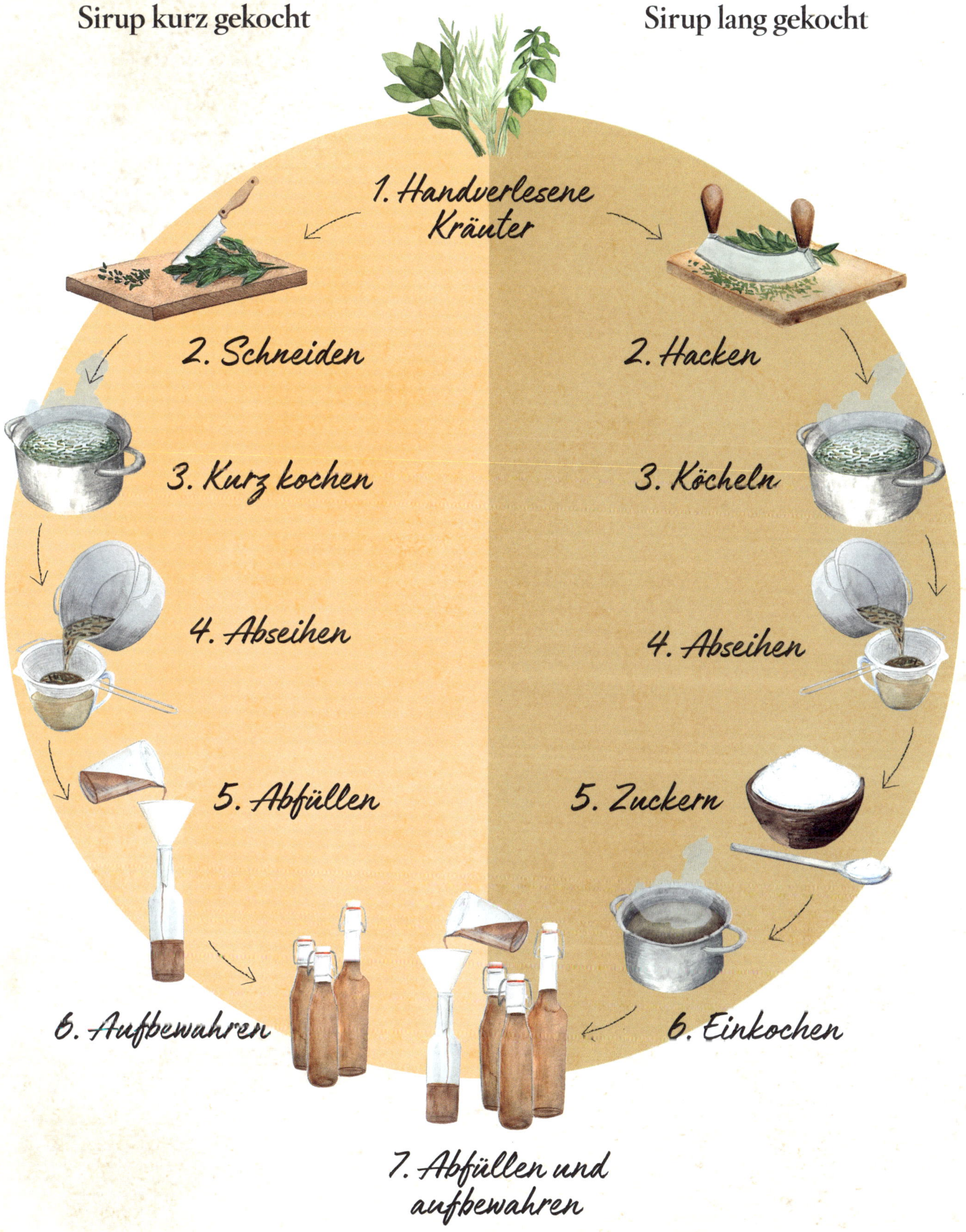
1. Handverlesene Kräuter
2. Schneiden
3. Kurz kochen
4. Abseihen
5. Abfüllen
6. Aufbewahren
2. Hacken
3. Köcheln
4. Abseihen
5. Zuckern
6. Einkochen
7. Abfüllen und aufbewahren

Der lang gekochte Sirup

Der lang gekochte Sirup holt alles aus den Pflanzen, was sich erst durch lange Hitze löst und diese Hitze auch aushält. Das sind vor allem Gerbstoffe, eine Auswahl an Flavonoiden und kleinere Mengen an Harzen. Oft ergänzt ein leichtes Karamellisieren des Zuckers den Geschmack. Da heißt es aufpassen, damit der Sirup keinen überschießenden, klebrigen Eindruck in der Küche hinterlässt. Ein nachhaltiger Duft wird sowieso durch die Räume ziehen!

HANDVERLESENE, NATURBELASSENE UND FRISCHE TRIEBE UND BLÜTEN
Gleich nach der Ernte werden die Triebe und Blüten verwendet.

ZERKLEINERN: DIE TRIEBE UND BLÜTEN GROB HACKEN
Bei dieser Zubereitungsart ist das Zerkleinern weniger wichtig. Die lange Hitze holt sowieso viel aus den Pflanzenteilen. Die hellgrünen und vor Kraft strotzenden Fichtentriebe werden etwas gehackt, Löwenzahnblüten können einfach ganz verwendet werden.

AUSZIEHEN: IN WASSER AUSKOCHEN
1/2 Stunde köcheln die Pflanzenteile in Wasser noch ohne Zucker oder Säure, bis die Zellen aufgebrochen sind und auch die schwer löslichen Pflanzenwirkstoffe herauskommen. Wir sehen und riechen die Veränderungen: Die empfindlichen Pflanzenfarben verschwinden, die Masse wird gelblich-braun bis schmutzig-gelb. Der Duft bekommt eine ruppigere Note.

ABSEIHEN: DIE PFLANZENTEILE IN EINEM SIEB, NOCH BESSER MIT EINEM TUCH AUSPRESSEN
Eine milchige Flüssigkeit tritt aus, sie kommt in den sauberen Topf zurück.

ZUCKER ZUGEBEN: JETZT WIRD GESÜSST
Der Zucker wird nun zugegeben und je nach Sirup auch etwas Säure. Das Endergebnis soll jeweils leicht süßsauer schmecken.

EINKOCHEN: DIE KOCHZEIT BESTIMMT DIE KONSISTENZ
Danach wird so lang eingekocht, bis die gewünschte Konsistenz erreicht ist: Zähflüssig für den Tee oder zum Kochen, honigartig für das Butterbrot kann der lang gekochte Sirup werden.

Das leichte Köcheln braucht Achtsamkeit, der Sirup kocht leicht über.

ABFÜLLEN UND BESCHRIFTEN: IN FLASCHEN ODER GLÄSER
Der Sirup wird in sehr saubere Flaschen gefüllt und fest verschlossen. Auch kleine Dosierflaschen eignen sich für diesen Sirup, um beim Anwenden keine klebrigen Finger zu bekommen.

AUFBEWAHREN: DER LANG GEKOCHTE SIRUP HÄLT GUT
Der lang gekochte Sirup hält bei Zimmertemperatur mehrere Jahre.

Für den gekochten Sirup eignen sich besonders: Fichtentriebe, Löwenzahnblüten.

Variante

LANG GEKOCHTER SIRUP MIT HONIG
Um die Vorteile des lang gekochten Sirups mit jenen von hochwertigem Honig zu vereinen, kann der Sirup nach dem Auskühlen mit Honig gemischt werden.

Was bei Kräuterhonig, Kräuterzucker und Sirup alles passieren kann

Was auffällt	Mögliche Ursachen	Lösungen
Der Kräuterzucker hat die Farbe verloren.	zu viel Licht beim Lagern	dunkel lagern
Der Kräuterzucker hat den Duft verloren.	Ätherische Öle haben sich verflüchtigt.	Den Kräuterzucker mit frischen Kräutern zubereiten.
Im Sirup schwimmt eine eigenartige Wolke.	Trübstoffe von den Kräutern oder möglicherweise beginnender Schimmel	Einige Wochen lagern und beobachten, ob sich die Trübstoffe am Boden absetzen oder ob Schimmel wächst.
Der Fichtenwipfelsirup ist zu flüssig.	Die Kochzeit war zu kurz.	Mit einer Gelierprobe die Konsistenz vor dem Abfüllen prüfen: 1 Esslöffel Sirup auf einem Teller auskühlen lassen.
Der fermentierte Sirup ist schimmelig.	zu wenig Kandiszucker oder zu großklumpiger Kandiszucker	Mit Kandiszuckerüberschuss schichten, Kandis mit kleinen Kristallen verwenden.

Verborgene Reaktionen

In Kräuterhonig und Kräuterzucker wachsen keine Mikroorganismen, die Zuckerkonzentration ist dafür einfach zu hoch. Nur Licht oder Feuchtigkeit heben die desinfizierende Wirkung zum Teil auf.

Der Sirup hingegen ist mit seinem hohen Wasseranteil recht anfällig. Bakterien ist es auch dort meistens zu süß, aber Schimmelpilze arrangieren sich mit den Sirupen. Flaschen, Trichter, Schöpfer und Hände müssen deshalb beim Abfüllen immer sehr sauber sein.

Auch der fermentierte Sirup ist etwas heikel, vor allem wenn er zum ersten Mal zubereitet wird. Hier muss wirklich ein Zuckerüberschuss hergestellt werden, um durch die Zuckerkonzentration Schimmelbildung zu verhindern. Leider bleibt ziemlich viel Satz im Glas übrig, nachdem im Herbst abgepresst worden ist.

Manche Kräuterfrauen machen daraus noch einen Likör, indem sie den Presskuchen in Korn oder Wodka ansetzen.

Oft ist der Sirup von Haus aus trüb, und die Unterscheidung zu Schimmel schwierig. Hier hilft nur abwarten und beobachten, wie sich die Wolke in der Flasche entwickelt.

Hat der Sirup einmal ohne zu kippen einige Wochen überstanden, hält er wahrscheinlich jahrelang.

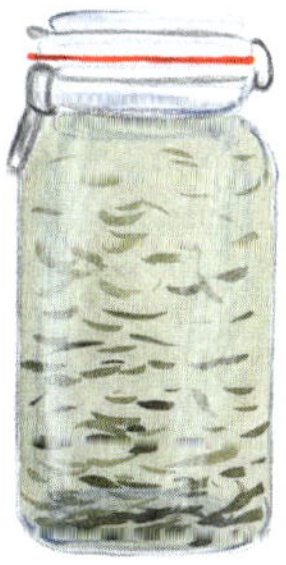
frisch angesetztes Glas

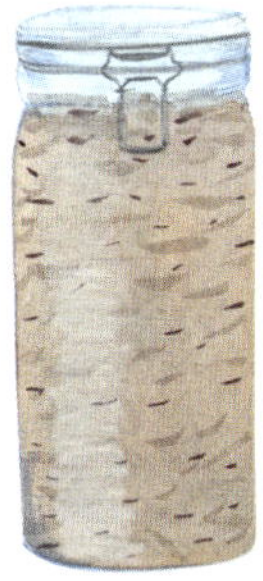
fermentiertes Glas

Die Säure im süßsauren Sirup macht es ziemlich unmöglich, einen blauen Sirup herzustellen: Blaue und rote Farben von Pflanzen sind nämlich Indikatorfarben. Flavonoide sind im sauren Bereich rosa bis rot und im basischen Bereich violett bis blau. Blau kann demnach nur ein Sirup sein, der Natron statt Säure enthält, und das schmeckt leider wirklich nicht gut.

Es macht einen Unterschied, ob Zucker und Säure gleichzeitig zugegeben werden oder ob die Säure zuerst allein die Pflanzen bearbeiten darf. Wie wir beim Brennnesselsirup sehen können, ist die Auszugskraft größer, wenn zuerst nur saures Wasser auf die Blätter einwirkt. Die Zuckermoleküle würden durch ihre Anwesenheit den osmotischen Prozess bremsen.

Nicht alle roten Pflanzenfarben sind stabil und bleiben rot. Wer hat nicht schon seinen Rosensirup verbleichen sehen! Hibiskus, der auch den Hagebuttentee schön rot färbt, kann auch diesem Sirup zu einem bleibenden Rot verhelfen.

Zucker bindet die Scharfstoffe an sich und lässt sie nicht verpuffen. Das bemerken wir besonders beim Hustensaft aus Schwarzem Rettich oder beim Krenhonig. Die Senföle werden vom Zucker gebändigt, und ihr stechender Charakter verschwindet. Sogar Kinder mögen sie dann. Ähnlich ist es mit ätherischen Ölen: Der Thymianhonig oder Anishonig hält die Duftstoffe über lange Zeit fest.

Johanna Budwig, die sich schon vor fast 100 Jahren intensiv mit wertvollen Fettsäuren und Eiweißen befasst hat, nutzte Honig als Schutzmantel vor Luft. Sie empfahl, den geschroteten oder gemahlenen Leinsamen in Honig einzurühren, damit seine empfindlichen Fettsäuren nicht oxidieren. Eine wirklich alltagstaugliche Küchenidee, denn wer hat schon Lust, den Leinsamen für das Müsli jeden Tag frisch zu schroten! Diese Methode schützt auch Scharfstoffe, ätherische Öle und andere Pflanzenwirkstoffe vor der schnellen Reaktion mit Luftsauerstoff.

Der Hustenzucker, eine denkbar einfache Zubereitung, besteht nur aus einigen Hustenkräutern und Zucker und hat dennoch gewichtige Vorteile im Gegensatz zu gekauften Hustenzuckerln. Der vielleicht größte davon ist die gute Dosierbarkeit, da er rieselfähig ist. Eine kleine Prise pur oder im Tee beeinflusst das Mikrobiom von Mund und Hals und hat dennoch keinen desinfizierenden Einfluss wie größere Zuckermengen. Auch die Zusatzstoffe in handelsüblichen Hustenzuckerln sind nicht zu unterschätzen: Sie stören oft die Mundflora.

Die Menge und Auswahl der Kräuter im Hustenzucker bestimmen wir selbst. Das ist ein großes Plus, denn so kommen nur jene Aromen und Düfte hinein, die wir auch wirklich gerne mögen. Und obwohl ein Anteil von 10 Prozent Kräutern im Hustenzucker wenig klingt, ist es die mehr als zehnfache Menge an Kräutern, als im Hustenzuckerl aus dem Handel stecken. Ein einfaches und unscheinbares natürliches Heilmittel mit viel Potenzial!

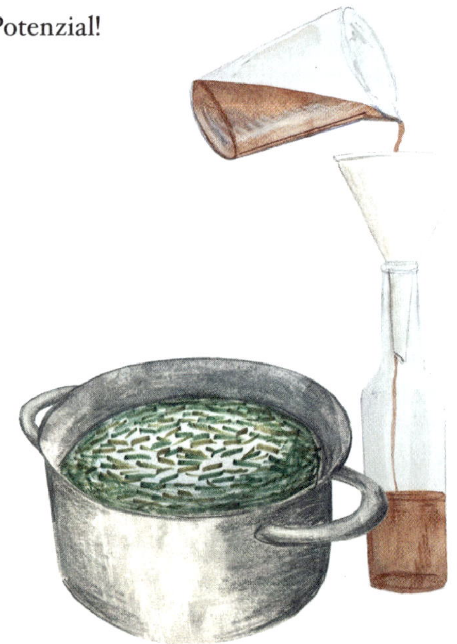

Anwenden

Bei Husten, Bronchitis und Heiserkeit hilft Hustenzucker oder der süße Hustensaft: Ihre hohen Kräuteranteile, Pflanzenwirkstoffe und die Süße spielen zusammen, entspannen die Bronchien und mildern den Husten.

Die gute Dosis der Kräutersüße

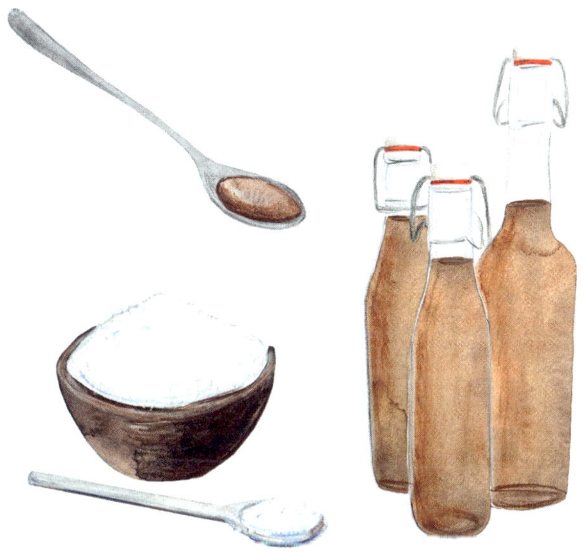

1 Löffelspitze Kräuterhonig

1 Löffelspitze Hustenzucker

1 Löffelspitze fermentierter Sirup als Hustensaft

½ TL Hustensaft

½ TL Hustenzucker im Tee

1 EL Sirup in einem Glas Wasser, nicht als Dauergetränk

So wichtig die Zuckermenge bei süßen Kräuterzubereitungen ist, damit sie haltbar sind, so wichtig ist die Sparsamkeit beim Anwenden. Löffelspitzenweise hilft der Hustenzucker, und stark mit Wasser verdünnt trinken wir den Sirup.

WARME ODER KALTE SÜSSE

Sirupe werden meistens mit kaltem Wasser aufgegossen. Manchmal, wenn wir ein Bedürfnis nach Wärme haben, kann auch warmes Wasser oder Tee den Sirup verdünnen – immer individuell entsprechend der Frage, nach welcher Temperatur wir uns sehnen.

Was die Wirkung beeinflusst

Je nachdem, welche Kräuter ausgezogen wurden, nach welcher Methode er zubereitet wurde, ob Zucker oder Honig verwendet wurde und ob der Sirup außerhalb oder zur Mahlzeit getrunken wird, entfaltet die Kräutersüße ihre Wirkungen.

Kräuterhonig, Kräuterzucker und Sirup zum guten Zeitpunkt anwenden

MORGENS

Kräuterhonige bringen schon beim Frühstück Würze aufs Butterbrot. Manche, wie etwa Ingwerhonig oder Brennnesselsamenhonig, passen in das Müsli oder in die Overnight-Oats. Fichtenwipfelsirup oder Löwenzahnsirup passen auf das Butterbrot. Chai-Sirup würzt Tee oder Kaffee.

MITTAGS

Bittersüße Snacks oder Wacholder-Ingwer-Zitronen-Sirup sind feine antialkoholische Aperitifs. Das erfrischende Dessert mit Früchten wird gerne mit einer Prise Pfefferminzzucker bestreut, Mehlspeisen und Kuchen bekommen von Rosenzucker und Melissenzucker einen harmonischen Duft.

NACHMITTAGSTEE

Der 5-Uhr-Tee kann mit Sirup oder Kräuterzucker leicht gesüßt werden.

ABENDS

Sirupe mit beruhigenden und einschlaffördernden Kräutern wie Zitronenmelisse, Lavendel, Hopfen, Baldrian, Lindenblüten, Kamille oder Storchenschnabel lassen den Tag ausklingen.

INNERLICH UND ÄUSSERLICH ANWENDEN

Kräuterhonige, Kräuterzucker und Sirupe werden hauptsächlich innerlich angewendet.

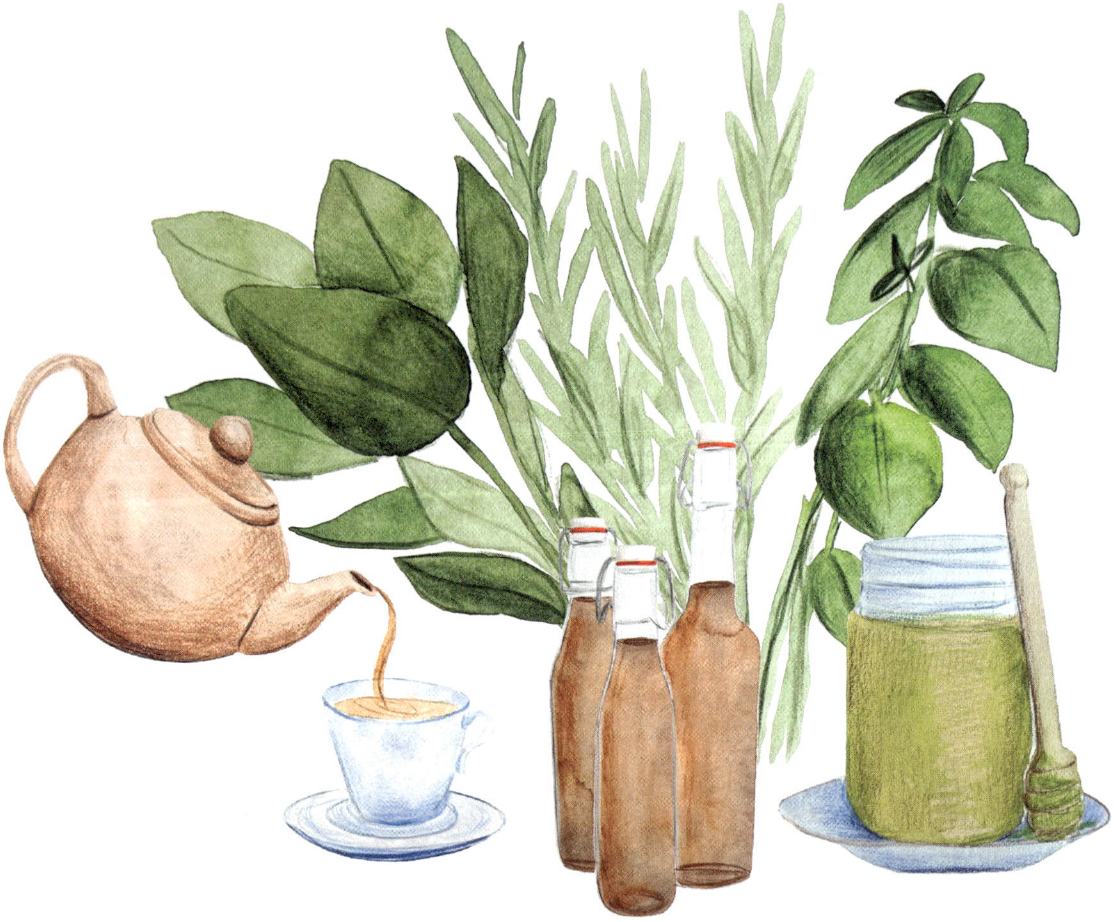

Bewährte Rezepturen

Anishonig

Zutaten

- 1 TL Aniskörner
- 50 g Honig

Zubereiten

Anis fein mahlen und mit dem Honig mischen. Ist der Honig zu zäh, im Wasserbad leicht erwärmen.

Anwenden

1 Löffelspitze Anishonig bei verschleimten Atemwegen, grippalen Infekten, Husten oder Bronchitis nach Bedarf, auch mehrmals am Tag, einnehmen. Eventuell vor dem Einnehmen gut umrühren.

Hustenzucker

Zutaten

- 50 g frische oder 10 g getrocknete gemischte Hustenkräuter (Thymian oder Quendel, Salbei, Majoran, Ysop, Anis, Fenchel, Ingwer, Zitronenmelisse, Spitzwegerich, Malvenblüten, Eibischblüten, -blätter und -wurzel, Engelwurz)
- 100 g Rohrohrzucker

Zubereiten

Hustenkräuter mit dem Zucker in der Küchenmaschine oder Kräutermühle mixen, trocknen und mörsern. In einem Glas aufbewahren.

Anwenden

Bei Husten oder Halsweh 1 Löffelspitze Hustenzucker einnehmen oder in den Tee rühren.

Bittersüße

Zutaten

- 40 g frischer Ingwer
- 15 g Fenchel
- 10 g Galgant
- 25 g Rohrohrzucker
- 60 g frische Zitrone, ganz, ohne Kerne

Zubereiten

Alle Zutaten in der Küchenmaschine oder Kräutermühle fein mixen, trocknen und mörsern.

Anwenden

Vor oder nach den Hauptmahlzeiten 1 Löffelspitze zur Verdauungsförderung einnehmen.

Rosenzucker

Zutaten

- 50 g frische Duftrosenblüten
- 100 g Rohrohrzucker

Zubereiten

Rosenblüten und Zucker in der Küchenmaschine oder Kräutermühle fein mixen, trocknen und mörsern.

Verwenden

Zur kulinarischen Verfeinerung von z. B. Desserts.

Pfefferminzzucker

Zutaten

- 50 g frische Pfefferminzblätter
- 100 g Rohrohrzucker

Zubereiten

Pfefferminze und Zucker in der Küchenmaschine oder Kräutermühle fein mixen, trocknen und mörsern.

Verwenden

Zu Früchten, vor allem Erdbeeren oder Rhabarber.

Fermentierter Sirup

Zutaten

- brauner / weißer Kandiszucker (kleine Kristalle)
- Spitzwegerichblätter
- junge, hellgrüne Fichtentriebe (Maiwipfel)
- Malvenblüten und -blätter
- Salbeiblätter, Thymian, Quendel →

Zubereiten
Kandiszucker und Kräuter in 1 cm dicken Schichten in ein 1-Liter-Glas schichten und festdrücken. 2 bis 4 Wochen lang nachfüllen, bis das Glas voll bleibt. Dann fest verschließen und bis Oktober bei gleichmäßiger Temperatur (ungefähr Zimmertemperatur) fermentieren lassen. Das Glas wird entweder ost- oder westseitig an ein Fenster gestellt oder in die Erde eingegraben. Im Herbst den braunen Sirup abpressen und in einer dunklen Flasche lagern.

Anwenden
1 Löffelspitze pur bei Husten und Halsweh nach Bedarf einnehmen.

Kalt ausgezogener Sirup aus Schwarzem Rettich

Zutaten
- 1 Schwarzer Rettich
- 1 EL Kandiszucker

Zubereiten
Den Rettich grob raspeln oder in kleine Würfel schneiden, mit dem Zucker mischen und einige Stunden stehen lassen. Es setzt sich ein süß-scharfer Sirup ab, der abgepresst wird. Dieser Hustensaft ist zum sofortigen Verbrauch bestimmt.

Anwenden
Den Rettichhustensaft in kleinen Mengen bei Husten einnehmen.

Brennnesselsirup

(Kalt ausgezogener Sirup, 1 Tag gesäuert)
Zutaten für 1,2 Liter
- 1 l Wasser
- 25 Brennnesselspitzen, 10–15 cm lang
- 20 g Weinsäure
- Saft von 2 Zitronen
- 1 kg Rohrohrzucker

Zubereiten
Das Wasser aufkochen, abkühlen lassen, Brennnesselspitzen, Weinsäure und Zitronensaft zugeben und über Nacht kühl stellen. Morgens abseihen und kurz mit dem Zucker erwärmen, bis er sich gelöst hat. Den Brennnesselsirup in saubere Flaschen füllen. Kühl und dunkel lagern.

Anwenden
Kurmäßig den Brennnesselsirup mit viel Wasser (1 EL in 1 Glas Wasser) zur Entwässerung trinken.

Honigsirup

(Kalt ausgezogener Sirup, 1 Tag gesäuert)
Zutaten
- ½ l Wasser
- ½ kg Honig
- frischer Salbei
- frische Pfefferminze
- frische Zitronenmelisse
- evtl. Zitronensaft

Zubereiten
Wasser und Honig aufkochen und abkühlen lassen. So viel Salbei, Pfefferminze und Melisse einlegen, dass die Kräuter gerade noch bedeckt sind. Den Ansatz 24 Stunden ziehen lassen. Die Kräuter abseihen und den Sirup in saubere Flaschen füllen. Der Honig bringt in diesem Rezept selbst die Säuren mit, die mit Zitronensaft noch ergänzt werden können. Kühl und dunkel lagern.

Anwenden
Den Honigsirup bei Husten, Heiserkeit oder grippalen Infekten mit Wasser oder Tee verdünnt trinken.

Holunderblütensirup

(Kalt ausgezogener Sirup, 2 Tage ausgezogen)
Zutaten für 1,2 Liter Sirup
- 1 l Wasser
- 1 kg Rohrohrzucker
- 25 Dolden Holunderblüten
- 40 g Weinsäure
- Saft von 1 Bio-Zitrone

Zubereiten
Das Wasser aufkochen, Zucker darin auflösen und abkühlen lassen. Kräuter, Säure und Zitronensaft zugeben, zudecken und 2 Tage bei Zimmertemperatur ziehen lassen. Dann abseihen, nochmals auf 75 °C erwärmen und in saubere Flaschen füllen. Dunkel und kühl lagern.

Anwenden
Holunderblütensirup bei Fieber mit Wasser oder Tee verdünnt trinken oder kulinarisch verwenden.

Rosmarinsirup

(Kurz gekochter Sirup)
Zutaten
· 250 ml Wasser
· 2 EL frischer Rosmarin, geschnitten
· 4 g Weinsäure
· 125 g Zucker

Zubereiten
Wasser, Rosmarin, Weinsäure und Zucker aufkochen, 1/2 Stunde ziehen lassen, abseihen und in eine Flasche füllen. Im Kühlschrank lagern.

Wacholder-Ingwer-Zitronen-Sirup

(Kurz gekochter Sirup)
Zutaten
· 10 g Wacholderbeeren, angequetscht
· 250 ml Wasser
· 5 g Ingwer, fein gehackt
· 1 Zitrone, Saft und ganze Schale
· 125 g Zucker

Zubereiten
Die Wacholderbeeren mit heißem Wasser aufgießen und 10 Minuten simmern lassen. Dann den Ingwer und die Zitronenschale zugeben und weitere 5 Minuten ziehen lassen. Abseihen und Zitronensaft und Zucker zugeben. Den Sirup nochmals auf 75 °C erwärmen und in saubere Flaschen abfüllen.

Anwenden
Zur Aktivierung von Verdauung und Stoffwechsel den Wacholder-Ingwer-Sirup mit viel Wasser verdünnt trinken.

Chai-Sirup

(Kurz gekochter Sirup)
Zutaten
· 4 Zimtstangen
· 2 TL Kardamom-Kapseln
· 4 Sternanis
· 2 TL Nelken
· 50 g Ingwer, frisch
· 300 ml Wasser
· 600 g Rohrohrzucker

Zubereiten
Zimt, Kardamom, Sternanis, Nelken und Ingwer mörsern oder hacken und mit Wasser und Zucker 20 Minuten leicht köcheln. Über Nacht ziehen lassen, abseihen, nochmals erhitzen und heiß abfüllen.

Anwenden
Zum Aufgießen mit Wasser, zum Aromatisieren für schwarzen Tee, Kaffee oder Milch.

Harziger Fichtenwipfelsirup

(Lang gekochter Sirup)
Zutaten
· ½ kg junge, hellgrüne Triebe von Fichten
· 2 l Wasser
· 1½ kg Rohrohrzucker

Zubereiten
Die jungen Triebe im Wasser 1/2 Stunde köcheln. Dann abseihen und mit dem Zucker weitere 3 Stunden bis zur gewünschten Konsistenz köcheln. **Vorsicht:** Der Sirup kocht leicht über!

Anwenden
Bei Husten und Bronchitis nach Bedarf 1/2 TL pur oder mit Tee einnehmen. Kulinarisch als Aufstrich auf das Butterbrot oder zum Käse.

Fermentierte Kräuter und Sprudel

Belebte Getränke, Kräuter und Tees

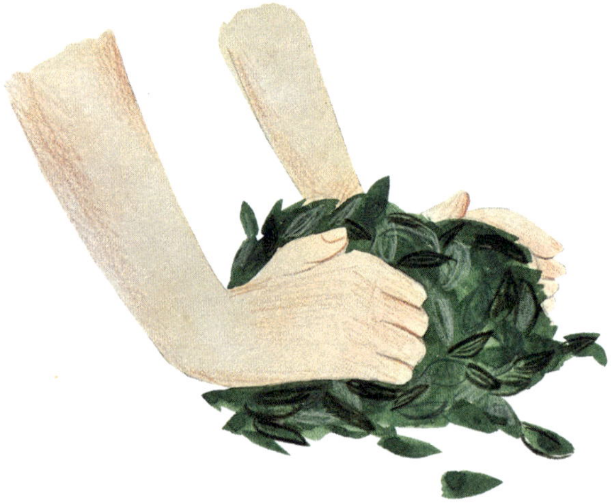

Kräuter kneten
mit den Händen

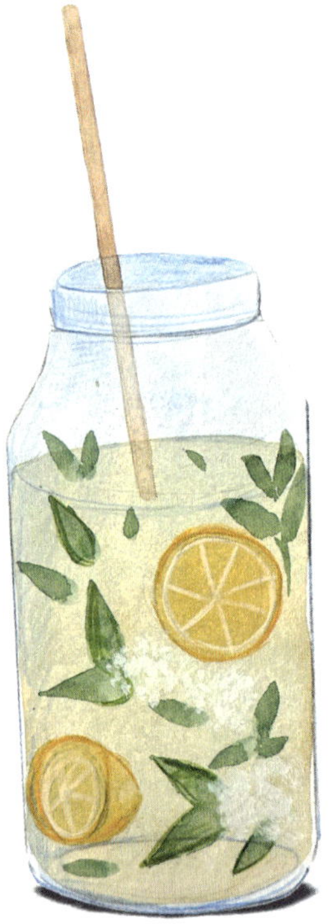

Hollersprudel
im Ballonglas

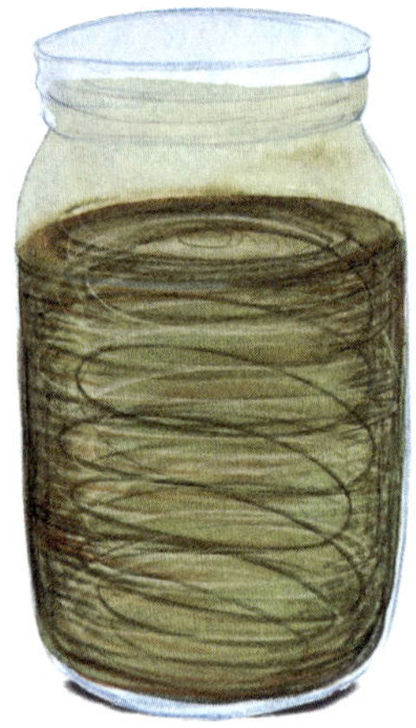

Fermentation
im Glas

Sie bringen ganz unverarbeitet schon einiges an Leben mit: aus der gesunden Erde, vom naturbelassenen Wasser und von der frischen Luft. Überall tummeln sie sich, die nützlichen Mikroben, die 7 Tage in der Woche und 24 Stunden am Tag für uns arbeiten. Wir müssen nur eine angenehme Atmosphäre für sie schaffen.

Doch was bedeutet das? Mikroben mögen bestimmte Temperaturen, meistens bevorzugen sie es leicht sauer, und das Wichtigste ist natürlich die Verpflegung: Mikroben mögen Zucker und Honig. Sie haben noch ein natürliches Gespür für die Menge an Süßem, also darf es nur leicht süß sein. Und sie mögen Ballaststoffe, am liebsten die quellfähigen. Wenn Leinsamen oder Malvenblüten schwabbelig mit Wasser vollgesogen oder die Apfelspalten im Kompott so richtig saftig sind, dann ist das bestes Futter für die Mikroorganismen. Aber auch Flavonoide gehören zu ihren bevorzugten

Die Vorzüge

- bekömmliche, besonders aromatische und wohlschmeckende Zubereitungen
- vielfältige und gesundheitsfördernde Mikroorganismen
- beste Bioverfügbarkeit der Pflanzeninhaltsstoffe
- Kräuter in der lebendigsten Form

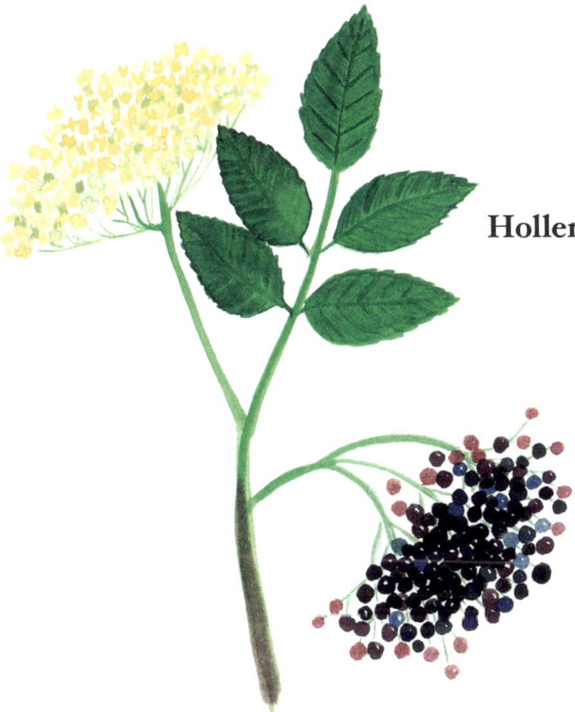

Hollerblüte und -beeren

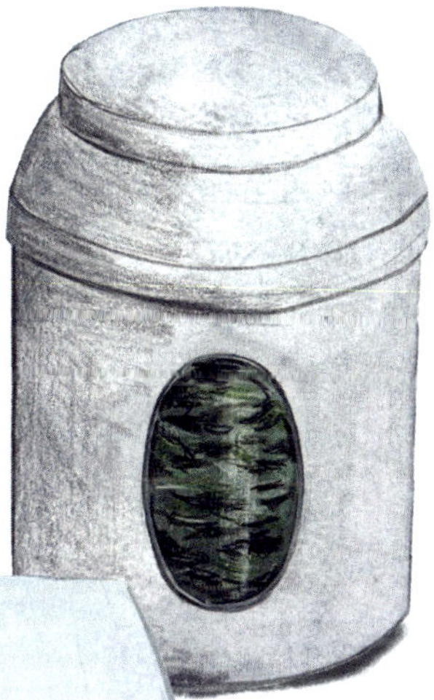

Fermentierter Kräutertee
in der Teedose

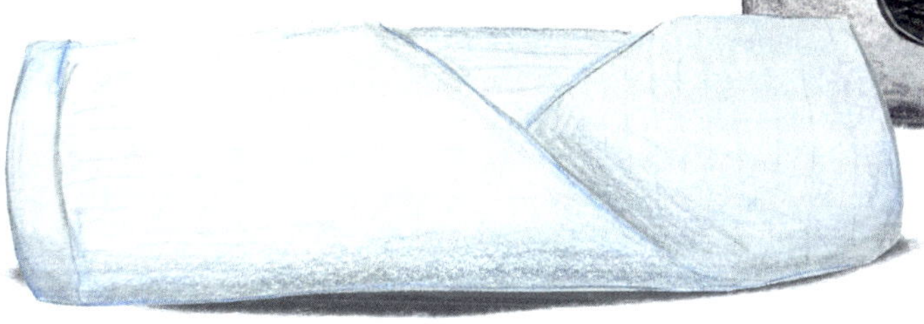

Leinentuch
zum Fermentieren

Speisen: die roten, violetten und blauen Pflanzenfarben. Und Gerbstoffe, die herben Teile in den Kräutern – auch an denen knabbern Mikroorganismen gerne herum. Als Nebeneffekt setzen sie dabei viele wundervolle Aromen frei.

Für das Fermentieren von Kräutern entwickeln wir am besten langsam ein Gespür durch viel Ausprobieren und Experimentieren. Zu Beginn können wir natürlich nach Rezepten zubereiten und dann abwandeln, auf Dauer empfehlen sich dafür Fingerspitzengefühl und eine gute Spürnase. Die Mikroben haben, genauso wie wir, unterschiedliche Launen, die von Wind, Wetter, Temperatur und Musik beeinflusst werden. Sie mögen Holz und Natur, frische Luft und sanfte Behandlung. Sie sind uns durchaus sehr ähnlich. Wir sollten also am besten angenehme Materialien für die Mikroben verwenden, gute Plätze für sie suchen und ihnen Zeit zum Arbeiten geben. Dann lassen sie auch für uns wohltuende Wolken entstehen.

Welche Zutaten wir brauchen

FRISCHE KRÄUTER

Ein guter Erntezeitpunkt garantiert eine gute Fermentation. Doch nicht nur das: Am wichtigsten ist die Naturbelassenheit, denn Spritzmittel würden die Mikrobengemeinschaften stören und die Vielfalt reduzieren. Und genau diese Vielfalt brauchen wir für eine gute Fermentation.

BLÄTTER UND KRAUT FÜR FERMENTIERTE TEES

Für fermentierte Tees eignen sich besonders Pflanzen, die viele Gerbstoffe enthalten. Diese sperrigen, meistens großen Pflanzenwirkstoffe werden dann von den Mikroorganismen in kleinere und aromatische Teile zerlegt, die unsere Sinne verzaubern und leicht vom Körper aufgenommen werden können.

BESONDERS GEEIGNETE PFLANZEN FÜR FERMENTIERTE TEES

Himbeer- und Brombeerblätter, Schmalblättrige Weidenröschen, Salbei- und Spitzwegerichblätter, Brennnesseln, Erdbeerblätter oder das ganze blühende Kraut vom Frauenmantel sind dafür geeignet.

BLÜTEN, BLÄTTER UND FRÜCHTE FÜR BELEBTE SPRUDEL

Im fermentierten Sprudel setzen wir echten Zucker zu, um die Mikroben zu füttern. Diese stürzen sich auf den Zucker, fressen ihn und scheiden organische Säuren wieder aus. Das Getränk wird dadurch fein säuerlich, leicht spritzig und verliert an Süße. Dafür verwenden wir auch Pflanzen mit ätherischen Ölen, deren Aroma beim Fermentieren verstärkt wird.

BESONDERS GEEIGNETE BLÜTEN, BLÄTTER UND FRÜCHTE FÜR SPRUDEL

Holunderblüten, Schafgarbenblüten und -blätter, Rosenblüten, Eberrautenblätter, Himbeeren und Himbeerblätter, Brombeeren und Brombeerblätter, Äpfel, Heidelbeeren, Gojibeeren, Aroniabeeren.

ANSÄUERUNG DES SPRUDELS

Der fermentierte Sprudel wird angesäuert und damit der pH-Wert gleich zu Beginn etwas gesenkt. Dadurch kommen die erwünschten Lactobazillen schnell in Schwung. Zitronen und Essig erledigen diese Ansäuerung, wobei der Essig keine Sulfite enthalten darf. Denn Sulfite wirken konservierend, sie würden die Mikroben am Wachsen hindern.

FUTTER FÜR DIE MIKROBEN

Im Sprudel sind keine Ballaststoffe oder sonstige Kohlenhydrate enthalten, deshalb muss Zucker als Energiequelle für die Mikroorganismen zugesetzt werden. Der Großteil des Zuckers wird während der Fermentation in Säuren umgesetzt. Verwendet wird dafür weißer Haushaltszucker oder weißer beziehungsweise heller Rohrzucker.

ERNTEZEITPUNKT

Die **Holunderblüte** läutet die Sprudelsaison ein. Der gute Erntezeitpunkt ist genau dann, wenn sich die Blüten gerade geöffnet haben oder noch ein wenig knospig sind.

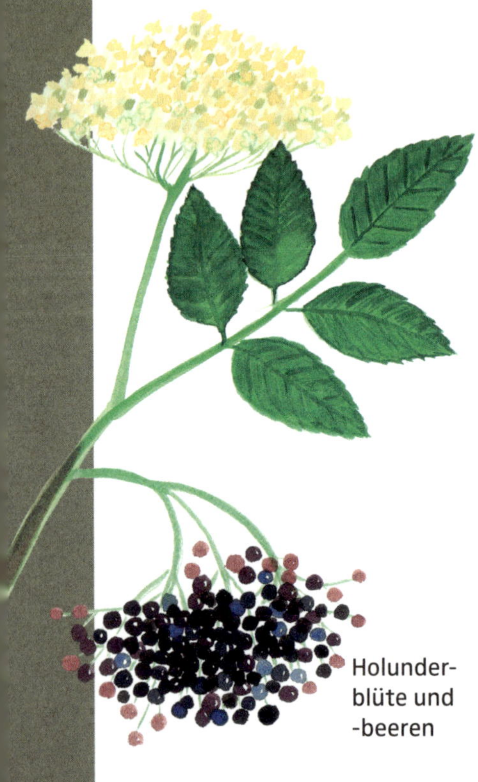

Holunderblüte und -beeren

Die Blütendolden werden an einem Sonnentag abgeschnitten, wenn der morgendliche Tau getrocknet ist.

Himbeerblätter und andere gerbstoffhaltige Pflanzen: Himbeer- und Brombeerblätter werden bis in den Hochsommer hinein für fermentierte Tees gesammelt. Die Gerbstoffe bauen sich in den größeren Blättern noch auf und sind später der Werkstoff für die Mikroorganismen. Daran kiefeln sie so lange, bis der Haufen von Bruchstücken eine duftende Wolke versprüht. Auch Salbei kann noch später im Jahr, wenn er bereits zu herb für den Haustee ist, geerntet werden. Spitzwegerich wird vor der Blüte geerntet, das Weidenröschen blühend.

Welche Materialien wir brauchen

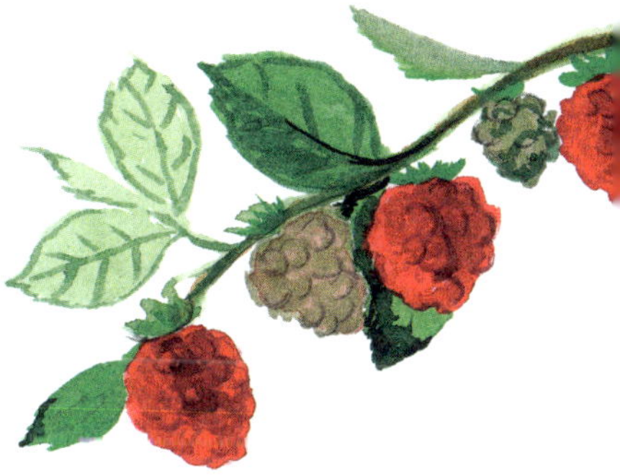

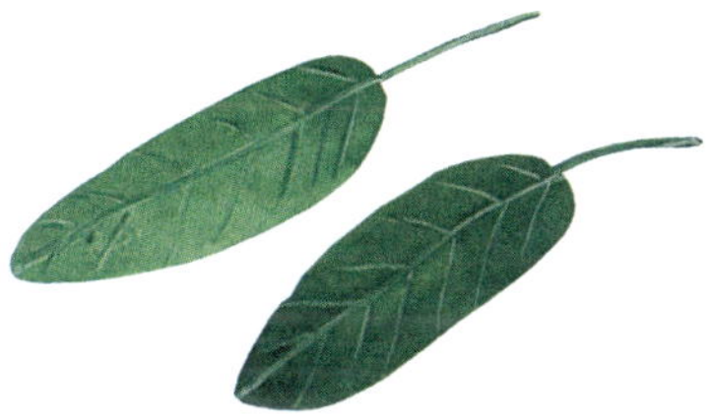

KÜCHENSCHERE, GARTENSCHERE ODER MESSER

Zum Abschneiden der Kräuter und Heilpflanzen eignen sich Scheren: Küchenscheren und Gartenscheren können unterschiedlich dicke Stängel, Blätter oder Blüten schneiden. Manche Pflanzen halten sich sehr an ihren Wurzeln fest, hier hilft das Abschneiden, um sie nicht auszureißen.

LUPE

Es klingt verwegen, aber eine Lupe ist ein Kräuterwerkzeug, das so manches an den Tag bringt. Dabei geht es manchmal um Ungeziefer, aber noch viel öfter um einen interessanten Einblick oder Aufblick auf die Pflanze. Auch Handys können die Funktion einer Lupe übernehmen.

KORB ODER LEINENTASCHE

Die Mengen für einen Tee oder einen Sprudel sind so klein, dass sie in den Händen gehalten werden können.

Wer gleich etwas mehr für weitere Zubereitungen sammeln möchte, legt die Kräuter locker in Behälter aus Naturmaterialien: Korb oder Leinentasche bieten sich an.

LEINENTUCH UND SPAGAT FÜR FERMENTIERTEN KRÄUTERTEE

Zum Einwickeln der angetrockneten Kräuter verwenden wir ein Leinentuch, am besten eines, das schon unzählige Male gewaschen wurde.

Solche ausgewaschenen Stoffe haben bereits alles abgegeben, was wir nicht im Tee haben wollen. Eine reißfeste Schnur hilft, die Luft von den Kräutern fernzuhalten.

GROSSES GLAS ODER EMAILTOPF

Je nach Menge an Sprudel, der hergestellt werden soll, eignen sich große Gläser, Glasballons, Keramikgefäße oder Emailtöpfe dafür. Glasbehalter haben den Vorteil des guten Einblicks, den sie ermöglichen.

TUCH ZUM ABDECKEN FÜR SPRUDEL

Ein sauberes Tuch oder Filterpapier schützt den Sprudel vor Ungeziefer.

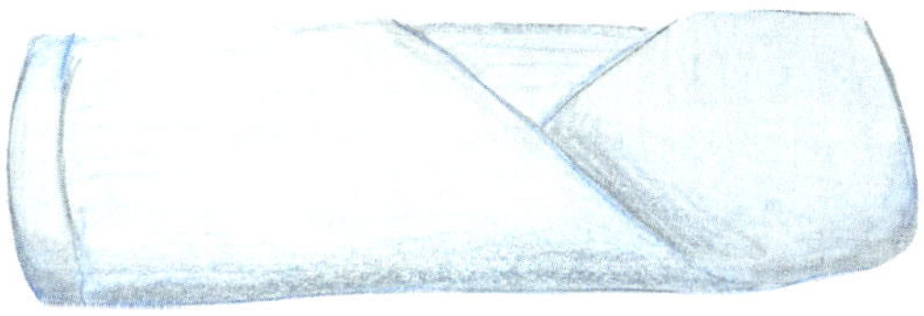

Leinentuch

Die handwerklichen Schritte zum fermentierten Kräutertee

HANDVERLESENE, FRISCHE, NATURBELASSENE UND GESUNDE PFLANZEN WERDEN FERMENTIERT
Die Blätter werden sorgfältig geerntet und auf einem Leinen- oder Baumwolltuch aufgelegt. Der Stoff soll unbehandelt oder alt und sauber ausgewaschen sein.

ANWELKEN: DIE BLÄTTER DÜRFEN MEHRERE STUNDEN ANTROCKNEN
Im Schatten beginnt nun die Trocknung der Blätter. Allerdings dürfen sie nur halbtrocken werden, nicht rascheltrocken, wie es sonst bei Kräutertee der Fall ist. Die Antrocknung dauert einige Stunden.

PFLANZENSAFT AKTIVIEREN: DIE ZELLEN AUFBRECHEN
Die angetrockneten Pflanzen werden auf ein Nudelbrett oder ein großes Schneidbrett aus Holz gelegt und mit dem Nudelwalker gewalkt. Pflanzensaft tritt aus und lässt ein ganz besonderes Mikroklima entstehen. Am Ende des Walkens werden die Blätter mit den Händen durchgeknetet, um den Pflanzensaft gleichmäßig zu verteilen. Die Kräuter sind nun ganz leicht feucht und bereit zum Fermentieren.

FERMENTATION: DIE KRÄUTER MIKROBIELL BELEBEN
Nun beginnt die eigentliche Fermentation der Pflanzen. Dazu werden sie auf dem Leinen- oder Baumwolltuch ausgebreitet und ganz leicht mit kaltem Wasser besprüht. Weil die Fermentation der Kräuter ohne Luft erfolgt, wird das Tuch jetzt ganz fest zusammengerollt und verschnürt. Diese kompakte und feste Rolle aus Stoff und Kräutern bekommt einige Stunden Ruhe. Statt des Verschnürens kann die Stoffrolle mit den Kräutern auch in einem Schraubglas oder einer Dose luftdicht verschlossen werden.

Temperatur der Fermentation:
Zimmertemperatur.
Fermentationsdauer:
3 bis 5 Tage.

FERMENTATION BETREUEN: TÄGLICH ÖFFNEN UND BESPRÜHEN
Die Stoffrolle wird über einige Tage täglich geöffnet: Die Blätter werden mit Wasser besprüht und in dieser befeuchteten Form neu zusammengerollt.

ENDE DER FERMENTATION: DER WUNDERVOLLE DUFT
Ungefähr am dritten oder vierten Tag entspringt der Rolle beim Öffnen ein unverwechselbarer, wundervoller Duft. Dieser Moment ist ein ganz besonderes sinnliches Erlebnis. Jetzt kann die Fermentation abgebrochen werden.

TROCKNEN: FERMENTATION ABSCHLIESSEN
Das Fertigtrocknen gelingt bei 40 °C am besten. Bei dieser Temperatur überleben die Mikroben, und die Trocknung dauert nicht zu lange. Wenn die Blätter rascheltrocken sind, ist die Fermentation der Teekräuter abgeschlossen.

ABFÜLLEN UND AUFBEWAHREN: DIE FERMENTIERTEN TEEKRÄUTER TROCKEN UND DUNKEL LAGERN
In Teedosen, Gläsern oder in Papiersäcken werden die fermentierten Blätter bei Zimmertemperatur oder etwas kühler aufbewahrt.

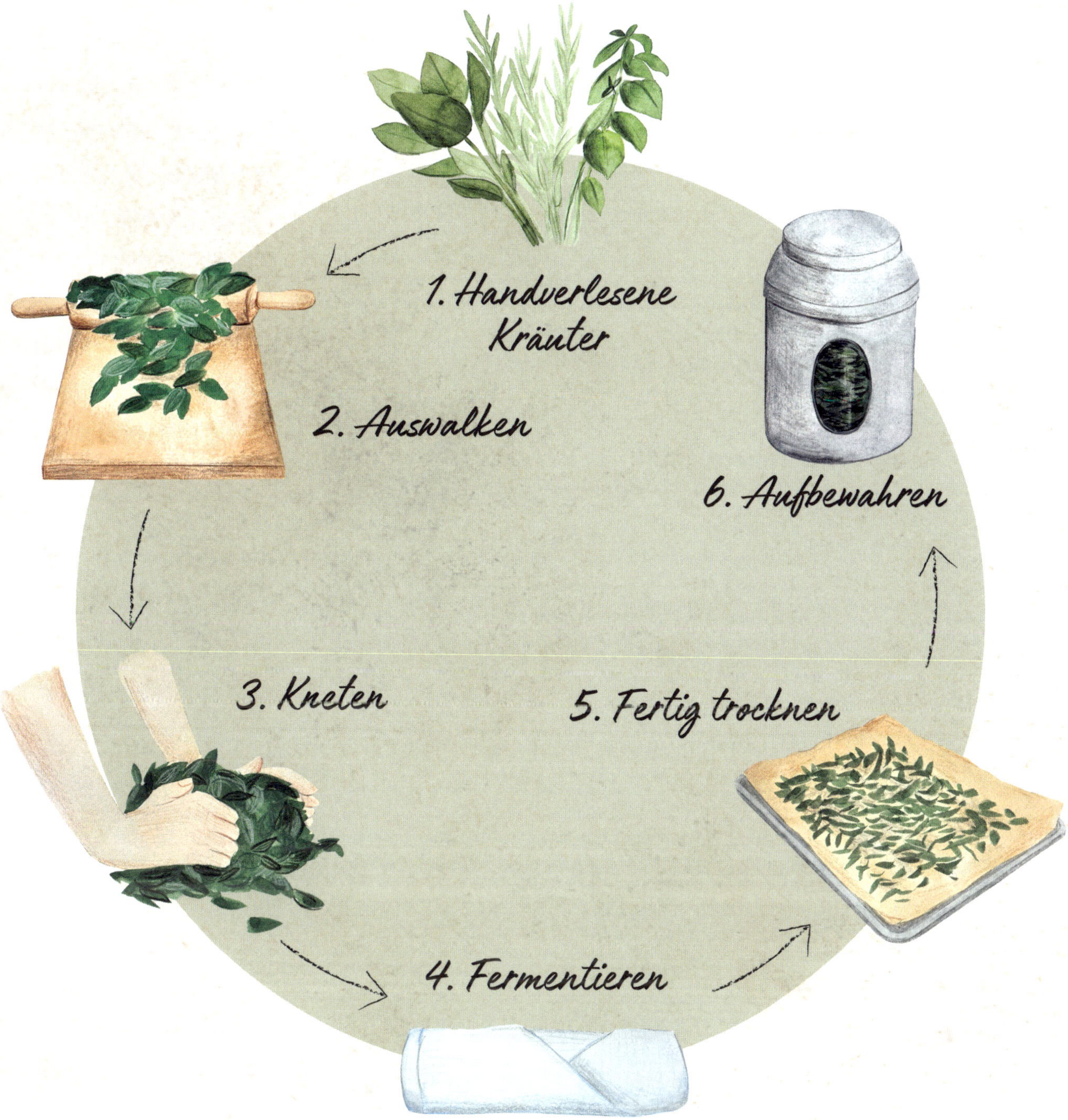
1. Handverlesene Kräuter
2. Auswalken
3. Kneten
4. Fermentieren
5. Fertig trocknen
6. Aufbewahren

Varianten

HYDROLATBEDUFTETE BLÄTTER

Statt mit Wasser können die Blätter mit Hydrolat besprüht werden.

TIEFGEKÜHLTE KRÄUTER FERMENTIEREN

Wenn die Kräuter tiefgekühlt werden, platzen die Zellen auf, und es tritt besonders viel Pflanzensaft aus den Blättern. In dieser aktivierten Form entsteht ebenfalls ein wundervolles Aroma, mit dem zusätzlichen Vorteil, dass die Fermentation nicht direkt nach der Ernte gemacht werden muss, sondern auch zu einem späteren Zeitpunkt erfolgen kann. Während der Erntezeit sind die Tage sowieso meist zu kurz!

IM GLAS STATT IM LEINENTUCH

Die tiefgekühlten Blätter können auch in ein Schraubglas gedrückt, mit einem feuchten Tuch abgedeckt und für einen halben Tag fest verschlossen werden.

Die bereits geplatzten Pflanzenzellen stehen schon gut im eigenen Saft, und die Fermentation läuft schneller ab. Es eignen sich dafür breite Gläser oder Schüsseln aus Glas oder Keramik.

Die handwerklichen Schritte für fermentierte Kräuter

HANDVERLESENE, FRISCHE, TIEFGRÜNE UND GESUNDE BLÄTTER
An trockenen Tagen werden kraftvolle grüne Blätter geerntet.

ZERKLEINERN: DIE BLÄTTER SCHNEIDEN ODER MIXEN
Die grünen Blätter werden in Streifen geschnitten oder zu feinem Mus gemixt.

SALZEN UND ZIEHEN LASSEN: SALZ UND GEWÜRZE UNTERMISCHEN
Die Kräuter werden mit 2 Prozent Steinsalz und verschiedenen Gewürzen gemischt. Jetzt bekommt die Mischung eine Viertelstunde oder halbe Stunde Ruhe, um das Salz wirken zu lassen. Dabei zieht es den Pflanzensaft aus den Blättern.

ANSETZEN: EINFÜLLEN UND PRESSEN
Die gesalzene Kräuter-Gewürz-Mischung wird nun in kleine Gläser gefüllt. Die bloßen Hände oder ein Stampfer aus Holz drücken die Masse fest in das Glas. Am oberen Rand bleiben ein bis zwei Zentimeter Luftraum. Der Ansatz kann mit einem Teelöffel Ferment wie Kombucha, Wasserkefir oder Kwas beimpft werden, um sicherzugehen, dass sich die erwünschten Mikroben vermehren und andere nicht überhandnehmen. Die Kräutermasse mit einem Wein- oder Johannisbeerblatt abdecken und das Glas fest verschließen.

SALZLAKE ZUSETZEN: BEI SEHR TROCKENER MASSE
Wenn die Kräutermasse sehr trocken ist und sich kaum Pflanzensaft gebildet hat, wird mit 2-prozentiger Salzlake aufgefüllt.

2-prozentige Salzlake:
1 Liter Wasser + 1 Esslöffel Steinsalz.

Im kalten Wasser dauert es mehrere Stunden, bis sich das Steinsalz aufgelöst hat, im handwarmen Wasser geht das schneller, und im heißen löst es sich sofort. Allerdings dauert hier dafür das Abkühlen einige Zeit. Wer öfter fermentiert, kann sich gesättigte Sole bereitstellen und diese nach Bedarf verdünnen.

Gesättigte Sole:
1 Liter Wasser + 270 g Steinsalz.

Das Steinsalz am besten im warmen Wasser auflösen und dann auskühlen lassen. Die Sole ist nun etwa 26- bis 27-prozentig, je nach Temperatur.

Gesättigte Sole in 2-prozentige Salzlake verdünnen:
75 g gesättigte Sole + 925 g Wasser.

FERMENTATION: DIE ZEIT DER GÄRUNG
Die Kräutermasse wird milchsauer fermentiert. Es handelt sich um eine geschlossene Fermentation ohne Sauerstoff, deshalb ist das Glas fest verschlossen. Die Fermentation dauert etwa eine Woche, danach reift die Kräutermasse noch zwei bis vier Wochen weiter und bildet wundervolle Aromen.
Fermentationstemperatur:
Zimmertemperatur.

AUFBEWAHREN: KÜHL, ABER NICHT IM KÜHLSCHRANK LAGERN
Wenn sich die Mikroben in den Kräutern in einem guten Gleichgewicht befinden, bleibt das Ferment einige Wochen und sogar Monate stabil.

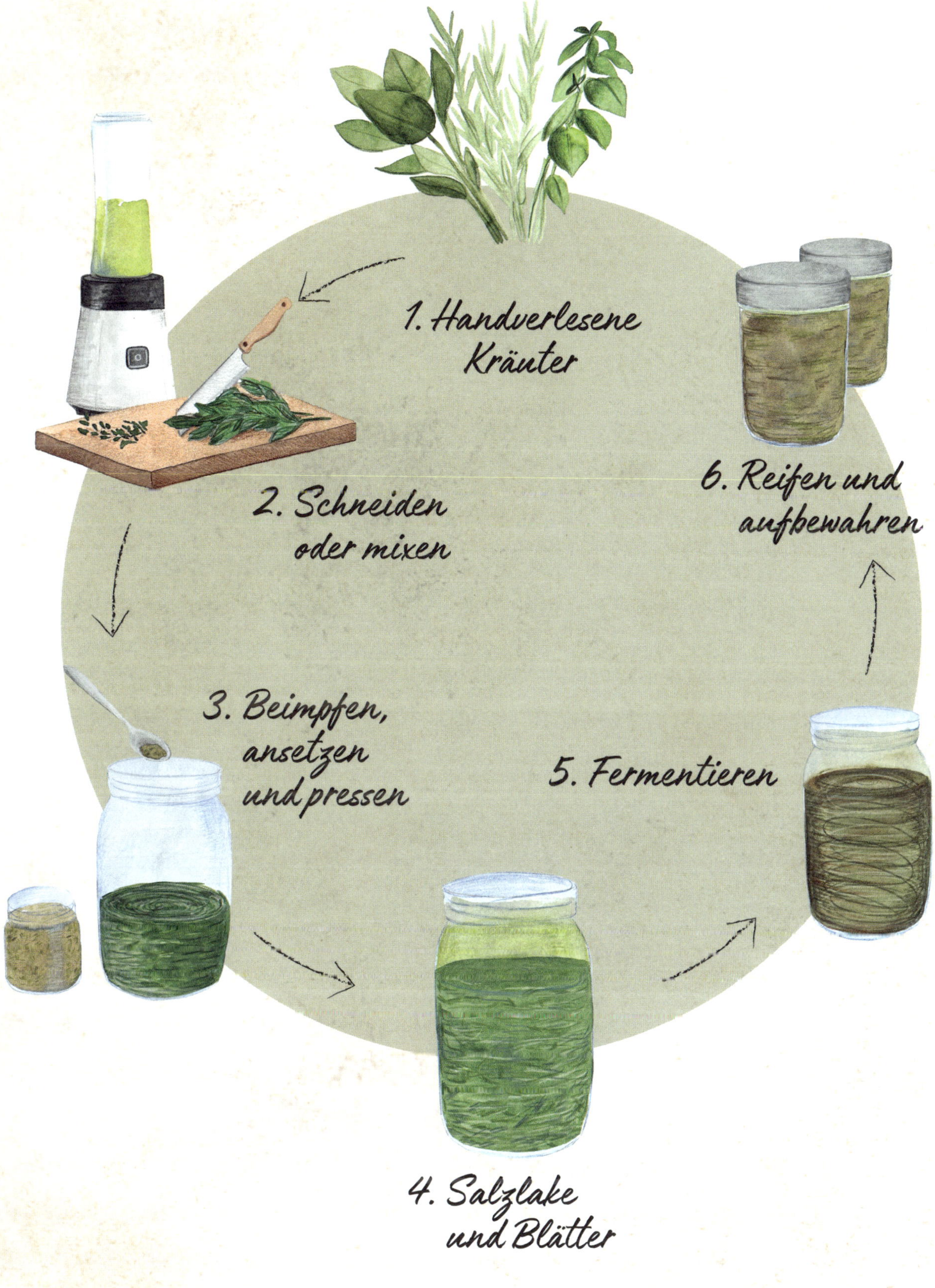
1. Handverlesene Kräuter
2. Schneiden oder mixen
3. Beimpfen, ansetzen und pressen
4. Salzlake und Blätter
5. Fermentieren
6. Reifen und aufbewahren

Die handwerklichen Schritte zum fermentierten Sprudel

HANDVERLESENE, FRISCHE, NATURBELASSENE UND GESUNDE BLÜTEN UND BLÄTTER
Vor allem Blüten und Früchte mit ihrer natürlichen Vielfalt an Hefen und Bakterien eignen sich für den fermentierten Sprudel. Der bekannteste ist der Hollersprudel, doch auch andere Pflanzen eignen sich gut dafür.

ANSETZEN: BLÜTEN UND BLÄTTER IM GLASBALLON
Blüten und Blätter werden in einem großen Glas, in einem Keramikgefäß oder in einem Emailtopf mit Wasser übergossen, es sollte etwa Zimmertemperatur haben. Dann kommen noch Zitronenscheiben und Essig zur Ansäuerung und Zucker als Energiequelle dazu.

FERMENTATION: MIT LUFT BELEBEN
Das Gefäß wird mit einem Tuch abgedeckt und an einen ruhigen Ort gestellt, der ungefähr Zimmertemperatur hat. Der Sprudel genießt eine offene Fermentation mit Luft. Wenn die Temperatur über 25 °C steigt, vermehren sich Kahmhefen gerne. Unter 18 °C vermehren sich die erwünschten Mikroben langsam, eventuell zu langsam, und andere übernehmen die Vorherrschaft.

Fermentationstemperatur: 18 bis 24 °C.
Fermentationsdauer: 1,5 bis 3 Tage.

ENDE DER FERMENTATION: DER WUNDERVOLLE FEIN SÄUERLICHE DUFT
Nach ungefähr eineinhalb Tagen wird immer wieder gerochen und probiert. Wenn das Getränk einen angenehmen, fein säuerlichen Duft und Geschmack hat, kann die Fermentation abgebrochen werden. Der Sprudel wird abgeseiht und in Flaschen gefüllt.

AUFBEWAHREN: DEN SPRUDEL KÜHLEN UND BALD TRINKEN
Durch das Abfüllen in Flaschen wird den Mikroben Luftsauerstoff entzogen und im Kühlschrank auch noch die Wärme. So kommen sie weitgehend zur Ruhe. Dennoch ist der fermentierte Sprudel nur einige Tage bis zu einer Woche haltbar. Er ist damit ein frisch zubereitetes saisonales Getränk, auf das wir uns jedes Jahr freuen.

Varianten

KRÄUTERVARIANTEN
Der klassische Kräutersprudel wird mit Holunderblüten hergestellt. Dennoch gibt es viele andere Varianten, und das Sprudel-Grundrezept lädt zum Experimentieren ein.

Auch Beeren und Früchte können mitfermentiert werden, der Sprudel wird dann allerdings hefiger: Geeignet sind Kombinationen von Lavendel und Heidelbeeren oder Marillen, Himbeeren und Basilikum oder Eberraute und Schafgarbe, sie schmecken aromatisch und leicht bitter.

HOLLERSEKT
Oft wird dieser fermentierte Sprudel als »Sekt« bezeichnet, weil er nach dem Abfüllen und Verschließen Kohlensäure bildet und spritzig wird, manchmal sogar richtig explosiv! Das baldige Trinken ist die sichere Variante.

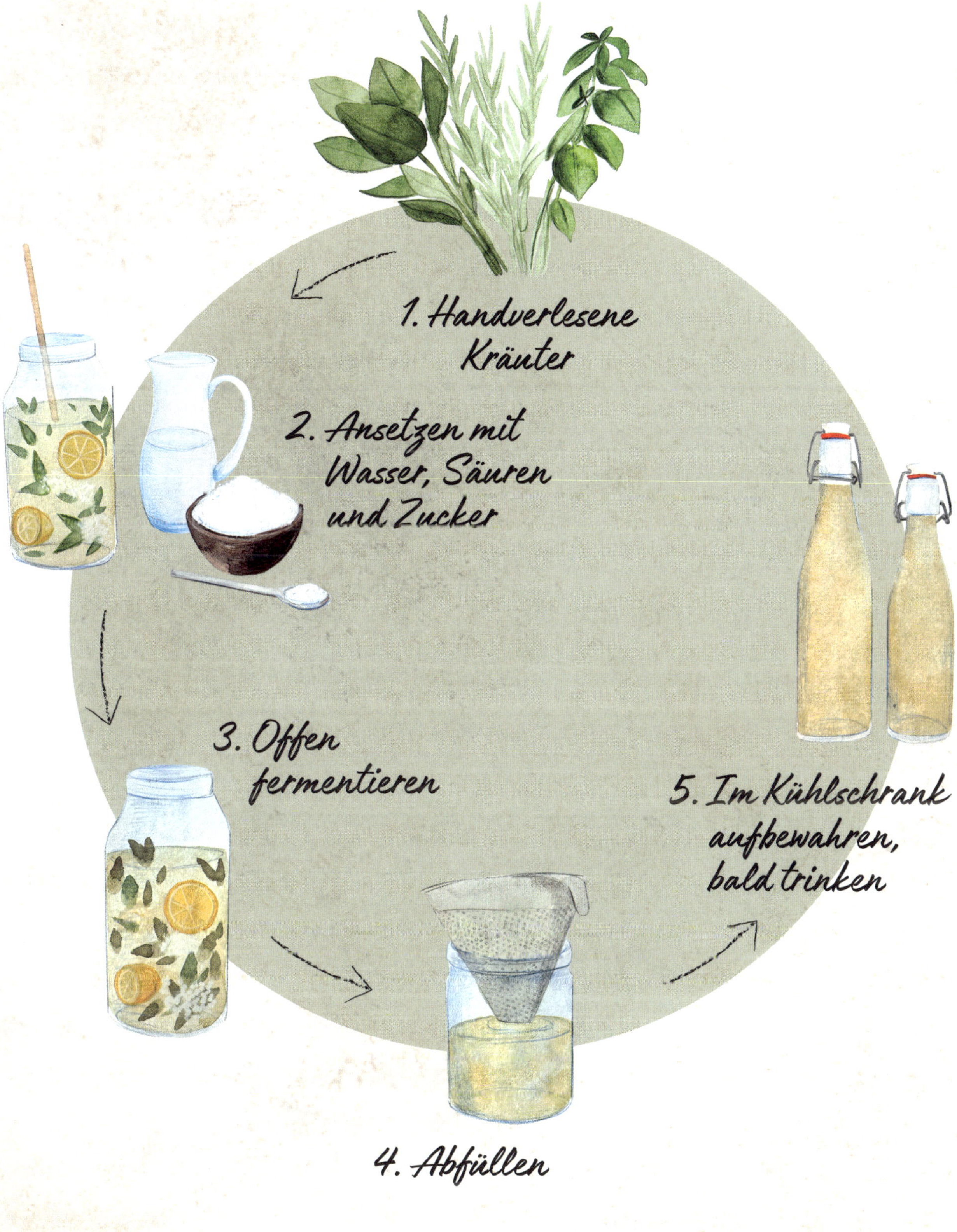
1. Handverlesene Kräuter
2. Ansetzen mit Wasser, Säuren und Zucker
3. Offen fermentieren
4. Abfüllen
5. Im Kühlschrank aufbewahren, bald trinken

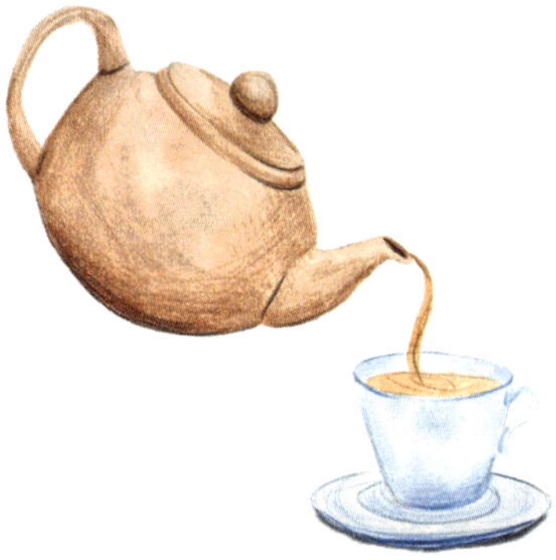

Was beim fermentierten Tee schiefgehen kann

Was auffällt	Mögliche Ursachen	Lösungen
Tee hat zu wenig Aroma.	Die Trocknung zu Beginn war zu lang.	Die Kräuter vor der Fermentation nur antrocknen lassen.
Schimmelbildung	Die Trocknung am Ende war nicht ausreichend.	Zum Schluss rascheltrocken trocknen.

Was bei fermentierten Kräutern schiefgehen kann

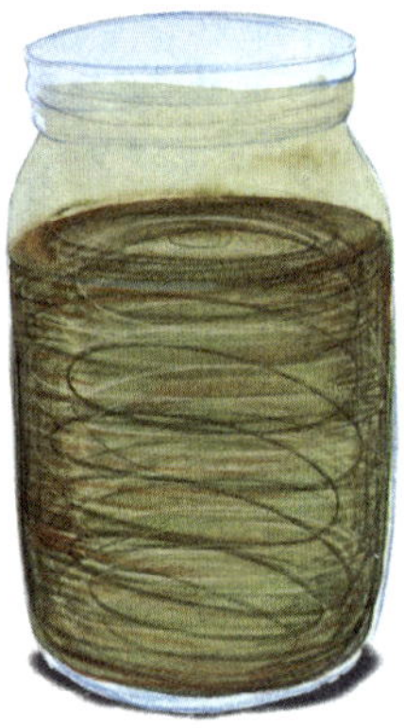

Was auffällt	Mögliche Ursachen	Lösungen
Schimmel an der Oberfläche	zu wenig Pflanzensaft, zu trocken, ungenügend abgedeckt	Die Kräuter in Salzlake versenken, mit gerbstoffhaltigen Blättern abdecken.
Schimmelnischen	zu wenig festgedrückt	Mit einem Holzstampfer oder einem Rundholz die Masse ganz festdrücken.
Braunfärbung	zu wenig festgedrückt, Luftkontakt	Mit einem Holzstampfer oder einem Rundholz die Masse ganz festdrücken.
samtige Bläschen an der Oberfläche	Kahmhefe	Die Fermentationstemperatur war zu hoch.

Was beim fermentierten Sprudel schiefgehen kann

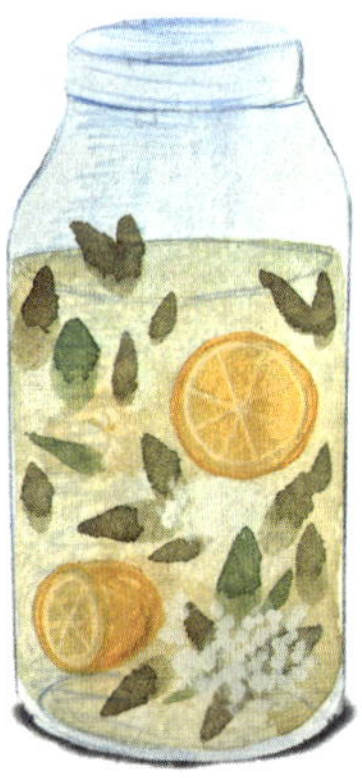

Was auffällt	Mögliche Ursachen	Lösungen
Schimmelbildung	Der Deckel war undicht, die Kräuter haben die Schimmelbildung nicht gehemmt.	Konservierende Kräuter wie zum Beispiel Rosmarin ergänzen.
samtige Bläschen an der Oberfläche	zu wenig festgedrückt	Die Fermentationstemperatur war zu hoch.
die Flasche explodiert	zu lange und zu warm aufbewahrt	Im Kühlschrank lagern und bald trinken.

Verborgene Reaktionen

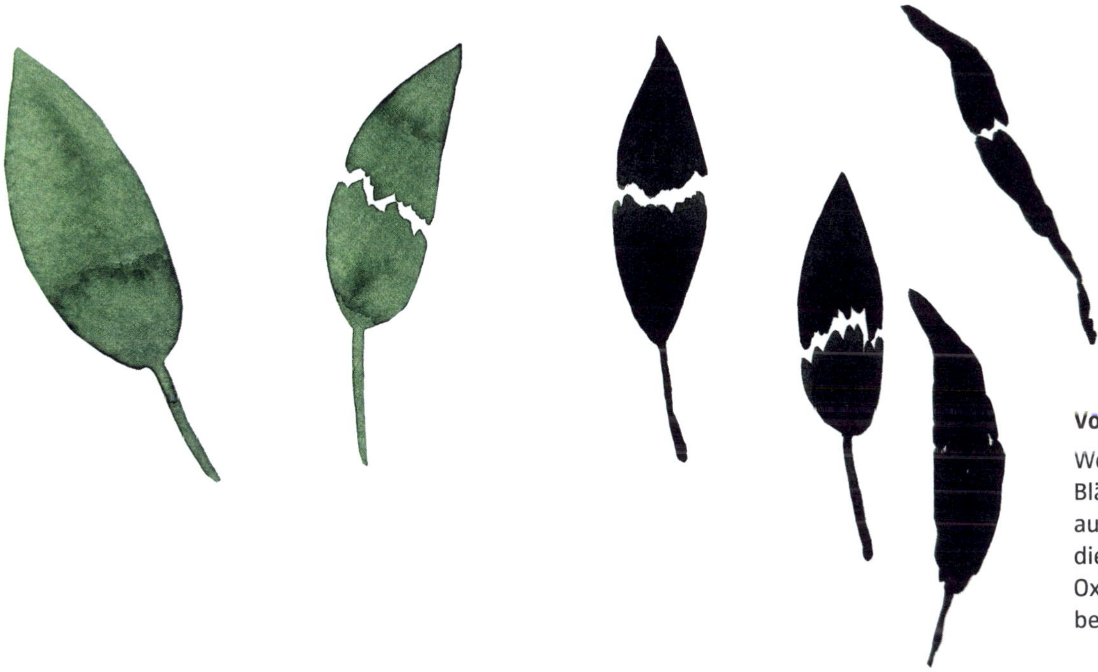

Vom Blatt zum Ferment
Wenn aus den grünen Blättern Pflanzensaft austritt, färben sich die Blätter durch die Oxidation dunkel und beginnen zu duften.

Streng genommen wird der Tee gar nicht fermentiert. Die Reaktionen, die die Blätter dunkel färben, entstehen durch das Aufplatzen der Pflanzenzellen. Dadurch werden Enzyme frei, genauer gesagt Oxidasen, und diese oxidieren die Polyphenole. Sie färben sich dadurch dunkel, und Aromastoffe werden freigesetzt.

Bei den fermentierten Kräutern mit Salzlake vermissen wir bald die schöne grüne Farbe, die wir beim Pesto so mögen. Chlorophyll geht nämlich beim Fermentieren verloren. Dafür werden andere Pflanzenwirkstoffe beim Zerlegen der großen Bausteine freigesetzt. Die fermentierten Kräuter sind dennoch ein säuerlicher, wohlschmeckender und vor allem mikrobiell diverser Dip.

Der fermentierte Sprudel ist schon zu Beginn mit Essig und Zitronen leicht angesäuert. Das verschafft den Lactobazillen einen Startvorsprung, weil sie neben den Essigbakterien zu den wenigen gehören, die sich im leicht sauren Bereich gut entwickeln können. Und wenn die Konkurrenz verscheucht ist, können sie sich ungehindert vermehren. Ihre Energiequelle ist der Zucker.

Wir fermentieren den Sprudel mit Luft, damit er nicht zu viel Alkohol bekommt. Lactobazillen sind vielseitig und können mit und ohne Sauerstoff leben (sie sind fakultativ anaerob). Holunderblüten bringen auch Hefen mit, die sich ebenfalls im Sprudel vermehren. Wie hefig der Sprudel wird, hängt von den Holunderblüten (je mehr Hefen draufsitzen, desto hefiger), der Temperatur (je wärmer, desto hefiger) und von der Säure (je weniger angesäuert, desto hefiger) ab.

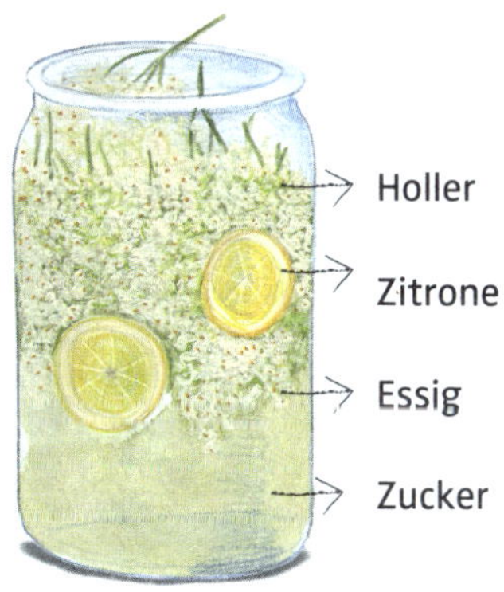

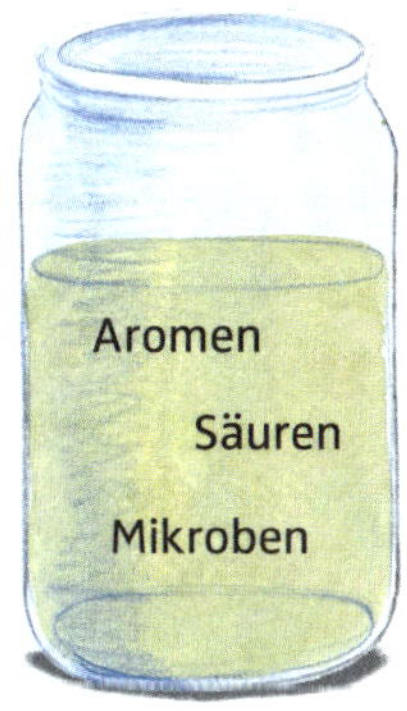

Anwenden

Die gute Dosis

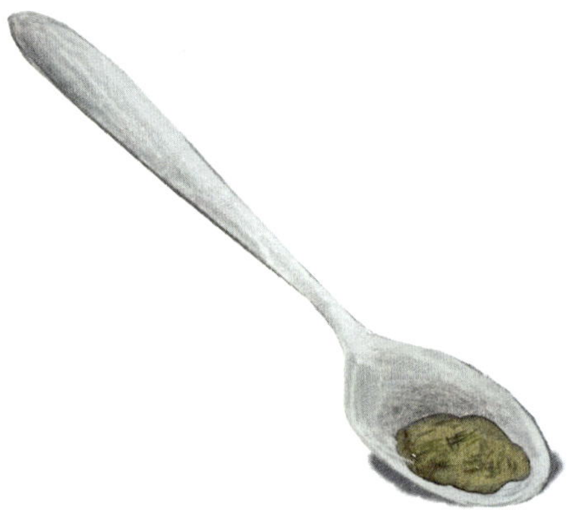

1 Teelöffel
fermentierte Kräuter

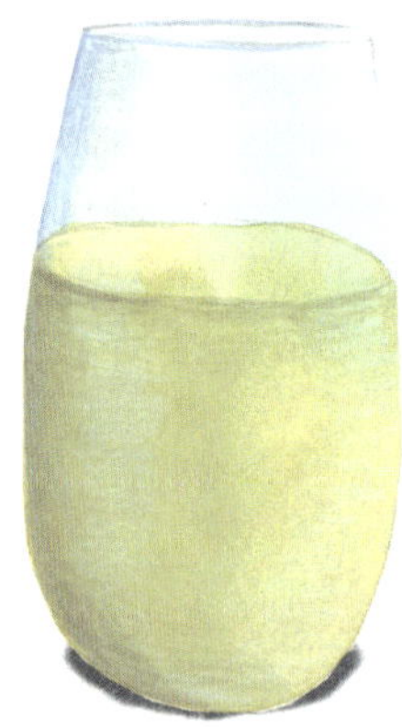

1 Glas
fermentierter Sprudel

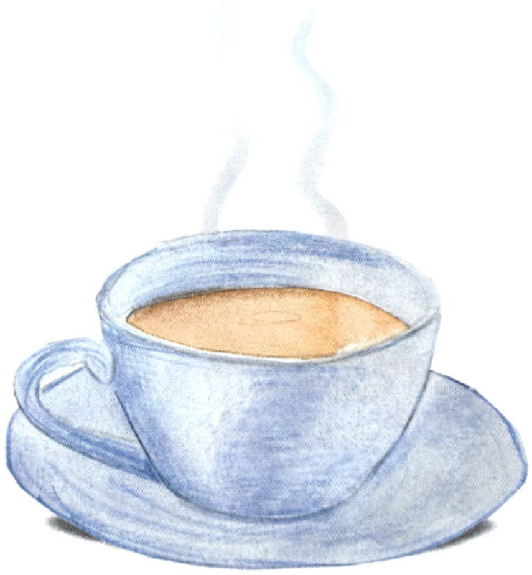

1 Tasse
fermentierter Tee

Fermentierte Lebensmittel halten uns gesund und bringen Energie für Körper und Geist. Für kranke Tage sind sie nicht geeignet. Wir brauchen jeden Tag nur ganz kleine Mengen davon, um eine große Wirkung zu erzielen.

FERMENTIERTER TEE ALS GETRÄNK
Schwarzer Tee, Oolong-Tee und Weißer Tee sind fermentiert. Pu-Erh-Tee ist jener Tee mit echter Fermentation. Er ist nicht nur oxidiert, sondern seine Mikroben wurden tatsächlich vermehrt. Alle diese Tees und natürlich der selbst fermentierte Kräutertee sind Getränke für den Alltag mit gesundheitsfördernder Wirkung.

FERMENTIERTE KRÄUTER IM ALLTAG
Die Paste aus fermentierten Kräutern gibt dem Topfenaufstrich, der Gemüsesuppe, den Nudeln oder den Pellkartoffeln eine aromatische Würze. Auch auf dem Butterbrot oder im Salatdressing und in anderen kalten Zubereitungen ist das Mus eine gute Ergänzung.

FERMENTIERTER SPRUDEL
Der fermentierte Sprudel ist ein saisonales Getränk, das sich schon durch seine begrenzte Verfügbarkeit für eine kurmäßige Anwendung anbietet. So bekommt das Mikrobiom im Darm jedes Jahr zur Holunderblüte einen speziellen Schub an Mikroben.

Grundrezepte

Fermentierter Tee

Zutaten
- Himbeerblätter
- Brombeerblätter
- Schmalblättriges Weidenröschen
- Klebriger Salbei

Zubereiten
Die Blätter sortenrein fermentieren.

Anwenden
Der fermentierte Tee kann als Alltagsgetränk getrunken werden.

Fermentierte Kräuter

Zutaten
- essbare grüne Blätter aus dem Garten und von der Wiese
- 1 kleine Schalotte oder Frühlingszwiebel
- nach Belieben etwas Knoblauch und Chili
- 2 Prozent Steinsalz vom Gesamtgewicht
- eventuell mit einem milchsauren Ferment beimpfen (Kombucha, Molke, Kwas)

Zubereiten
Die grünen Blätter schneiden oder pürieren, mit Schalotte, Knoblauch, Chili und Salz mischen und kneten. Das Salz 15 bis 30 Minuten ziehen lassen. Dann in ein kleines Schraubglas füllen, festdrücken, mit einem Wein- oder Johannisbeerblatt abdecken und verschließen.

Verwenden
Zu kalten und warmen Speisen.

Bärlauchspargel

Zutaten
- 1 TL Pfefferkörner
- 1 TL Piment
- 2 TL Senfkörner
- 1 TL Honig
- 2 Lorbeerblätter
- 1 l Bärlauchstängel mit Blüten
- ½ l Wasser mit 10 g Salz (2%ige Salzlake)

Zubereiten
Die Gewürze in ein Schraubglas geben, Bärlauchstängel kranzförmig dicht einfüllen, mit Salzlake auffüllen. Die Stängel sollen mit Lake bedeckt sein, eventuell beschweren. Verschließen und ca. 1 Woche bei Raumtemperatur fermentieren.

Verwenden
Zum Brot mit Schinken und Kren oder zu gekochten Eiern essen.

Fermentierter Sprudel

Zutaten
- 3 blühende Holunderdolden
- 3 l Wasser
- 60 g unerhitzter Apfelessig
- 1 unbehandelte Zitrone in Scheiben
- 300 g Zucker

Zubereiten
Alle Zutaten in ein großes Weithalsglas oder in ein Keramikgefäß geben und mit einem sauberen Tuch abdecken. Den Ansatz an einen guten Platz stellen, in einiger Entfernung zu Kombucha, Essig oder anderen Fermenten. Der Ort sollte ungefähr Zimmertemperatur haben.

Nach etwa 2 Tagen wird gerochen und gekostet, ob das Getränk schon aromatisch duftet, fein säuerlich schmeckt und ob die Süße des Zuckers zum Großteil verschwunden ist.

Dann abseihen, in Flaschen abfüllen und im Kühlschrank aufbewahren.

Anwenden
Der Hollersprudel wird gleich in den nächsten Tagen getrunken.

Hydrolate

Wasserdampfdestillierte Pflanzenwässer

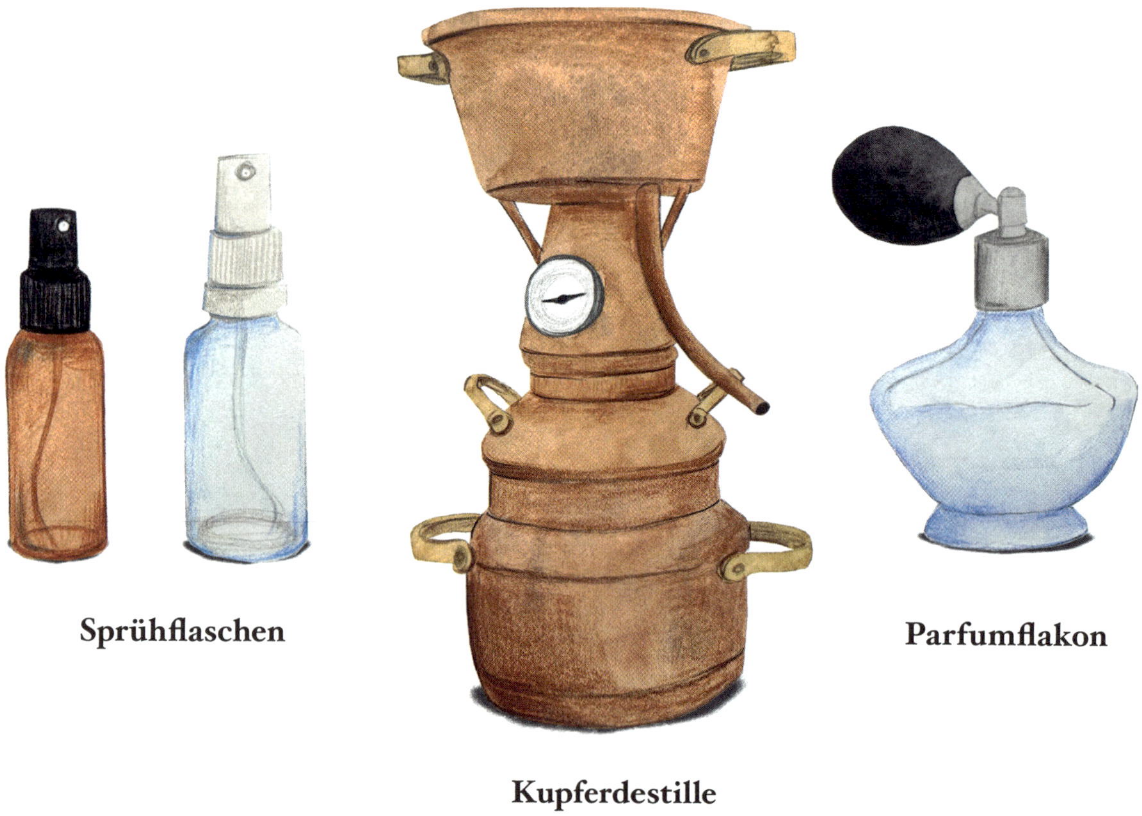

Wenn es dampft und duftet, ist die Hydrolatdestille nicht weit. Das Destillieren von Pflanzenwässern scheint, im Gegensatz zu den alkoholischen Destillaten, eher ein weibliches Thema zu sein. Die Spuren der Pflanzenwässerherstellung reichen weit zurück, wie das Rezeptbuch des Müllner-Peter aus Sachrang, Bayern, vom Anfang des 19. Jahrhunderts belegt.

Die feinen Pflanzenwässer, die durch eine Wasserdampfdestillation gewonnen werden, sind anschmiegsam und versöhnend. Sie halten sich eher zurück, aber dennoch ziehen sie nicht an uns vorbei. Pflanzenwässer haben etwas Magisches an sich und erinnern uns ein wenig an Kräuterhexenküche.

Schon das Destillieren der Wässer hat eine besondere Wirkung. Es braucht Zeit, bis der heiße Dampf sich durch die Pflanzen gearbeitet und ihnen die wertvollsten Düfte entnommen hat. Der Dampf durchdringt die Pflanzen und reißt alles mit, was er tragen kann: sowohl wasser- als auch fettliebende Wirkstoffe.

Der Wasserdampf kann aber nicht alles mitnehmen, er sucht sich die leichteren und harmonischen Bestandteile der Pflanze aus

Die Vorzüge

- Pflanzenwässer sind feine Duftwässer.
- Sie beinhalten die Gesamtheit aller wasserdampfflüchtigen Aromen.
- Pflanzenwässer enthalten keine Zusätze.
- Sie sind lange haltbar.
- Im Hydrolat entstehen auch wertvolle ätherische Öle.

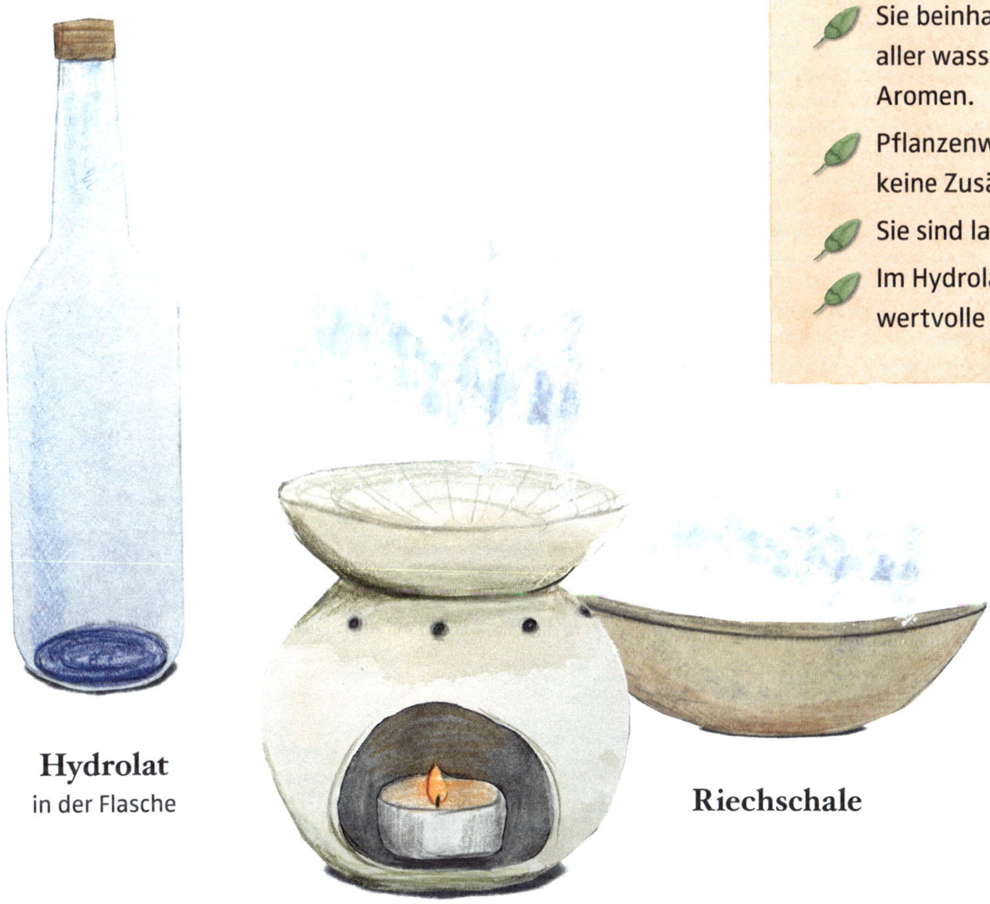

(zu Beginn können sich aber auch ein paar ruppige daruntermischen). In der Destille kühlt oben an der Kuppel der Dampf ab und mit ihm die Pflanzenwirkstoffe. Das Hydrolat tropft aus dem Kupferrohr in die Flasche.

Das gewonnene Pflanzenwasser ist haltbar, obwohl weder Zucker noch Alkohol oder Säuren zugesetzt werden. Mit der Zeit setzt sich etwas ätherisches Öl an der Oberfläche ab, es zeigt sich als dunkler Ring. Ganz wenig ätherisches Öl bedeckt dabei viel Hydrolat. Die selbst gemachten Hydrolate dürfen ihre ätherischen Öle behalten.

Pflanzenwässer, die oft nur als Abfallprodukte von ätherischen Ölen gesehen werden, erhalten immer mehr Beachtung. Die Ausbeute ist hoch und steht in keinem Verhältnis zu den winzigen Mengen an ätherischen Ölen. Seit die kleinen Kupferdestillen in unsere Kräuterwerkstätten eingezogen sind, können Hydrolate tatsächlich einfach selbst hergestellt werden, und die alte weibliche Tradition der Pflanzenwässer kommt zu uns zurück. Klassisch genießen vor allem die Wässer von Rose, Orange und Zaubernuss hohes Ansehen.

Pflanzenwässer zeigen sich sanft und deshalb sehr angenehm in ihrer Erscheinung. Dennoch dürfen wir ihre Wirkung nicht unterschätzen!

Welche Zutaten wir brauchen

GEEIGNETE KRÄUTER

Hydrolatkräuter werden sorgfältig ausgewählt. Da hilft die eigene Erfahrung oder die Beobachtungen anderer, die sich schon viel damit beschäftigt haben. Welcher Duft herauskommt, bleibt aber immer spannend.

Oft ist das Aroma des Hydrolats ganz anders als der Duft der frischen Pflanze: manchmal überraschend besser, manchmal aber auch nicht so gut. Oft beruhigt es sich noch in den Wochen nach der Gewinnung und wird besser.

Für die Experimentierfreudigen gibt es fast keine Grenzen, weil ganz viele Materialien aus der Natur ausprobiert werden können. Die einzelnen Pflanzen werden meist sortenrein destilliert und die fertigen Hydrolate dann gemischt, wenn Mischungen erwünscht sind.

ERNTEZEITPUNKT

Der Zeitpunkt, an dem die Kräuter und Pflanzen geerntet werden, ist ziemlich entscheidend für den Duft. Es sollte hell und sonnig sein, damit die Pflanzen trocken sind und ein Maximum an ätherischen Ölen bilden. Am besten ist sonniges Wetter über mehrere Tage hintereinander.

Wichtig ist auch die Tageszeit: Blüten von Rosen oder Jasmin sind beim Aufblühen am Morgen am gehaltvollsten. Dennoch gilt es zu warten, bis der Tau getrocknet ist. Lavendel wird in der Mittagszeit geschnitten. Ein guter Naturbeobachter meinte zu mir, ich solle ihn ernten, gleich nachdem er Besuch von den Bienen hatte. Und tatsächlich ist die Lavendelernte schwierig, weil wir ständig Bienen und Schmetterlingen ins Gehege kommen. Die Blüten kommen gleich nach der Ernte in die Destille.

Kräuter und Blätter werden ebenfalls am besten trocken geerntet, können aber sogar noch etwas liegen bleiben und antrocknen oder ganz trocknen. Sehr empfindliche unter ihnen wie die Zitronenmelisse entfalten frisch ihr bestes Aroma. Anis, Fenchel, Kümmel und ähnliche Gewürze können frisch oder getrocknet verwendet werden. Die frischen Schalen von Zitrusfrüchten ergeben wundervolle Hydrolate. Auch die Nadeln von Bäumen werden frisch destilliert und ergeben erlesene Aromen. In der warmen Zeit von Mai bis August ist die beste Erntezeit für unsere Nadelbäume.

Für Pflanzenwässer besonders geeignete und leicht verfügbare Pflanzen

Wurzeln	Baldrian, Engelwurz, Ingwer
Blätter und Nadeln	Balsampappel, Basilikum, Eberraute, Fichte, Johannisbeere, Kiefer, Lärche, Latsche, Liebstöckl, Lorbeer, Majoran, Oregano, Pfefferminze, Rosmarin, Salbei, Tanne, Wacholder, Zirbe, Zitronenmelisse, Zitronenverbene
Blüten	Arnika, Jasmin, Kamille, Lavendel, Rose
Blüten und Blätter	Duftgeranien, Schafgarbe, Wermut
Gewürze	Anis, Fenchel, Koriander, Kümmel, Wacholder
Kraut	Beifuß, Bohnenkraut, Dill, Estragon, Johanniskraut, Mädesüß, Thymian
Zapfen	Hopfen
Schalen	Mandarine, Limette, Orange, Zitrone

GEEIGNETES WASSER

Für das Hydrolat wird Trinkwasser aus der Wasserleitung verwendet. Es macht auch nichts aus, wenn das Wasser sehr hart ist, weil sich beim Erhitzen der Kalk sowieso auf dem Boden der Destille ablagert.

DAS KÜHLWASSER

Wir kühlen mit kaltem Wasser oder mit zerstoßenem Eis. Beim händischen Nachfüllen läuft das angewärmte Wasser oder das geschmolzene Eis am oberen Ende des Kühlers wieder heraus und wird in einem großen Eimer aufgefangen. Das Kühlwasser kommt nicht in Kontakt mit dem Hydrolat und braucht deshalb nicht hygienisch sauber zu sein. Wer also in der Nähe einen Brunnen oder eine Quelle mit kaltem Wasser hat, kann diese nutzen.

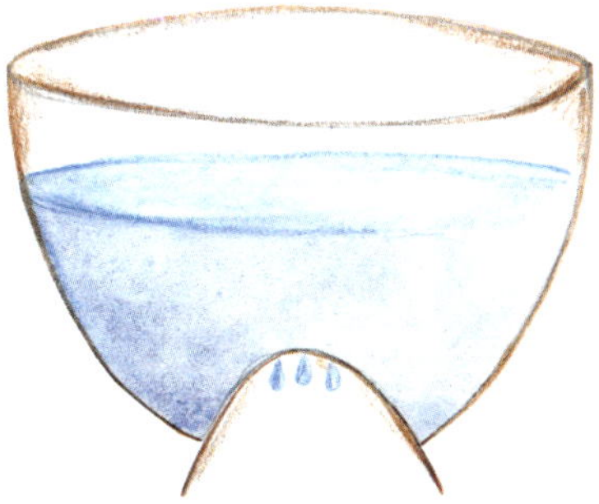

Destille-Kühlwasser

Welche Materialien wir brauchen

DIE DESTILLE

Das Prinzip der Destille ist einfach: Wasser wird erhitzt, dampft durch die Kräuter und Pflanzen und nimmt dabei einiges mit, der Dampf kondensiert, und das fertige Pflanzenwasser tropft heraus. Das Ganze soll ohne Druck ablaufen, deshalb ist eine Espressomaschine nicht geeignet. Es gibt Destillen in verschiedenen Anordnungen und aus verschiedenen Materialien.

DIE GRÖSSE DER DESTILLE

Für den haushaltsüblichen Gebrauch reicht meistens eine kleine Destille aus, wenn oft nur kleine Mengen an Kräutern und Duftpflanzen geerntet oder gesammelt werden. Sie arbeitet besser, wenn sie vollgefüllt wird. Der Destillationsvorgang dauert bei einer doppelt so großen Destille doppelt so lang und hat keine wesentlichen Vorteile.

DIE KUPFERDESTILLE

Die Kupferdestille ist die Destille der Wahl: Sie ist im Handel in kleinen Versionen für haushaltsübliche Mengen erhältlich und hat durch das Material Kupfer Vorteile bei der Haltbarkeit: Kupfer beeinflusst nämlich das Mikrobiom des Hydrolats, und der pH-Wert bleibt stabiler.

DIE GLASDESTILLE

Aus Laborglas kann relativ einfach eine Destille zusammengestellt werden. Sie hat den Vorteil der Einsicht: Wer möchte nicht gerne sehen, was sich in der Destille abspielt? Wir brauchen dafür eine Kochplatte, einiges an Laborglas, ein Stativ und die nötigen Verbindungsteile.

DIE SCHNAPSDESTILLE

Die Schnapsdestille ist, wie der Name schon sagt, eigentlich zum Schnapsbrennen gebaut. Bei diesem Prozess ist es wichtig, Fuselalkohole abzutrennen. Die Schnapsdestille hat dafür ein langes Steigrohr, durch das diese unerwünschten Bestandteile wieder zurück in die Brennblase gelangen. Mit der Schnapsdestille können zwar auch

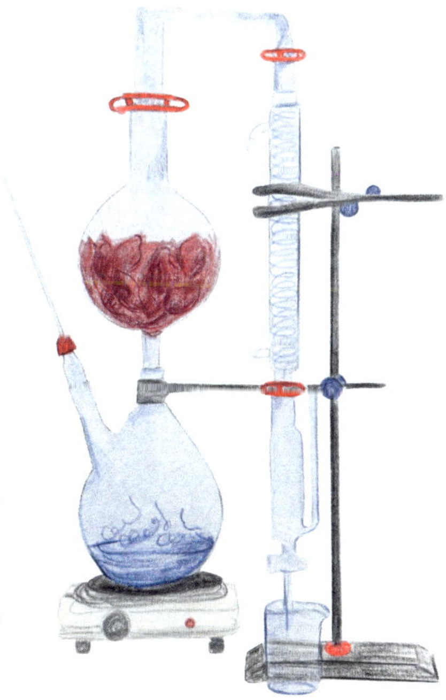

Glasdestille

Die Schnapsdestille

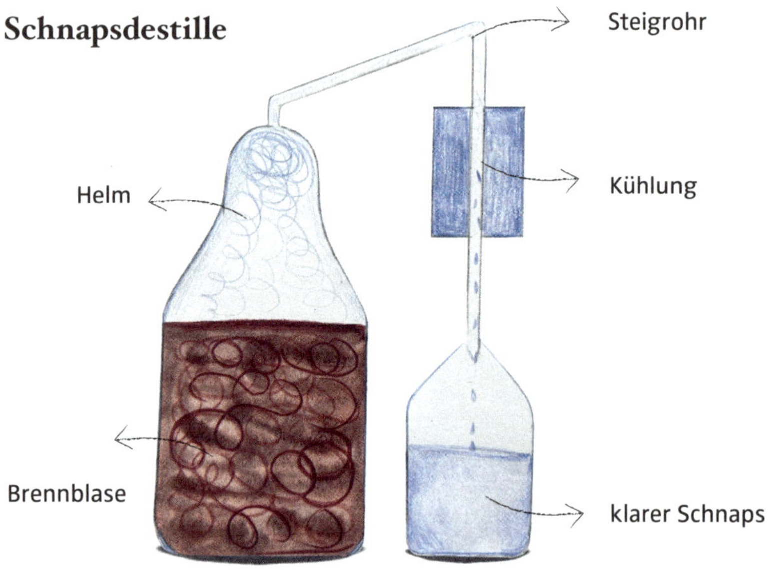

Hydrolate hergestellt werden, allerdings bleibt ein Teil der raren Duftstoffe im Steigrohr hängen.

HYDROLATE AUS DER ESPRESSOMASCHINE

Es gibt viele kreative Vorschläge zum Destillieren ohne Destille, deren Ergebnisse aber höchstens mittelmäßig sind. Meistens führt der erste Gedanke zur italienischen Espressomaschine, die am Herd wunderbaren Kaffee erzeugt. Mit Kräutern statt Kaffee liefert sie meistens eine gefärbte und wenig aromatische Flüssigkeit. In der Espressomaschine entsteht Druck, der hier unerwünscht ist.

Espressomaschine

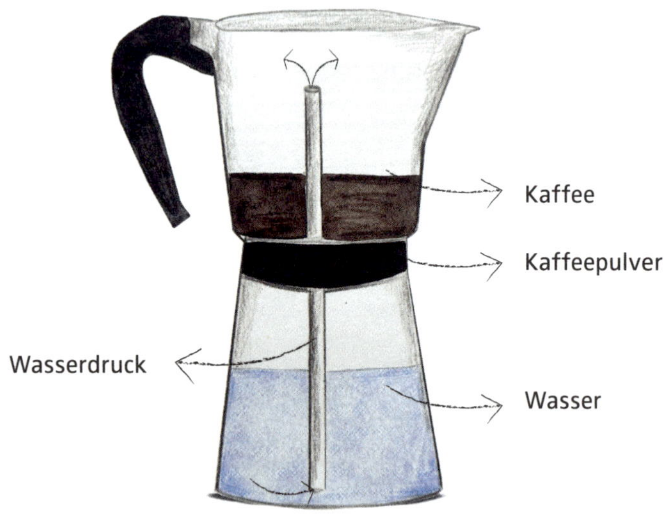

SELBST GEBAUTE DESTILLE

Erste Destillierversuche könnten mit haushaltsüblichen Töpfen gestartet werden. Allerdings wäre es schade, wenn dadurch die Faszination an diesem Handwerk verloren geht. Die meisten Hydrolate aus dem Kochtopf sind nicht mit jenen aus der Kupferdestille zu vergleichen! Wer es trotzdem probieren möchte: Die allereinfachste Anordnung braucht nur einen Kochtopf mit Deckel und einen Aromakorb (Dampfsieb).

AROMAKORB

Kräuter und Duftpflanzen kommen in den Aromakorb. Dieser wird meistens zusammen mit der Destille geliefert und ist bei manchen Destillen sogar aus Kupfer. Sollte das nicht der Fall sein, kann unbehandeltes Kupferfliegengitter aus dem Handel in Form gebracht oder ein Dämpfeinsatz aus Edelstahl verwendet werden.

SCHLÄUCHE

Der kurze Schlauch, aus dem das Hydrolat tropft, muss lebensmittelecht sein. Die Schläuche für das Kühlwasser sind unverfänglicher. Je nach Größe der Kupferrohre können bei manchen Destillen auch übliche Gartenschläuche verwendet werden.

HEIZPLATTE

Eine Heizplatte mit mindestens 1.500 Watt macht das Destillieren einfach. Vor allem, wenn der Herd nicht gleich neben der Spüle ist. Wer sich eine Heizplatte besorgt, nimmt am besten gleich eine traditionelle, auf der die Destille ohne Untersatz erhitzt werden kann, weil Kupfer nicht induktionsfähig ist.

HELLE GLASFLASCHEN

Die Glasflaschen müssen sehr sauber sein. Sie können mit 70-prozentigem Alkohol ausgespült und mit Wasser nachgespült werden. Am besten eignet sich hier Wodka, weil er keinen aufdringlichen Duft mitbringt, falls noch Reste in der Flasche bleiben.

Es sind immer magische Momente, wenn das Hydrolat beginnt, in die Glasflaschen zu tropfen. In diesen hellen, einsehbaren Flaschen können Veränderungen der Hydrolatqualität gut beobachtet werden. Das Pflanzenwasser bleibt im besten Fall völlig klar. Wenn sich Schlieren bilden, ist das kein gutes Zeichen, und das Hydrolat muss möglicherweise weggeschüttet werden.

Nach dem Destillieren werden die hellen Glasflaschen, die ja keinen Lichtschutz bieten, in einem Schrank oder anderweitig dunkel gelagert. Ganz oben in den Flaschen schwimmt das fettlösliche ätherische Öl. Gerade bei Lavendelblüten oder Salbeiblättern bildet sich davon viel – obwohl »viel« in diesem Zusammenhang relativ ist, es bildet sich nur ein leicht sichtbarer Ring am Flaschenhals.

Kleine Flaschen von 100 oder 200 ml Füllmenge eignen sich besonders gut zur Lagerung, weil sie ganz vollgefüllt werden können und wenig Luftraum bleibt. Die Reaktionen mit Luftsauerstoff halten sich damit in Grenzen.

ABZIEHEN DES ÄTHERISCHEN ÖLS

Die kleinen Destillen erzeugen nur wenig Hydrolat und noch weniger ätherische Öle, die normalerweise im Hydrolat bleiben. So ist das Pflanzenwasser mit wasser- und fettlöslichen Pflanzenwirkstoffen bestückt und rundum wertvoll. Wer möchte, kann das ätherische Öl aber mit einer Spritze abziehen.

GESCHIRRTÜCHER, TOPFHANDSCHUHE, UNTERSETZER UND BIOMÜLL

Nach etwa 45 Minuten kommt das Ende der Destillation und damit die Frage: Wie kriege ich die Destille von der Heizplatte herunter? Spätestens dann ist es gut, wenn Topfhandschuhe bereitliegen und ein Holzbrett oder ein anderer Untersetzer, auf dem die heiße Destille abgestellt werden kann. Es bleibt die Herausforderung der Entwirrung von Schläuchen, tropfendem Hydrolat und Kühlwasser.

SAUBERE GEFÄSSE UND MATERIALIEN

Hydrolate sind fein und empfindlich. Wir schauen darauf, dass nicht nur die Glasflasche, sondern alle Materialien und Gefäße, die mit dem Hydrolat in Berührung kommen, sauber sind. Dafür eignet sich 70-prozentiger Alkohol. Dieser desinfiziert gut und bringt keinerlei weitere Chemikalien mit, falls irgendwo winzige Rückstände haften bleiben.

Selbst gebaute Kochtopfdestille

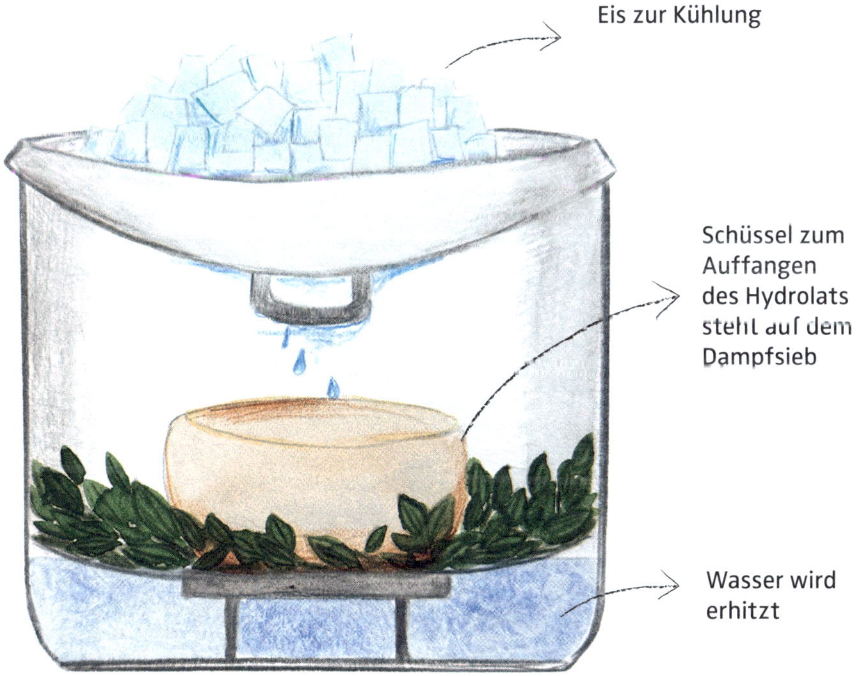

Die handwerklichen Schritte zum Hydrolat

HANDVERLESENE ZUTATEN
Naturbelassene und gesunde frische oder getrocknete Pflanzen kommen in die Destille.

GETROCKNETE PFLANZENTEILE: VOR DEM AUFGUSS ZERKLEINERN
Getrocknete Blätter und Blüten brechen oder schneiden; Samen quetschen oder mörsern; Früchte quetschen, mörsern oder schneiden; Stängel brechen oder schneiden; Wurzeln würfelig schneiden; Rinden schneiden oder brechen; Hölzer schneiden.

FRISCHE PFLANZEN: SCHNEIDEN ODER ZERZUPFEN
Wegen des hohen Wassergehalts bekommen wir aus den frischen Pflanzen ein weniger intensives Hydrolat, wenn wir das gleiche Volumen befüllen.

PFLANZENMENGE: LOCKER FÜLLEN
Die Destille wird mit Blättern und Blüten locker vollgefüllt, aber nicht vollgestopft oder festgedrückt. Der Dampf soll den Pflanzenhaufen gut durchdringen können. Bei schwereren Pflanzenteilen wie Wurzeln, Stängeln, Samen oder Früchten reicht manchmal ein kleineres Volumen. So können etwa intensiv duftende Fenchelkörner nur in den oberen Teil der Destille gefüllt werden.

BEFÜLLEN DER DESTILLE: WASSER UND PFLANZEN
Zuerst wird der Destillentopf bis zur Korbhalterung mit Wasser befüllt. Ich verwende frisches, kaltes Leitungswasser. Dann kommt der Korb für die Pflanzen drauf. Körbe aus feinem Kupferfliegengitter benötigen kein zusätzliches Küchenpapier, das oft mit Bleichmittel oder anderen chemischen Zusätzen versetzt ist. In Körbe mit großen Löchern sollte ein Stück möglichst unbehandeltes Papier oder Stoff, wie etwa ein Stück ausgewaschenes dünnes Baumwolltuch, gelegt werden, damit nicht zu viel von den kleinen Pflanzenteilen durchfällt und verloren geht. Jetzt kommen die zerkleinerten Pflanzen in den Korb. Je nach Bauart der Destille werden Zwischenteile aufgesetzt und weiter befüllt. Die Destille wird am besten ganz vollgefüllt, um ein intensives Hydrolat zu bekommen. Allerdings darf das Pflanzenmaterial nur ganz leicht zusammengedrückt werden, damit der Dampf ohne Druck hindurchkommt.

WASSERMENGE: DIE HÄLFTE DES EINGEFÜLLTEN WASSERS DAMPFT DURCH
Als Faustregel gilt, dass nur die Hälfte des eingefüllten Wassers durch die Pflanzen gedampft wird. So verhindert man ein Trockenlaufen auf alle Fälle.

KÜHLER: KALTES WASSER ODER EIS KOMMT IN DEN KÜHLBEHÄLTER
Die Destille wird nun gleich auf eine traditionelle Kochplatte gestellt, Induktionsplatten funktionieren bei Kupferdestillen nicht. Der letzte Teil, der obendrauf kommt, ist jener mit Kuppel und Kühlwasserbehälter. Er hat Zu- und Ausläufe: Bei der händischen Befüllung mit kaltem Wasser oder Eis kann der untere Teil verschlossen werden und der obere als Überlauf fungieren. Bei einer Kühlung mit Pumpe wird das kalte Wasser am unteren Zugang hineingepumpt, der obere Auslauf dient wieder als Überlauf.

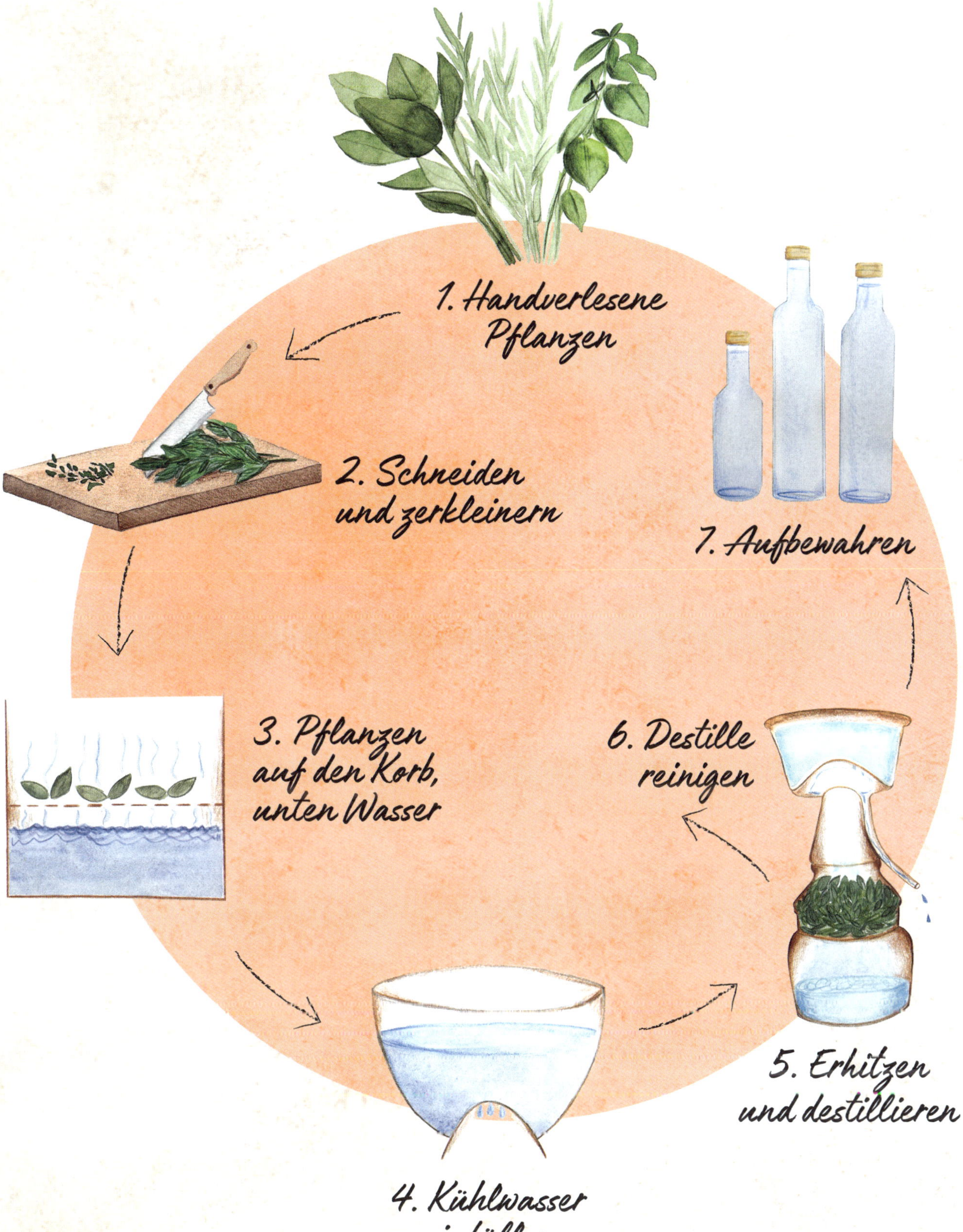
1. Handverlesene Pflanzen
2. Schneiden und zerkleinern
3. Pflanzen auf den Korb, unten Wasser
4. Kühlwasser einfüllen
5. Erhitzen und destillieren
6. Destille reinigen
7. Aufbewahren

TEMPERATUR:
KÖCHELN, NICHT SPRUDELND KOCHEN

Das Wasser wird für die Destillation zum Köcheln gebracht, damit Dampf entsteht, der die Pflanzenteile durchdringt. Es muss nicht sprudelnd kochen und rundherum herauszischen. Wir brauchen für die Destille kein Thermometer, weil Wasser immer ungefähr bei 100 °C verdampft.

AUFFANGFLASCHEN FÜR HYDROLAT:
WENIG LUFTKONTAKT

Die Auffangflasche für das Hydrolat wird unter das Auslaufrohr der Destille gestellt. Je nach Bauart kann das Destillatrohr mit einem lebensmittelechten Silikonschlauch verlängert werden, um dem Hydrolat wenig Luftkontakt beim Herausrinnen zu geben.

START DER DESTILLATION:
WASSER ERWÄRMEN UND KUPPEL KÜHLEN

Die Kochplatte wird jetzt gestartet und auf die höchste oder zweithöchste Stufe gestellt. Das Wasser erwärmt sich langsam, und die Kuppel muss, noch bevor sie heiß wird, mit Kühlwasser befüllt werden.

VORLAUF:
DER ERSTE TEIL WIRD WEGGESCHÜTTET

Der erste kleine Teil des Hydrolats wird entsorgt, er riecht meistens ruppig und unangenehm. Das sind etwa 20 bis 50 ml. Immer wieder am Hydrolat riechen und auch kosten hilft bei der Entscheidung, ab wann das Pflanzenwasser aufgefangen wird. Gleich danach kommt die intensive Phase der Destillation mit den meisten ätherischen Ölen. Wenn die einzelnen Phasen der Destillation in kleinen 100-ml-Flaschen aufgefangen werden, sind die Unterschiede riechbar.

DIE DESTILLATION: DAS DUFTWASSER RINNT IN EINEM FEINEN STRAHL

Das Wasser in der Destille muss kochen, um Dampf zu erzeugen. Dennoch soll das Wasser nicht zu sehr brodeln und die Destille aus allen Löchern zischen.

Eine kleine Destille mit ungefähr 1,3 Liter Wasser braucht etwa 45 Minuten für einen Destillationsdurchgang. Wenn maximal die Hälfte des Wassers durchgedampft ist, in diesem Fall etwa 500 bis 700 ml, dann wird der Vorgang beendet. Das Hydrolat wird während des Destillierens mit der Zeit immer dünner und gehaltsärmer. Im besten Fall rinnt das Hydrolat langsam in einem feinen Strahl heraus.

Eine typische Handbewegung während der Destillation ist der Griff ins Kühlwasser: Es soll immer schön kühl bleiben, damit der Dampf an der Kuppel schnell kondensiert.

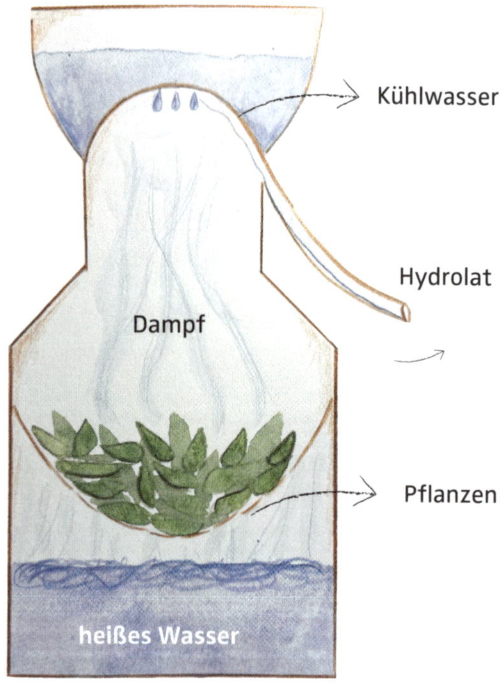

DUFTREIFUNG: DAS HYDROLAT BERUHIGT SICH

Das frisch destillierte Hydrolat ist oft noch trüb und muss sich erst beruhigen. Die ätherischen Öle steigen langsam an die Oberfläche, und das Pflanzenwasser wird klar. Diese vollständige Beruhigung und Entmischung kann zwei bis drei Wochen dauern.

AUFBEWAHREN: KÜHL, OHNE LICHT UND MIT WENIG LUFTRAUM

Die einzelnen Hydrolate werden in hellen Flaschen aufbewahrt. Das ermöglicht gutes Beobachten der Pflanzenwässer beim Lagern. Wichtig ist dennoch der Lichtschutz: Helle Flaschen kommen also in einen Schrank oder werden zugedeckt. Die Lagertemperatur kann zwischen 12 und 20 °C liegen. Der Ölfilm auf dem Hydrolat erhöht sogar die Lagerfähigkeit – viele Hydrolate sind jahrelang haltbar. Wie lange genau, hängt vom pH-Wert, der Lagertemperatur, dem Lichtschutz und dem Luftsauerstoff (Luftraum in der Flasche) ab.

BLANKES KUPFER: REINIGEN DER DESTILLE

Alle Teile der Destille in einem Kübel mit Wasser, einigen Esslöffeln Zitronensäure und einigen Esslöffeln Salz eine halbe bis eine Stunde ganz untertauchen. Danach gut mit klarem Wasser abspülen und bei ungefähr 80 °C im Backrohr trocknen.

Die Kupferdestille muss völlig trocken sein, wenn sie aufbewahrt wird, damit sich kein Grünspan bildet. Um sicherzugehen, dass die Destille sauber ist, kann sie vor dem nächsten Gebrauch noch einmal mit Zitronensäurewasser und klarem Wasser gespült werden.

Besonderheiten

ROSENHYDROLAT

Früh am Morgen haben die Rosenblüten den höchsten Gehalt an ätherischen Ölen, bis zum Abend hin nimmt er ab. Die beste Erntezeit für Rosenblüten ist deshalb morgens. Gleich nach der Ernte kommen die Blüten ins Wasser, und sie können auch aus dem Wasser heraus destilliert werden. Im heißen Dampf klumpen die klebrigen Rosenblüten oft stark zusammen, und die Ausbeute an Duftstoffen ist geringer. Bei getrockneten Rosenblüten ist das Zusammenklumpen weniger stark.

Was beim Destillieren schiefgehen kann

Was auffällt	Mögliche Ursachen	Lösungen
Dampf zischt heraus.	Die Temperatur ist zu hoch, oder die Destille hat Dellen und ist nicht ganz dicht.	Die Temperatur leicht reduzieren, einen Spagat herumwickeln, mit einem Gummihammer den Rand der Destillenteile glatt klopfen.
Das Hydrolat ist trüb.	Die ätherischen Öle haben sich noch nicht abgesetzt.	2 bis 3 Wochen ruhen lassen.
Das Hydrolat ist gefärbt.	Die Destille war nicht sauber, oder es schwimmen noch ätherische Öle herum.	Das Hydrolat 2 bis 3 Wochen ruhen lassen oder verwerfen.
Das Hydrolat duftet kaum.	Das Hydrolat ist zu stark mit Wasser verdünnt, oder die Pflanzen hatten wenig Duftstoffe.	Getrocknete Pflanzen mit viel ätherischen Ölen verwenden.
Im Hydrolat schwimmen Schlieren.	Das Hydrolat ist verdorben.	Das Hydrolat verwerfen.

Verborgene Reaktionen

TRÜBES HYDROLAT

Direkt nach dem Destillieren ist das Hydrolat oft trüb. Ätherische Öle können darin verteilt sein, sie schwimmen langsam an die Oberfläche. Insgesamt muss sich das Pflanzenwasser erst beruhigen, das dauert einige Tage, manchmal sogar Wochen. Spätestens nach einem Monat muss das Hydrolat ganz klar sein. Wenn es dann noch immer trüb oder gefärbt ist, muss es weggeworfen werden.

AUFQUELLEN DER PFLANZEN

Manche Kräuter oder Gewürze blasen sich durch den Wasserdampf auf. Anis- oder Kümmelkörner vergrößern ihr Volumen. Es muss deshalb beim Einfüllen daran gedacht werden, dass die Pflanzen in der Hitze mehr Platz brauchen als vorher. Ingwer oder Zitrusschalen können Schaum bilden.

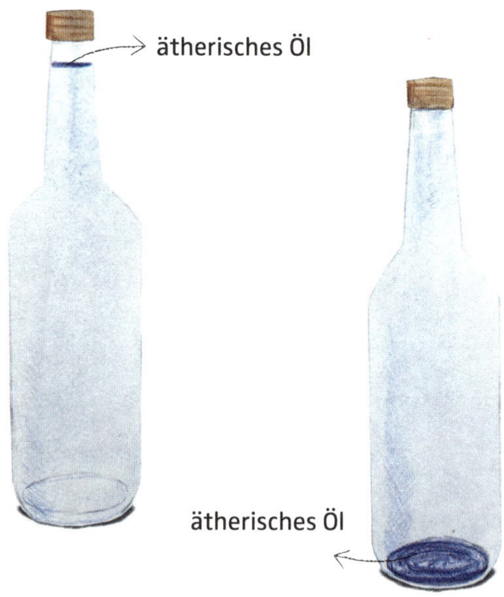

Ätherisches Öl schwimmt oben, jenes von **Zimt und Nelken** liegt am Boden.

SCHWERE ÄTHERISCHE ÖLE VON ZIMT UND NELKEN

Die ätherischen Öle von Zimt und Nelken sind ziemlich speziell. Sie sind so schwer, dass sie sich auf den Boden des Hydrolats legen und nicht aufschweben. Das Abziehen gelingt am ehesten aus kleinen Flaschen, doch erscheint es auch hier am sinnvollsten, die Mischung von Hydrolat und ätherischen Ölen zu verwenden und nicht zu trennen.

MISCHUNG DER PFLANZENWIRKSTOFFE

Ins Hydrolat schaffen es nur die leichten Pflanzenwirkstoffe, schwere Moleküle werden vom Wasserdampf nicht mitgerissen. Dennoch ist es nicht ganz eindeutig, bis zu welchem Molekulargewicht die Stoffe mitgenommen werden. Terpene, Alkohole, Ester, Ketone, Aldehyde, Oxide, Phenole und Säuren kommen meistens gut in das Hydrolat, Schleimstoffe, Bitterstoffe und Gerbstoffe weniger. Trotzdem können Hydrolate auch ein leicht bitteres Aroma erreichen.

DER PH-WERT UND DIE HALTBARKEIT

Hydrolate haben einen sauren pH-Wert, er liegt also unter 7. Genaue pH-Werte anzugeben ist ein wenig riskant, weil dieser von vielen Faktoren abhängt. Das beginnt schon im Boden, in dem die Pflanze wächst, und hängt vom Erntezeitpunkt und der Menge der ätherischen Öle ab.

Dann erfolgt die Verarbeitung: Ein großer Faktor ist die Sauberkeit, die während des Destillierens mehr oder weniger eingehalten wird. Hydrolate aus einer Kupferdestille halten länger, weil die gelösten Kupferionen die Mikroben weniger schnell wachsen lassen. Am Ende beeinflussen auch noch Licht und Temperatur die Haltbarkeit des fertigen Hydrolats. Zusammengefasst kann das einen recht unterschiedlichen pH-Wert und eine unterschiedliche Haltbarkeit ergeben. Hier sind dennoch pH-Werte und Haltbarkeiten zur Orientierung angeführt.

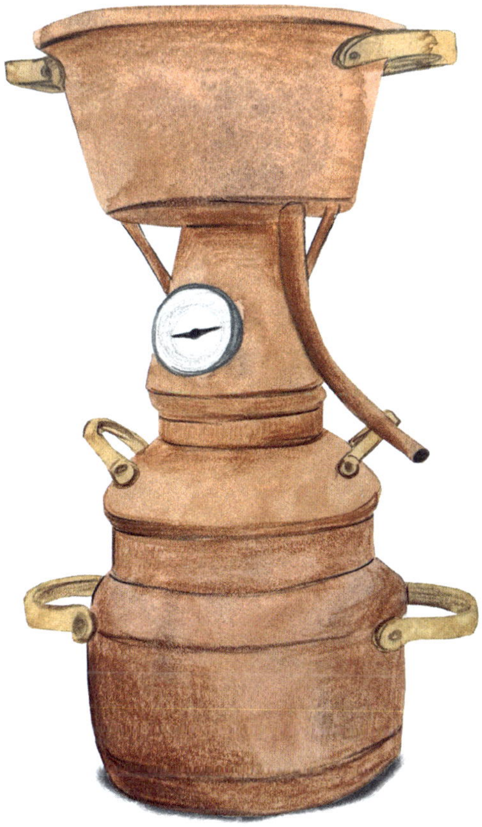

Kupferdestille

Anwenden

Die gute Dosis für das Hydrolat

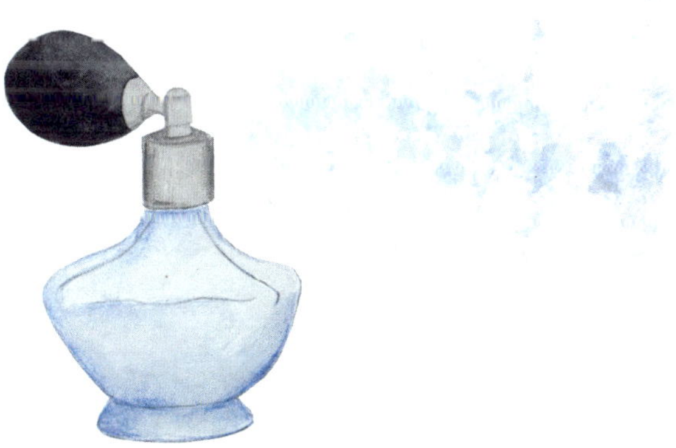

mehrere Sprühstöße pro Tag in den Mund und auf die Haut

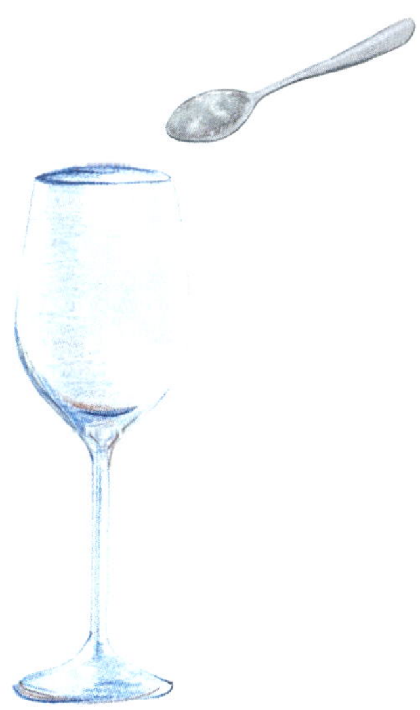

1 TL für ½ Glas Wasser

Übersicht zu Wirkung und Anwendung ausgewählter Hydrolate

Pflanze	Haltbarkeit (Richtwerte)	pH-Wert	Wirkung	Verwenden
Fichte *Picea abies*	24 Monate (meist sogar länger)	4,3	ausgleichend auf die Nebennieren, beruhigend	Muskelschmerzen, Weichteilrheuma, Nervenschmerzen, Atemwegserkrankungen
Holunderblüten *Sambucus nigra*	24 Monate	4,1	schweißtreibend	Erkältung, Stress
Johanniskraut *Hypericum perforatum*	12 Monate	4,5	stimmungsaufhellend, mild euphorisierend, hautberuhigend	depressive Phasen in den dunklen Monaten, psychische Kraftlosigkeit
Kamille *Matricaria recutita*	14 Monate	4,0	entzündungshemmend, beruhigend, hautreinigend, angstlösend	Ekzeme, Sonnenbrand, Juckreiz, Hautpilz, Bauchkrämpfe
Lavendel *Lavandula angustifolia*	12 Monate	5,7	beruhigend, hautreinigend, kühlend, erfrischend	Nervosität, Hautunreinheiten, Verbrennungen, Hitzeausschlag, Sonnenstich, Ekzeme, Insektenstiche, Juckreiz
Lindenblüten *Tilia europaea*	12 Monate	4,0–6,0	beruhigend, mild entzündungshemmend	Ekzeme, Juckreiz
Mädesüß *Filipendula ulmaria*	24 Monate	3,3	harn- und schweißtreibend	Erkältungsschutz, rheumatische Beschwerden
Melisse *Melissa officinalis*	24 Monate	4,9	beruhigend, angstlösend, mild abführend, entzündungshemmend	Ruhelosigkeit, Bauchkrämpfe, Herpes
Pfefferminze *Mentha piperita*	12 Monate	6,2	verdauungsfördernd, entzündungshemmend, muntermachend, kühlend	Verdauungsstörungen, Blähungen, Kopfschmerzen, Mundgeruch; **nicht bei Reflux**
Rosengeranie *Pelargonium × asperum*	12 Monate	3,5–5,0	reinigend für fette, trockene und empfindliche Haut, kühlend, entzündungshemmend	Gesichtswasser, gerötete Haut, Hitzewallungen
Rosmarin *Rosmarinus officinalis*	18 Monate	4,6	stimuliert mental und physisch, Leber und Galle	Tonikum, labiler Kreislauf
Salbei *Salvia officinalis*	24 Monate	4,0	appetithemmend, schweißhemmend	Hitzewallungen, PMS, Halsschmerzen; **nicht in der Stillzeit**
Wacholder *Juniperus communis*	12 Monate	3,4–3,8	entwässernd, regt die Nieren an, stimuliert den Kreislauf	Gicht, Ödeme, rheumatische Erkrankungen, äußerlich als Hauttonikum; **nicht bei Schwangerschaft, Nierenerkrankungen**
Zitronenverbene *Aloysia citrodora*	12 Monate	5,4–7,0	entspannend, beruhigend, angstlösend, entzündungshemmend	PMS, Krämpfe, Stress, Angst

Bewährte Rezepturen

Gerötete Augen

Zutaten

· Rosenhydrolat

Anwenden

Rosenhydrolat pur direkt in die Augen sprühen.

Menopause-Hormonbalance

Zutaten

· 10 ml Pfefferminze
· 10 ml Salbei
· 10 ml Rose
· 1 l Wasser

Anwenden

Kurmäßig über 3 Wochen täglich 1 Liter Wasser mit der Hydrolatmischung trinken.

Hitzewallungen

Zutaten

· 1 Teil Pfefferminze
· 1 Teil Salbei

Anwenden

Die Mischung in eine Sprühflasche füllen und auf das Gesicht, in den Mund oder auf die Haut sprühen.

Hydrolat für die Haut

Zutaten

· 1 Teil Lavendel
· 1 Teil Zitronenverbene

Anwenden

Die Mischung auf die Haut sprühen.

Hydrolat-Sole für die Haut

Zutaten

· 1 g Steinsalz
· 100 ml Hydrolat für die Haut wie Walnussblätter, Rosenblüten, Lavendelblüten, Ringelblumen, Salbei, Rosmarin

Zubereiten

Das Salz im Hydrolat auflösen und in eine Sprühflasche füllen.

Anwenden

Die Hydrolat-Sole nach dem Waschen auf die Haut sprühen.

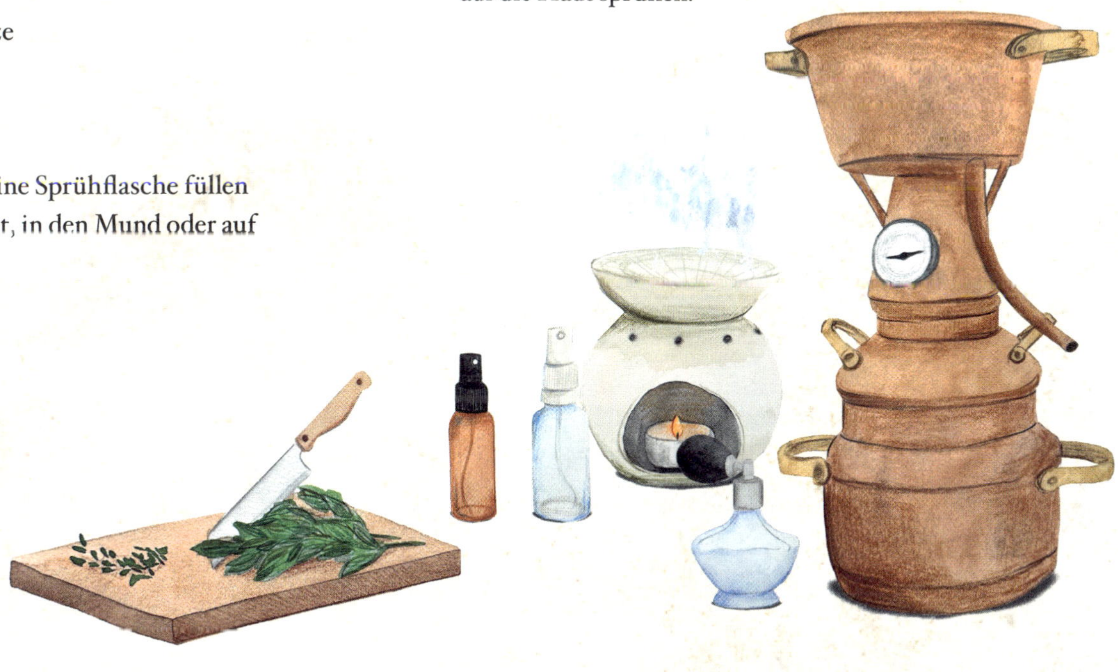

Ölauszüge und Kräuterfette

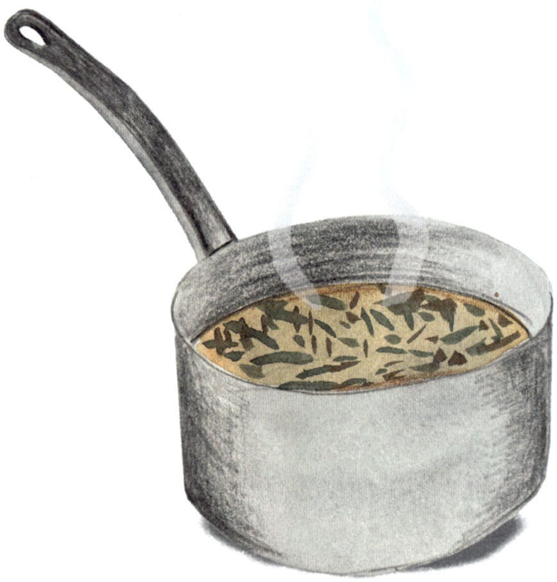

Kochtopf mit warmem Ölauszug

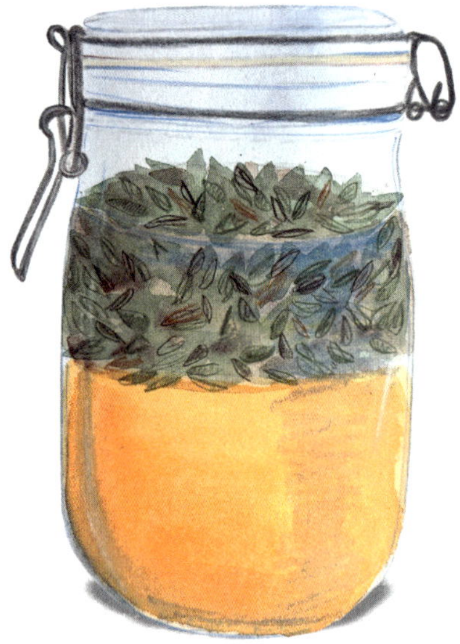

Kräuteröl im Glas

In den Bergen ist die Suche nach guten Fetten und Ölen aufwendig und dennoch ergebnisreich. Wer genau hinschaut, sieht auf der Marmelade vom roten Holler ein Fetttröpfchen, und wer genau hineinschmeckt, erlebt das wundervolle Aroma von frischem Kürbiskernöl und gerösteten Haselnüssen.

Haselnüsse haben eine ganz ähnliche Fettsäurezusammensetzung wie Olivenöl. Das ist doch etwas überraschend. Trotzdem ist das Olivenöl eine Klasse für sich: Es hält sich gut an der Luft, deshalb ist es auch Bestandteil in vielen Salben. Sogar das Kochen hält es gut aus. In alten Handschriften aus den Alpen, die vor mehr als 250 Jahren verfasst wurden, wird es als »Baumöl« erwähnt und gelobt. Bereits vor Jahrhunderten wurde es von Ölträgern über die Alpen geschleppt und als wertvolles Öl für heilsame Köcheleien verkauft. Und dennoch ist dort auch vermerkt, dass »Butterschmalz fast noch besser wäre«.

Butter kennen wir aus der Volksmedizin, die frische Butter pur bei Entzündungen im Mund empfiehlt. Lange Zeit wussten wir

Die Vorzüge

- Ölauszüge begleiten die fettlöslichen Pflanzenwirkstoffe durch Haut und Schleimhaut,
- bringen fettlösliche Vitamine mit und
- enthalten wertvolle Fettsäuren und nützliche Fettbegleitstoffe.

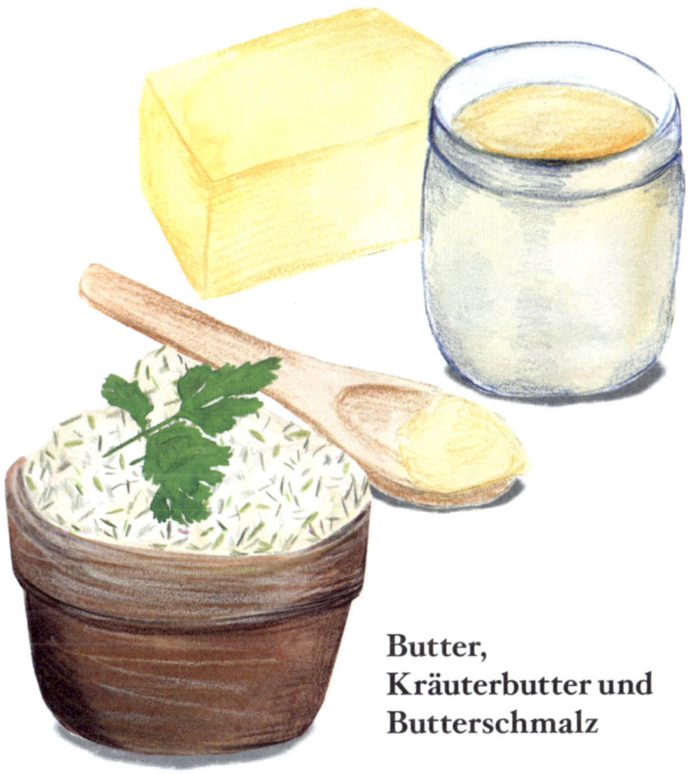

Butter, Kräuterbutter und Butterschmalz

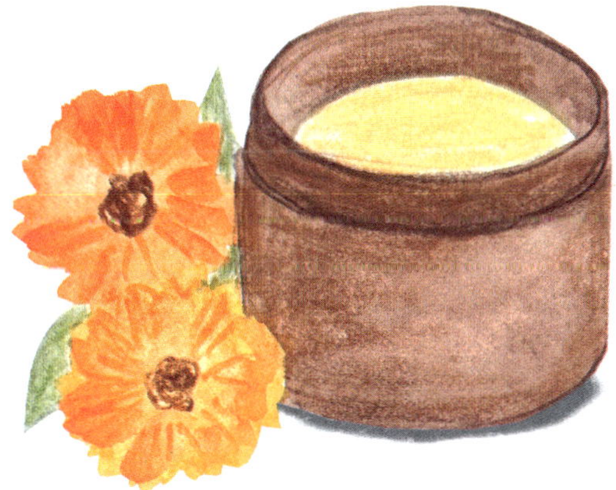

Salbentiegel

nicht, was denn an diesen vielen gesättigten Fettsäuren gut sein soll. Heute verstehen wir, wie Buttersäure den Mikroben Energie verleiht, wie Zellen daraus Schleime bilden können und dadurch die Schleimhaut gesund und dicht bleibt.

Der feine Strahl des Olivenöls, der aus der Flasche rinnt, lässt schon seine Eigenheiten erkennen: Das Öl ist weich und träge. Seine Lösungskraft ist nicht so stark wie die von Alkohol oder Wasser. Alkohol- oder Wassermoleküle nutzen die Polarität ihrer Moleküle wie kleine Magneten. Sie ziehen Pflanzenwirkstoffe förmlich an und bringen sie in Lösung. Öl ist nicht polar. Aber es ist weich und anschmiegsam, und es gewinnt die weichen und anschmiegsamen Aromen für sich. Der Charakter ist mit einer Tinktur nicht vergleichbar.

Öle wollen vielfältig verwendet werden: Es tut uns gut, einmal kaltgepresstes Haselnussöl über den Salat zu träufeln und das nächste Mal gutes Leinöl in den Topfen zu rühren. Für die Herstellung von Auszügen hat sich Olivenöl durchgesetzt, es eignet sich hervorragend. Auch als Basis für Salben und Einreibungen wird es bevorzugt verwendet, nachdem das gute Schweineschmalz rar geworden ist und wir nach und nach davon entwöhnt wurden.

Welche Zutaten wir brauchen

FETTE UND ÖLE FÜR DEN ÖLAUSZUG

Von den vielen vorhandenen Fetten und Ölen haben sich einige in Naturheilkunde und Volksmedizin durchgesetzt. Sie besitzen gewisse Vorzüge und werden überwiegend verwendet. Wer tief in dieses Thema eintaucht, kann für jedes Rezept ein passendes Fett oder Öl austüfteln. Neben den pflanzlichen Ölen haben traditionell auch Wildtierfette Bedeutung. Durch ihre Fettsäurezusammensetzung und Fettbegleitstoffe unterscheiden sie sich deutlich in der Wirkung. Gemeinsam ist den Wildtierfetten der hohe Anteil an Omega-3-Fettsäuren, weil sie viel in Bewegung sind und abwechslungsreiche Wildkräuter fressen. Das Verbindende von allen Fetten und Ölen ist ihre Spezialisierung auf fettlösliche Pflanzenwirkstoffe.

OLIVENÖL

Olivenöl ist sehr gut für kalte und warme Ölauszüge für innerliche und äußerliche Anwendungen geeignet. Verwendet wird naturbelassenes »Natives Olivenöl extra vergine«.

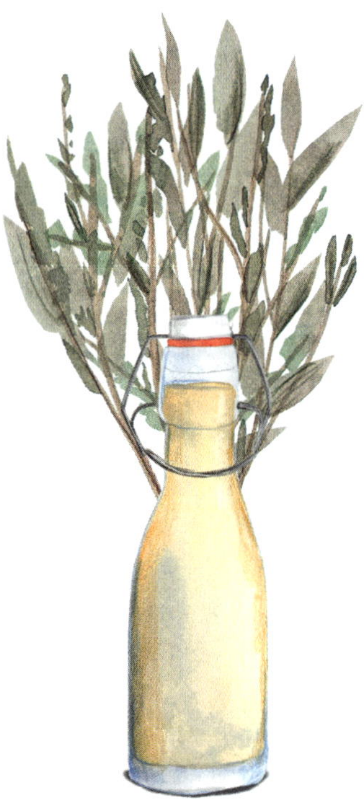

pH-Wert von Butter	
Süßrahmbutter	6,4 bis 6,8
mild gesäuerte Butter	5,1 bis 6,4
Sauerrahmbutter	höchstens 5,1

BUTTER UND BUTTERSCHMALZ

Butterschmalz finden wir in den Medizinsystemen auf der ganzen Welt als geschätzte Zutat, und das ist kein Zufall. Die gute Haltbarkeit einerseits und Verträglichkeit andererseits spielen dabei eine Rolle, doch das ist noch lange nicht alles. Butter und Butterschmalz haben einen essenziellen Nutzen für unsere Haut und Schleimhaut. Gerade die kurzkettigen, gesättigten Fettsäuren, speziell die Buttersäure, sind dafür so wertvoll. Denn sie sind Bausteine für die Mukosa, unsere lebensnotwendige innere Schleimschicht. So ist es auch kein Zufall, dass Butter in der Volksmedizin gerne bei Entzündungen in den Mund geschmiert wurde. Das weiche, schmierige Gefühl nimmt schnell den brennenden Schmerz. Butterschmalz ist noch ein wenig verträglicher als Butter, weil es keine Milcheiweiße mehr enthält.

Butter besteht zu mehr als 80 Prozent aus dem Fett der Milch, sie ist eine Wasser-in-Fett-Emulsion. Die Zusammensetzung dieses Fetts hängt freilich davon ab, wie die Kühe gelebt und gefressen haben: Kraftfutter und Silage machen die Butter härter und reicher an gesättigten Fettsäuren, frisches Grünfutter und vielfältige Kräuter geben ihr ungesättigte Fettsäuren und Farbe und machen sie weicher und streichfähiger.

Die Buttersäure, eine gesättigte, kurzkettige Fettsäure, ist ein Charakteristikum des Milchfetts und hat sogar gesundheitliche Vorteile. Sie hilft mit, die Schleimhaut leicht anzusäuern und sie zu einem Tummelplatz für willkommene Lactobazillen zu machen. Auch eine zugesetzte Bakterienkultur, wie in der mild gesäuerten oder noch mehr in der gesäuerten Butter, schafft ein exzellentes Wohnklima für Probiotika.

Im Butterschmalz ist nur noch das reine Fett der Butter enthalten, Wasser, Milcheiweiß, Milchzucker und andere Begleitstoffe sind durch Ausschmelzen abgetrennt. Damit wird die Butter gut haltbar, auch ohne Kühlung. Und sie wird hervorragend verträglich, sowohl auf der Haut als auch innerlich. Sie verliert ihre allergenen Eiweiße und eventuell Reste von unverträglicher Lactose. Die positiven Effekte der Buttersäure bleiben erhalten.

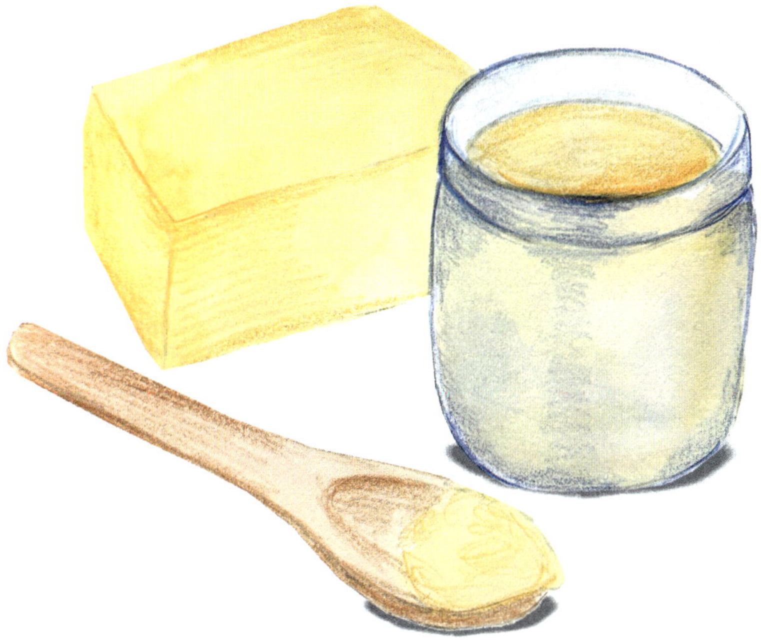

Butter

82 % Fett, höchstens 16 % Wasser, fettfreie Trockenmasse höchstens 2 %

Butterschmalz

99,3 % Fett, 0,5 % Wasser, 0,2 % fettfreie Trockenmasse

SCHWEINESCHMALZ

Wenn Schweinefettgewebe ausgeschmolzen wird, entsteht Schweineschmalz oder Schweinefett. Hausschmalz hat nach dem österreichischen Lebensmittelbuch die beste Qualität. Es ist das Fett aus frischem Rückenspeck oder Bauchfilz, sorgfältig und ohne weitere Zusätze hergestellt.

Allerdings kann auch das Schweineschmalz sehr unterschiedlich sein, was auf die Schweinehaltung zurückzuführen ist. Schweine, die sich so richtig wohlfühlen und ihr Leben genießen, wenn sie sich in der Erde wälzen und in der frischen Luft aufhalten können, bauen ihre Fettpolster ganz anders zusammen.

Schweineschmalz ist sehr gut verträglich und löst praktisch keine Allergien aus.

KRÄUTER, GEWÜRZE UND GEMÜSE

Kräuter und Gewürze mit vielen fettlöslichen Pflanzenwirkstoffen eignen sich besonders gut für Ölauszüge. Die Pflanzen werden zerkleinert, damit Öle und Fette mehr Wirkstoffe in Lösung bringen können. Duftende ätherische Öle aus Thymian, Rosmarin oder Zitronenmelisse verbinden sich gut mit Öl. Die scharfen Lauchöle aus Zwiebelgewächsen und die scharfen Senföle sind ebenfalls gut fettlöslich. Sogar Harze lösen sich in kleinen Mengen und geben dem Öl eine herbe Note und eine entzündungshemmende Wirkung. Auch orange Carotinoide und grüne Chlorophylle sind fettlöslich.

Kräuter und Heilpflanzen haben stets ein breites Spektrum an Wirkstoffen gebunden. So ist es auch spannend, aus herben Kräutern einen Ölauszug zu machen. Die vielen Gerbstoffe im Salbeiblatt werden sogar vom heißen Öl nicht gelöst, sie sind nur wasserlöslich. Wird also das Salbeiblatt in Olivenöl geröstet, so kommt seine feine aromatische Seite zum Vorschein, und die Gerbstoffe halten sich zurück.

Wenn wir mit reinen Fetten und Ölen ausziehen, ist eines besonders wichtig: Wir wollen so wenig Wasser wie möglich in den Ölauszug bringen. Kräuter werden möglichst trocken geerntet und noch einige Stunden angetrocknet, um das Pflanzenwasser zu reduzieren. Beim warmen Ölauszug verdunstet das Wasser während des Erwärmens.

Welche Materialien wir brauchen

WARMER ÖLAUSZUG
Kochtopf aus Edelstahl, Email, Keramik oder Glas, Kochlöffel, sauberes Sieb, saubere, trockene helle Glasflasche.

KALTER ÖLAUSZUG
Schraubglas mit Deckel, sauberes Sieb, saubere, trockene helle Glasflasche.

ÖLMIX
Mixer, Küchenmaschine oder Pürierstab.

BUTTERAUSZUG UND BUTTERSCHMALZAUSZUG
Kochtopf aus Edelstahl, Email, Keramik oder Glas, Kochlöffel, sauberes Sieb, sauberes, trockenes flaches Pastetenglas.

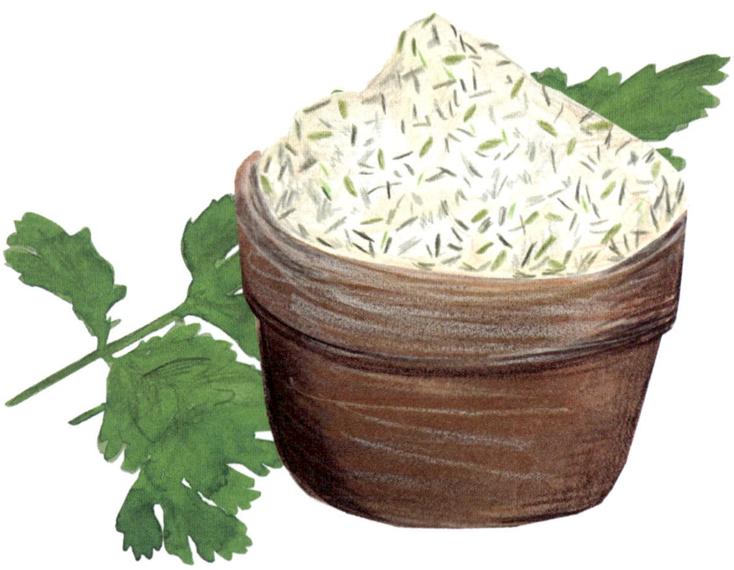

KALTE KRÄUTERBUTTER
Rührschüssel aus Edelstahl, Email, Keramik oder Glas und Mixer oder Küchenmaschine, Schneidbrett aus Holz und Messer, flaches Schraubglas oder Butterbehälter aus Keramik oder Holz.

KRÄUTERBUTTER-WARMAUSZUG
Kochtopf aus Edelstahl, Email, Keramik oder Glas, Schneidbrett aus Holz und Messer, Holzkochlöffel, sauberes Sieb, Schraubglas mit Deckel.

KRÄUTERBUTTERSCHMALZ
Kochtopf aus Edelstahl, Email, Keramik oder Glas, Schneidbrett aus Holz und Messer, Holzkochlöffel, sauberes Sieb, Schraubglas mit Deckel.

ZWIEBELSCHMALZ
Kochtopf aus Edelstahl, Email, Keramik oder Glas, Holzkochlöffel, Geschirrtuch, Baumwolltuch oder Stoffwindel, Handtuch, Wolldecke.

SIEBE ODER FILTER
Zum Abseihen des Ölauszugs ist ein Filter oder noch besser ein Sieb mit der richtigen Feinheit notwendig. Zu feine Filter lassen das Öl nur sehr langsam durch, und das Abseihen wird zeitaufwendig. Wenn die Pflanzenteile groß genug sind, kann auch ein Salatsieb verwendet werden. Auch Milchfilter eignen sich ganz gut.

Die handwerklichen Schritte zum kalten und warmen Ölauszug

HANDVERLESENE NATURBELASSENE KRÄUTER

Blätter, Blüten, Samen, Früchte, Stängel und Wurzeln werden bei trockenem Wetter geerntet. Blätter werden von den Stängeln befreit.

TROCKNEN ODER ANTROCKNEN: ÖL UND WASSER VERTRAGEN SICH NICHT SO GUT

Die Kräuter werden entweder vollständig getrocknet oder für 6 bis 12 Stunden angetrocknet. Viel Feuchtigkeit im Öl birgt Schimmelgefahr.

ZERKLEINERN: BRECHEN, SCHNEIDEN ODER GANZ LEICHT MÖRSERN

Blätter und Blüten werden in kleinere Teile gebrochen, Samen und Früchte angequetscht, Stängel und Wurzeln geschnitten.

KALT AUSZIEHEN IM GLAS: DAS ÖL BEDECKT DIE KRÄUTER GUT

Die Kräuter werden in einem sehr sauberen und trockenen Glas mit kaltem Öl bis obenhin übergossen und fest verschlossen. Alle Kräuterteile müssen gut mit Öl bedeckt sein. Das Glas wird auf einen Untersatz gestellt, weil Öl überlaufen könnte. Das Glas mit Öl und Kräutern bekommt einen guten Platz am Fenster, der leicht von der Sonne beschienen wird. West- oder ostseitige Plätze eignen sich dafür.

Temperatur beim kalten Ölauszug:
Zimmertemperatur bis 30 °C.
Ausziehzeit kalter Ölauszug:
2 bis 6 Wochen.

WARM AUSZIEHEN IM TOPF: DER WARME ÖLAUSZUG

Die Kräuter werden in einem Topf mit kaltem Öl übergossen und erwärmt, oder sie kommen in die geschmolzene Butter oder das geschmolzene Butterschmalz.

Temperatur beim warmen Ölauszug:
60 bis 80 °C.
Ausziehzeit warmer Ölauszug:
1/2 bis 1 Stunde simmern lassen.

ABSEIHEN: DURCH KÜCHENSIEB ODER MILCHFILTER

Zum Abseihen eignet sich ein feines Küchensieb. Tücher sind oft zu feinporig.

ABFÜLLEN UND BESCHRIFTEN: HELLE, SAUBERE UND TROCKENE FLASCHEN

Der Ölauszug wird in eine saubere und trockene Flasche bis obenhin gefüllt und fest verschlossen, damit er wenig Luftkontakt hat und das Öl nicht so schnell ranzig wird. Eine helle Flasche hat den Vorteil, dass Veränderungen im Auszug gut beobachtet werden können. Der Butterauszug oder Butterschmalzauszug kommt in ein flaches Glas.

AUFBEWAHREN

Ölauszüge und Butterschmalzauszüge werden bei Zimmertemperatur oder noch besser etwas darunter bei 10 bis 18 °C aufbewahrt. Butterauszüge im Kühlschrank lagern.

VERBRAUCH UND HALTBARKEIT

Die Haltbarkeit der Ölauszüge hängt von den ausgezogenen Kräutern ab: Ringelblumenöl hält etwa ein halbes Jahr. Das verwendete Olivenöl ist im Sommer bereits viele Monate alt. Öle mit Harzen oder harzigen Kräutern halten wesentlich länger, möglicherweise mehrere Jahre.

Butterschmalzauszüge können ein Jahr aufbewahrt werden, Butterauszüge zwei Monate im Kühlschrank.

Kalter Ölauszug

Warmer Ölauszug

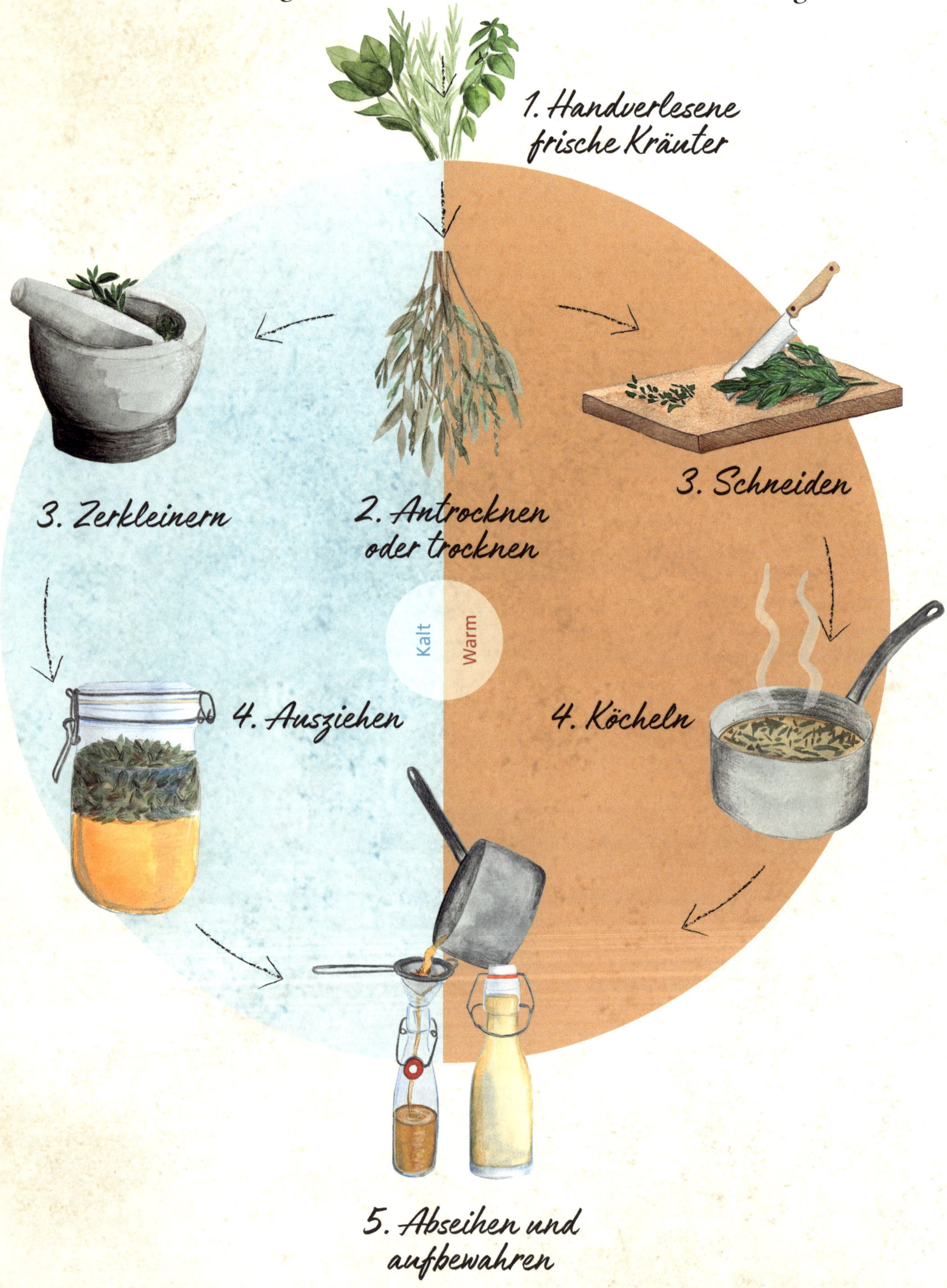
1. Handverlesene frische Kräuter
2. Antrocknen oder trocknen
3. Zerkleinern
3. Schneiden
Kalt
Warm
4. Ausziehen
4. Köcheln
5. Abseihen und aufbewahren

Varianten

ANGEWÄRMTER ÖLAUSZUG

Eine Kombination aus kaltem und warmem Auszug ist ein angewärmter Ölauszug, auch Digestion genannt: Die Kräuter-Öl-Mischung wird dafür auf 40 °C erwärmt. Das verstärkt den Auszug im Vergleich zum kalten Ölauszug und schont ihn im Vergleich zum warmen. Für diese Methode eignet sich ein warmes Wasserbad oder eine Küchenmaschine mit Temperaturregler.

BRATEN IM ÖL

Manche Kräuter können in Öl gebraten werden und geben dabei ein wundervolles Aroma ab. Ätherische Öle und Harze lösen sich im Öl, die herben Gerbstoffe halten sich im Hintergrund. Bei gebratenen Salbeiblättern kommt dieser Effekt besonders gut heraus.

ÖLMIX

Wenn Kräuter mit Ölen gemixt werden, entstehen ganz feine Kräuterteilchen. Der Ölauszug ist schon nach wenigen Tagen intensiv, kann allerdings nicht mehr vollständig abgeseiht werden. Kulinarischen Zubereitungen verleihen solche Öle ein gutes Aroma.

FETTSALBEN UND FETTIGE EINREIBUNGEN

Der kalte oder warme Ölauszug kann ganz einfach zur Fettsalbe oder zur fettigen Einreibung gemacht werden. Auch flüssige Öleinreibungen bekommen ein wenig Wachs zugesetzt, damit das Öl besser in die Haut geschleust wird. Mit etwa 2 Prozent Bienenwachs oder 5 bis 10 Prozent Jojobaöl, eigentlich ein flüssiges Wachs und kein Öl, wird das Kräuteröl zur Einreibung. Wenn eine mehr oder weniger feste Salbe entstehen soll, braucht es auch mehr Strukturmittel. Aus 5 Teilen Kräuteröl und 1 Teil Bienenwachs entsteht eine weiche Fettsalbe, aus 3 Teilen Kräuteröl und 1 Teil Bienenwachs eine eher feste Salbe. Das Kräuteröl wird mit dem Wachs vorsichtig so lange erwärmt, bis das Bienenwachs völlig geschmolzen ist. Es braucht dafür eine Temperatur von etwa 65 °C.

Strukturmittel geben den Salben unterschiedliche Festigkeiten: Kakaobutter, Sheabutter, Sonnenblumenwachs, Mangobutter. Wasserfreies Lanolin aus der Schafwolle bietet sich ebenfalls an.

SCHÜTTELLOTION

Die einfachste Version des Emulgierens ist jene ohne Emulgator durch Schütteln: Gleiche Teile Kräuteröl und Wasser werden in eine Sprühflasche gefüllt. Das Öl schwimmt oben auf dem Wasser. Zum **Anwenden** wird die Flasche geschüttelt und die Lotion gleich anschließend auf die Haut gesprüht.

BADEÖL

Kräuteröl verbindet sich gut mit dem Badewasser, wenn Milch oder Obers zugegeben werden. Honig verbessert die Emulsion nochmals. 3 bis 4 Esslöffel Milch und Honig reichen dafür aus.

Die handwerklichen Schritte zur Kräuterbutter und zum warmen Kräuterfettauszug

ANWÄRMEN: DIE BUTTER AUS DEM KÜHLSCHRANK NEHMEN UND WEICH WERDEN LASSEN

Für eine Kräuterbutter wird die Butter aus dem Kühlschrank genommen und bei Zimmertemperatur stehen gelassen, bis sie weich ist.

Für den warmen Kräuterfettauszug wird Butter oder Butterschmalz in einem Kochtopf auf 60 bis 80 °C erwärmt.

HANDVERLESENE, NATURBELASSENE UND FRISCHE, TROCKEN GEERNTETE KRÄUTER

Für Kräuterbutter und warmen Kräuterfettauszug verwenden wir frische Kräuter, die bei trockenem Wetter geerntet wurden. Ganz kleine Mengen an Wasser, die eingebracht werden, stören nicht: Butter enthält von Natur aus ungefähr 16 Prozent Wasser, bei den warmen Auszügen verdunstet das restliche Wasser.

ZERKLEINERN: DIE KRÄUTER HACKEN UND DIE GEWÜRZE MÖRSERN

Blätter und Blüten werden klein geschnitten, Samen gequetscht und Früchte, Stängel und Wurzeln ebenfalls zerkleinert. Gewürze können vorher auch noch trocken angeröstet werden, um ihre Aromen zu aktivieren.

MIXEN ODER SIMMERN: BUTTER, BUTTERSCHMALZ UND KRÄUTER VERBINDEN SICH

Für die Kräuterbutter werden Kräuter und Gewürze gleich nach dem Zerkleinern gemixt oder verrührt. Je nachdem, wie hart die Butter ist, helfen Handmixer, Kräutermühle, Küchenmaschine, Gabel oder Schneebesen dabei.

Für den warmen Kräuterfettauszug lassen wir die Kräuter in Butter oder Butterschmalz bei 60 bis 80 °C 10 bis 60 Minuten ziehen.

ABSEIHEN UND ABFÜLLEN: KRÄUTERBUTTER ABFÜLLEN UND WARMEN AUSZUG KLÄREN

Die Kräuterbutter wird in ein Glas oder in einen Butterbehälter gefüllt.

Der warme Kräuterfettauszug wird durch ein Sieb oder einen Milchfilter in ein Glas abgeseiht.

AUFBEWAHREN: KÜHLSCHRANK UND VORRATSSCHRANK

Die Kräuterbutter kommt in den Kühlschrank, wo sie kühl und lichtgeschützt ist, um den unangenehmen Lichtgeschmack zu verhindern. Die Haltbarkeit der Kräuterbutter richtet sich nach der Haltbarkeit der Butter, das sind im Kühlschrank 2 bis 4 Monate. Sie hängt auch von der Art der Butter ab (Sauerrahmbutter ist stabiler) und von der Art der Kräuterzusätze. Beispielsweise verzögern Rosmarin oder Harze das Ranzigwerden und verlängern die Haltbarkeit.

Der warme Kräuterfettauszug mit Butter wird ebenfalls im Kühlschrank aufbewahrt, der warme Butterschmalzauszug kommt in den Vorratsschrank. Er ist bei Zimmertemperatur haltbar.

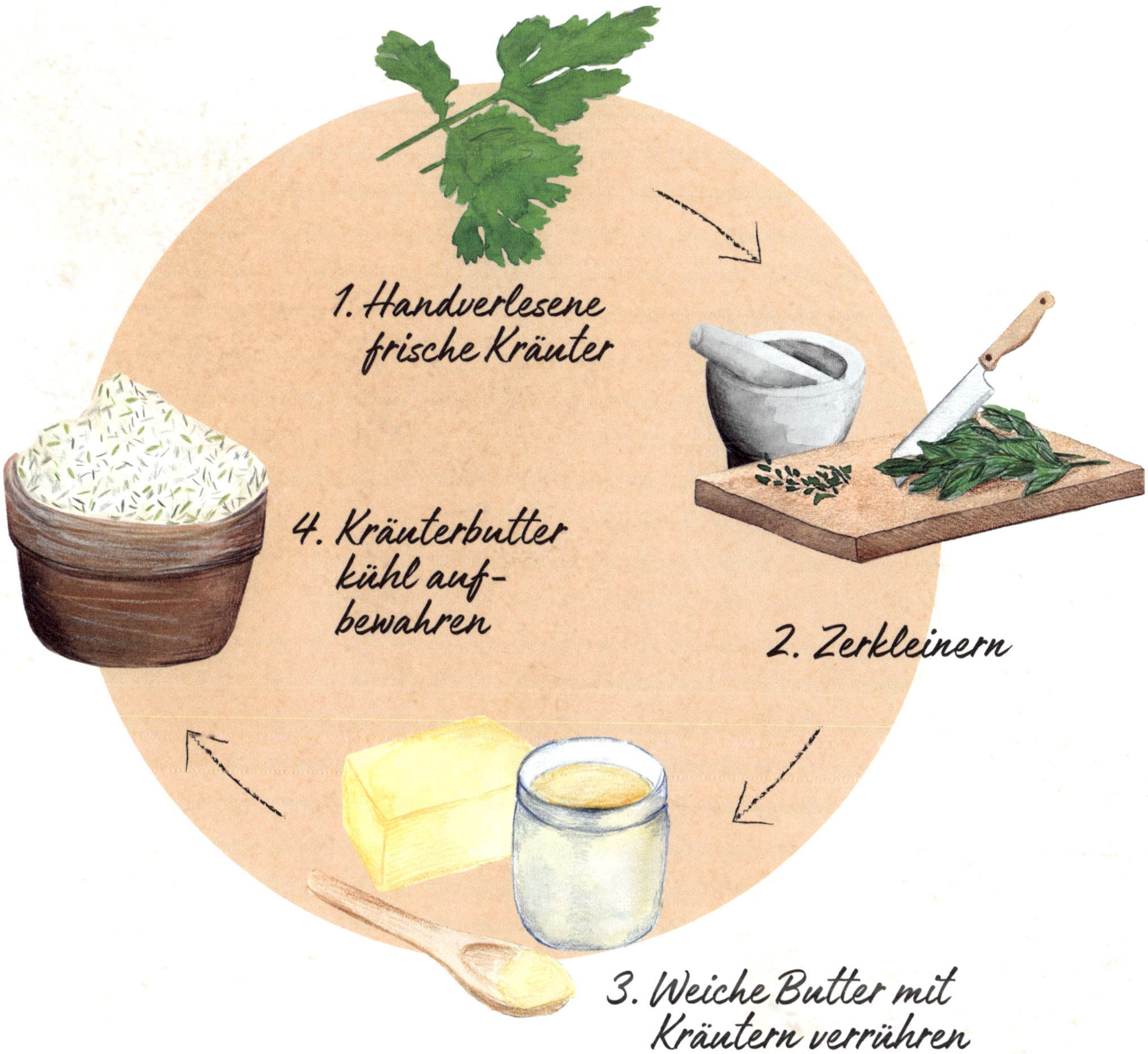
1. Handverlesene frische Kräuter
2. Zerkleinern
3. Weiche Butter mit Kräutern verrühren
4. Kräuterbutter kühl aufbewahren

Varianten

KRÄUTERBUTTERSCHMALZ
Die Butter kann auch durch Butterschmalz ersetzt werden. Kräuterbutterschmalz hat zwar einen anderen Charakter, ist aber noch bekömmlicher.

ZWIEBELSCHMALZ
Für das traditionelle Zwiebelschmalz, das in der Volksmedizin eine große Rolle spielt, wird ein warmer Kräuterfettauszug mit gelber Zwiebel und Schweineschmalz gemacht. Gelbe Zwiebel enthält viele Lauchöle, das sind fettlösliche Scharfstoffe, die gut in das Schweineschmalz übergehen und eine starke entzündungshemmende Wirkung haben. Zwiebelschmalz kann auch mit Butterschmalz zubereitet werden.

KRÄUTERBUTTER MIT PFLANZENBUTTER
Als Basis für die Kräuterbutter kann ebenso pflanzliche Butter verwendet werden. Allerdings fällt der gute Effekt auf die Schleimhaut durch die Buttersäure weg.

ENFLEURAGE
Fettmoleküle lösen praktisch fast von selbst Aromen aus den Pflanzen. Das wird vor allem bei der Enfleurage in der Parfumherstellung genutzt. Dazu werden duftende Blütenblätter zwischen Platten mit neutralem, festem Fett gelegt.

Die fettlöslichen Aromen gehen nun völlig ohne Erwärmung und in unveränderter Form in das Fett über. Die Aromen werden danach durch Auswaschen mit Alkohol gewonnen.

Was beim Zubereiten alles passieren kann

Was auffällt	Mögliche Ursachen	Lösungen
Die Kräuter sind nicht vollständig mit Öl bedeckt.	Die Pflanzenteile sind zu groß, der Luftraum ist zu groß.	Kräuter vor dem Ansetzen zerkleinern: schneiden oder mörsern.
Pflanzenteile, die aus dem Öl herausragen, verfärben sich.	Der Luftraum ist zu groß, es kommt zu Oxidationsreaktionen.	Das Glas vollfüllen, die Kräuter gut zerkleinern.
Schimmel hat sich gebildet.	Die Kräuter waren zu feucht.	Kräuter antrocknen lassen.
Pflanzenteile, die aus dem Öl herausragen, beginnen zu schimmeln.	Die Kräuter waren zu feucht, der Luftraum ist zu groß, Kräuterteile ragen aus dem Öl.	Kräuter antrocknen lassen, das Glas vollfüllen, die Kräuter vollständig mit Öl bedecken.
Der Ölauszug ist trüb.	Die Kräuter wurden zu fein pulverisiert.	Ölauszug stehen lassen, bis sich die Trübung abgesetzt hat.
Beim warmen Butterauszug bilden sich helle Klumpen.	Die restlichen Eiweiße der Butter fallen aus.	Butter nur bis etwa 65 °C erwärmen.
Die Kräuterbutter ist ranzig.	Zu warm gelagert oder zu wenig konservierende Kräuter verwendet.	Im Kühlschrank lagern, Rosmarin, Knoblauch o. Ä. konservierende Kräuter zugeben.
Es sind dunkle feine Brösel im Kräuterfett-Auszug.	Feine Kräuterteilchen sind durch das Sieb gelangt.	Die Kräuter etwas gröber schneiden.
Das Kräuterbutterschmalz hat oben eine weiße Schicht.	Reste von Milcheiweiß sind noch im Butterschmalz.	Das Butterschmalz gut klären.

Verborgene Reaktionen

LICHTREAKTIONEN

Licht tut dem Öl nicht gut. Obwohl Olivenöl einigermaßen lichtstabil ist, ist Lichtschutz stets notwendig. Reaktionen, vor allem mit Luftsauerstoff, laufen im Wesentlichen schneller ab, und sie mindern die Qualität des Öls.

POLARITÄT

Öl ist unpolar und hydrophob. Das bedeutet, Öl fühlt sich nicht zu anderen hingezogen, und es mag kein Wasser. Es mischt sich nur mithilfe eines Lösungsvermittlers, eines Emulgators, mit Wasser. Solche Diplomaten unter den Pflanzenwirkstoffen sind die schäumenden Bestandteile (Saponine), weil sie die Oberflächenspannung herabsetzen und Übergänge schaffen.

Auch Milch oder Obers, die selbst auch aus Wasser und Fettkügelchen bestehen, können eine solche Lösungsvermittlung übernehmen.

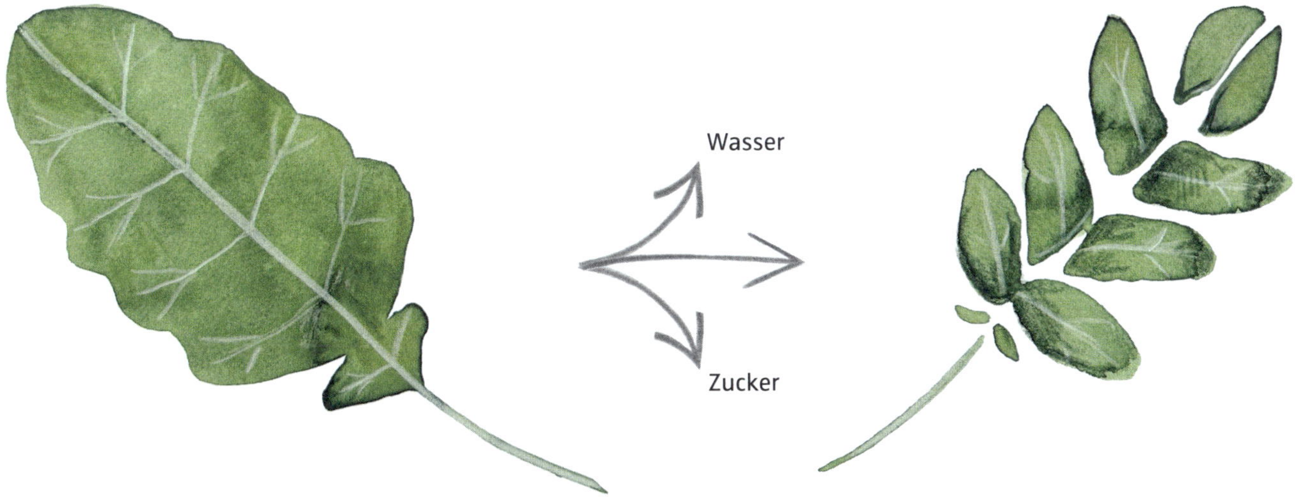

Das ganze Blatt
enthält bittere, wasserlösliche Glucosinolate (Senfölglycoside)

Beim Zerteilen
werden Wasser und Zucker frei, es entstehen scharfe, fettlösliche freie Senföle

PFLANZENWIRKSTOFFE

Ätherische Öle gehen gut in den Ölauszug über. Wundervoll nach Heu duftende **Cumarine** sind ebenfalls gut in Öl löslich.

Orange und kräftig gelbe Farbstoffe, die **Carotinoide,** und die grünen Pflanzenfarben, **Chlorophylle**, sind fettlöslich und gelangen zumindest teilweise in den Ölauszug. Allerdings sind sie unterschiedlich stabil, sodass viele dieser Pflanzenfarben ihre Strahlkraft nicht lange halten.

Harzsäuren und viele flüchtige Bestandteile der Harze sind fettlöslich. Die scharfen **Lauchöle** und **Senföle** sind gut fettlöslich und werden mit Ölen und Fetten eingefangen.

Bitterstoffe, Gerbstoffe, Schleimstoffe, Saponine und Flavonoide sind überwiegend wasserlöslich und gelangen nicht oder nur in sehr geringen Mengen in den Ölauszug.

NÄHRSTOFFE

Fette und Öle bringen essenzielle Fettsäuren mit, die der Körper selbst nicht herstellen kann und deshalb lebensnotwendig sind: Alpha-Linolensäure (ALA), Omega-3-Fettsäure, Linolsäure, Omega-6-Fettsäure. Unsere pflanzlichen Öle in Mitteleuropa sind ziemlich überladen mit Omega-6-Fettsäuren, deshalb ist keine Unterversorgung zu erwarten. Bei Alpha-Linolensäure ist die Lage anders: Wir sollten sie vermehrt beachten und gute Quellen wie Leinsamen, Leinöl, Rapsöl oder Walnüsse nutzen.

Olivenöl, Butter und Butterschmalz von guter Qualität bringen ein ausgewogenes Spektrum an Omega-3-, Omega-6- und Omega-9-Fettsäuren mit.

Die fettlöslichen Vitamine A, D, E und K können wir nur gemeinsam mit Fetten und Ölen aufnehmen. Auch einige Aminosäuren, Proteinbausteine, sind fettlöslich. Fette und Öle spielen aber kaum eine Rolle für die Versorgung mit Proteinen.

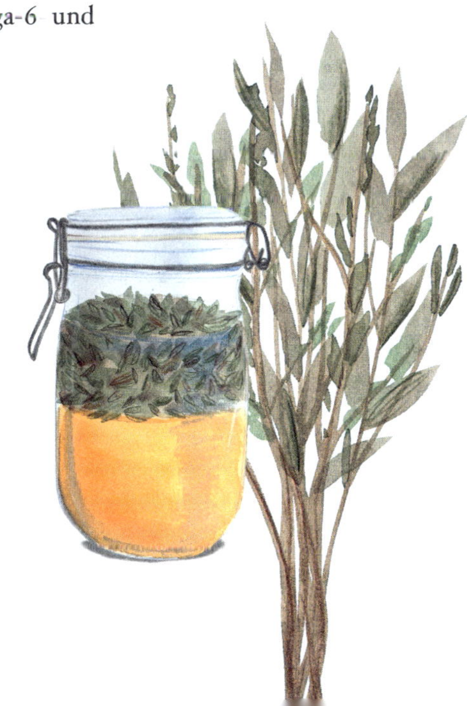

Anwenden

Die gute Dosis

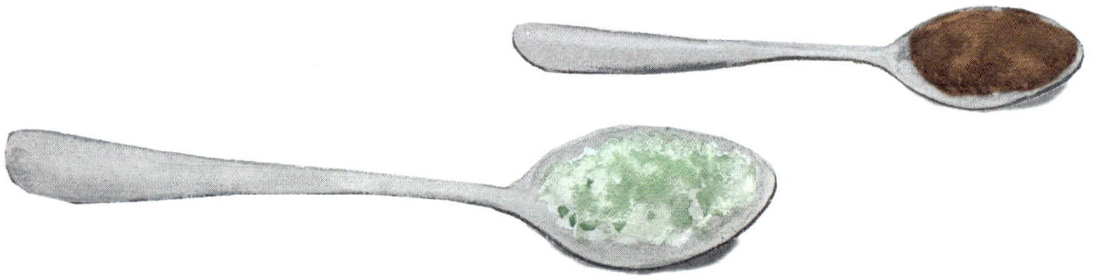

1 Teelöffel oder 1 Esslöffel Ölauszug oder Kräuterfett
pro Anwendung

1 Teelöffel bis 3 Esslöffel
pro Tag

Ölauszüge und Kräuterfette mit Kräutermischungen fügen sich aromatisch in den kulinarischen Alltag ein. Heilkundliche Ölauszüge wie das Johanniskrautöl oder das Nervenöl können innerlich und äußerlich angewendet werden.

Kräuterfette fügen sich in die Speisen ein: Als Brotbelag, zum Gemüse und zu anderen Speisen bringen sie neben ihren erwarteten Wirkungen schmackhafte Aromen. Fettlösliche Pflanzenwirkstoffe nehmen durch die Haut den direkten und schnellen Weg in den Körper. Wir können also selbst entscheiden, ob wir sie essen oder auf Brust, Arminnenseiten oder Fußsohlen schmieren.

Wer den Zwiebelduft nicht mag, hat demnach immer noch die Möglichkeit, das Zwiebelschmalz fern von der Nase durch die Haut wirken zu lassen.

ZUM GUTEN ZEITPUNKT ANWENDEN

Der Ölauszug kann innerlich kulinarisch oder heilsam angewendet werden und äußerlich kosmetisch und heilsam, wobei die Grenzen fließend sind.

INNERLICH UND ÄUSSERLICH ANWENDEN UND VERWENDEN

Innerlich:
- als kulinarischer Bestandteil
- vor den Mahlzeiten pur einnehmen
- zum Ölziehen verwenden

Äußerlich:
- als fette Einreibung
- als Fettsalbe
- als Schüttellotion
- als Badezusatz mit Milch und Honig
- als Emulgator für Bäder

Bewährte Rezepturen

Ringelblumenöl

Zutaten
· 4 EL getrocknete Ringelblumenblüten
· ¼ l Olivenöl

Zubereiten kalter Ölauszug
Die Ringelblumen in ein Schraubglas geben, mit Öl völlig bedecken und zuschrauben. 2 Wochen ausziehen, dann abseihen.

Zubereiten warmer Ölauszug
Die Ringelblumen mit dem Olivenöl erwärmen, nicht köcheln, und mindestens 30 Minuten simmern lassen. Dann abseihen.

Anwenden
Beide Auszüge haben gemischt die beste Wirkung. Das Ringelblumenöl pur, als Einreibung, als Salbe oder als Schüttellotion zur Hautregeneration verwenden. Ringelblumenöl wirkt entzündungshemmend und fördert die Bildung von neuen Hautzellen.

Johanniskrautöl

Zutaten
· 4 EL angetrocknete Johanniskrautblüten und knospen
· ¼ l Olivenöl

Zubereiten
Die Johanniskrautblüten und -knospen quetschen, bis die rote Farbe austritt. Diese in einem Schraubglas mit Olivenöl übergießen und ausziehen, bis das Öl tiefrot ist. Dabei öfter schütteln. Dann abseihen und in eine Flasche füllen.

Anwenden
Bei Verbrennungen ersten Grades, wenn die Haut gerötet oder ganz leicht geschwollen ist, aber noch keine Blasen bildet, und nachdem die Haut gekühlt wurde. Bei Nervenschmerzen, zur Wund- und Narbennachbehandlung, bei Erfrierungen, Juckreiz und trockenen Händen. Das Öl kann gut mit Jojobaöl oder Wachs zu einer Fettsalbe gemacht werden.

Nervenöl

Zutaten
· 1 EL getrockneter Rosmarin, gemörsert
· 1 EL getrockneter Thymian, gemörsert
· 1 EL getrocknete Kamillenblüten, gemörsert
· 2 Lorbeerblätter, gebrochen
· 200 ml Olivenöl
· 10 ml Jojobaöl

Zubereiten
Die Kräuter mit Olivenöl übergießen und 2 Wochen ziehen lassen. Dann abseihen, mit Jojobaöl mischen und in eine dunkle Flasche füllen.

Anwenden
Einige Tropfen des Nervenöls auf die Handfläche geben und damit die Hände, die Arminnenseiten, die Schläfen oder die Fußsohlen einreiben. Auch sehr gut als Schüttellotion verwendbar.

Grünes Kräuteröl zum Ölziehen

Zutaten
- 2 EL kaltgepresstes Kokosöl oder anderes kaltgepresstes Öl
- 1 TL Thymianzweige, gehackt
- 1 TL Salbeiblätter
- 1 TL Rosmarinzweig, gehackt

Zubereiten
Kokosöl und Kräuter in ein Glas geben und für eine Stunde bei 60 °C ins Backrohr stellen. Dann abseihen und in ein Schraubglas füllen.

Anwenden
1 TL Ölzieh-Kräuteröl in den Mund nehmen und 10 bis 15 Minuten wirken lassen. Dabei das Öl im Mund bewegen.

Weihrauchöl

Zutaten
- 200 g Olivenöl
- 4 EL Weihrauch
- 2 EL Wacholderbeeren, angequetscht
- 4 g Bienenwachs

Zubereiten
Das Olivenöl erwärmen und Weihrauch und Wacholderbeeren darin 30 bis 60 Minuten warm ziehen lassen. Dann abseihen und das Bienenwachs darin auflösen.

Anwenden
Bei Gelenkschmerzen durch abgenutzte Gelenke, bei rheumatischen Beschwerden oder bei Nackenverspannungen mit dem Weihrauchöl einreiben.

Würzöl

Zutaten
- 1 Thymianzweig, trocken
- 1 Rosmarinzweig, trocken
- 2 Knoblauchzehen
- 1 Stück Chili
- einige schwarze Pfefferkörner
- 1 Prise Salz
- ½ l Olivenöl

Zubereiten
Kräuter und Gewürze in die Flasche geben und mit Olivenöl übergießen.

Verwenden
Das Würzöl kann bereits nach ein paar Tagen verwendet werden, Kräuter und Gewürze bleiben in der Flasche.

Paprika-Öl

Zutaten
- 100 g Olivenöl
- 1 Stück roter Paprika

Zubereiten
Olivenöl und Paprika grob mixen, auf 60 °C erwärmen und über Nacht ziehen lassen. Am nächsten Tag abseihen.

Verwenden
Kulinarisch verwenden.

Kulinarische Salatölmischung

Zutaten
- 240 g Olivenöl mit kaltem Kräuterauszug (Thymian, Rosmarin, Salbei)
- 240 g Walnussöl
- 20 g Borretschöl

Zubereiten
Die Kräuter in Olivenöl ansetzen und ein bis zwei Wochen ausziehen. Dann abseihen und mit Walnuss- und Borretschöl mischen.

Verwenden
Für Salate. Die Zusammensetzung der Öle bringt Omega-3-Fettsäuren aus Walnüssen und Gamma-Linolensäure aus Borretsch mit, die bei trockener und schuppiger Haut helfen.

Kräuterbutter

Zutaten
- 100 g Butter
- 2 EL gemischte Kräuter, gehackt
- 1 Knoblauchzehe, gehackt
- 1 EL Zitronensaft
- Salz
- Pfeffer

Zubereiten
Alle Zutaten mixen und in ein Glas geben.

Verwenden
Die Kräuterbutter kulinarisch verwenden.

Grippebutter

Zutaten
- 1 EL getrockneter Thymian oder 2 EL frischer Thymian
- 1 Knoblauchzehe, gepresst
- 1 TL Honig
- 100 g Sauerrahmbutter

Zubereiten
Den Thymian klein hacken und mit Knoblauch und Honig in die weiche Butter rühren.

Anwenden
Dreimal täglich 1 TL der Grippebutter pur oder mit einem kleinen Stück Brot essen.

Thymianbutter-Auszug

Zutaten
- 100 g Butter
- 1 EL getrockneter Thymian oder 2 EL frischer Thymian
- 1 TL Honig
- 1 Msp. Fichtenharz (optional)

Zubereiten
Die Butter erwärmen und den Thymian darin eine Viertelstunde ziehen lassen. Abseihen und Honig und evtl. Fichtenharz einrühren. Die Thymianbutter in ein Schraubglas füllen, auskühlen lassen und im Kühlschrank lagern.

Anwenden
Kleine Mengen Thymianbutter (haselnussgroß) über den Tag verteilt essen oder auf die Brust schmieren.

Johannisbeerbutter

Zutaten
- 125 g Butter
- 1 Handvoll frische oder tiefgekühlte Schwarze Johannisbeeren
- Ingwer, gehackt
- etwas Honig

Zubereiten
Alle Zutaten in der Küchenmaschine fein mixen.

Anwenden
Die Johannisbeerbutter mit Brot essen.

Maiwipfelbutter

Zutaten
- 150 g Butter
- 15 g Fichtenwipfel
- 1 TL Salz
- 1 TL Zitronenschale (gelb und weiß), fein gerieben
- 1 TL getrocknete Tomaten, gehackt

Zubereiten
Alle Zutaten in die weiche Butter mixen und kühl stellen.

Anwenden
Als Brotaufstrich oder zu Kartoffeln essen.

Butterschmalz – Ghee

Zutaten
- 1 kg Butter

Zubereiten
Die Butter in einem Topf langsam schmelzen, sie darf nicht braun werden. Dann einmal aufkochen, die Temperatur zurückschalten und mindestens 30 Minuten ganz leicht köcheln lassen. Die milchigen Teile sollen klar und goldgelb werden, dann wird alles durch ein Tuch abgeseiht.

Anwenden
Butterschmalz, das reine Milchfett, ist sehr bekömmlich und bei Zimmertemperatur gut haltbar. Es bis bis 200 °C stabil und kann gut zum Kochen und Braten verwendet werden. Es hat außerdem hervorragende Eigenschaften für die Hautpflege, man erhält eine sahnige, nicht fettende Hautcreme für den Körper.

Zwiebelschmalz

Zutaten
- 1 gelbe Zwiebel
- 2 EL Schweineschmalz
- 1 Geschirrtuch
- 1 Handtuch
- 1 Wolldecke

Zubereiten
Die Zwiebel schälen und hacken. Das Schmalz in einem Topf oder einer Pfanne erwärmen, die Zwiebel andünsten und danach überkühlen lassen.

Anwenden
Zwiebel-Fett-Masse auf handgroße Fläche am Geschirrtuch streichen, zusammenschlagen und auf die Brust legen. Temperatur beachten und mit Handtuch und Wolldecke abdecken.

Ringelblumensalbe

Zutaten
- 200 g Olivenöl
- 4 EL getrocknete Ringelblumenblüten
- 40 g Bienenwachs

Zubereiten
Olivenöl mit den Ringelblumen erwärmen und mindestens 30 Minuten warm ausziehen. Dann abseihen und Bienenwachs darin schmelzen. Die Salbe in einen Glastiegel füllen, auskühlen lassen und zuschrauben.

Anwenden
Die Ringelblumensalbe hilft bei Entzündungen und fördert die Regeneration der Haut. Sie ist auch eine fettige Pflegesalbe.

Pechsalbe

Zutaten
- 200 g Olivenöl
- 60 g Harze von Nadelbäumen
- 1 EL getrocknetes Schafgarbenkraut
- 1 EL getrocknete Ringelblumenblüten
- 40 g Bienenwachs

Zubereiten
Olivenöl mit Harz und Kräutern erwärmen und mindestens 30 Minuten warm ausziehen. Dann abseihen und Bienenwachs darin schmelzen. Die Salbe in einen Glastiegel füllen, auskühlen lassen und zuschrauben.

Anwenden
Die Pechsalbe hilft bei kleinen Schürf- oder Schnittwunden und wärmt an kalten Tagen.

Glossar

ANGREIFEN
Mit Händen ohne Handschuhe bearbeiten und dabei Erkenntnisse gewinnen

AUFLÖSEN
Mit einer Flüssigkeit verbinden, die festen Anteile zerfallen oder zergehen lassen

AUSZUG
In einem Auszug oder Extrakt zieht das Extraktionsmittel (Alkohol, Essig, Öl oder anderes) die Inhaltsstoffe aus den Pflanzenteilen heraus. Oft sind diese Inhaltsstoffe dann gelöst und bioverfügbarer als vorher.

BACTERIOCINE
Proteine oder Teile von Proteinen, die von Bakterien gebildet werden, um andere Bakterien zu vertreiben

BRECHEN
Zerkleinern von getrockneten Kräutern

CASEIN
Protein der Milch, das durch Lab oder Säure gerinnt und den Käsebruch bildet

DIFFUSION
Ein selbständig ablaufender Prozess, bei dem sich zwei oder mehrere Stoffe vollständig durchmischen

DÖRREN
Dürr machen, ausdorren, austrocknen, meistens in Zusammenhang mit dem Konservieren von Lebensmitteln

DROGEN
Pharmazeutische Bezeichnung für getrocknete Heilpflanzen

DRÜCKEN
Mit den Handflächen, dem Handballen oder mit Hilfsmitteln Druck ausüben

EINLEGEN
Beim Einlegen werden die Kräuter im Gegensatz zum Fermentieren nicht belebt, sondern konserviert. Die Substanz, in die eingelegt wird, kann die Lebensmittel einigermaßen in der Qualität erhalten; beispielsweise in Essig eingelegt und mit Salzlake.

EXTRAKT, EXTRACTUM
Siehe → Auszug

FÜHLEN
Sich ein Gespür verschaffen

GARNIEREN
Optisch schön anrichten

GEMAHLENE KRÄUTER
Mehr oder weniger feines Pulver von Kräutern

HAND ANLEGEN
Mit Händen ohne Handschuhe bearbeiten

HANDBALLEN
Das Werkzeug zum gefühlvollen Druck-Ausüben auf Kräuter, Teige usw.

HYDROLAT, HYDROSOL, AQUAROM
Pflanzenwasser, das durch Wasserdampfdestillation hergestellt wurde

INDIKATION
Heilanzeige

INERT
Träge, wenig reaktionsfreudig; in Zusammenhang mit Verpackung ist es Material, das kaum mit dem Inhalt reagiert

KEIMLINGE
Junge Pflanzen, die sich gerade aus dem Keim entwickeln

KNÖDELN
Kugeln formen

KRÄUTER, GEWÜRZE UND PFLANZLICHE LEBENSMITTEL
Der Einfachheit halber werden die verwendeten Pflanzenteile im Buch meistens als »Kräuter« bezeichnet, auch wenn Gewürze und andere pflanzliche Lebensmittel gemeint sind.

KÜCHENSCHERE
Schere, die in der Küche für Lebensmittel verwendet wird

LACTOSE, LAKTOSE
Milchzucker, besteht aus zwei Zuckern: Glucose und Galactose

LACTULOSE
Besteht aus zwei Zuckern: Galactose und Fructose

LICHTGESCHMACK
Unter Einfluss von Tageslicht verändert sich der Proteinbaustein Methionin und damit der Geschmack von Milch und Milchprodukten.

LUFTTROCKNEN
An einem schattigen Ort mit leichter Luftbewegung trocknen

MAZERAT
Kalter Auszug aus Kräutern oder Gewürzen, meistens mit Wasser oder Öl

MICROGREENS
Kleine, einige Tage alte Pflänzchen

MOLKENPROTEINE
Hochwertige Proteine der Milch, die überwiegend beim Gerinnen der Milch (Käseherstellung) in der Molke bleiben, auch im Magen klumpen sie kaum und bleiben in Lösung.

MÖRSERN
Im Mörser zerkleinern

MUSEN
Zu Mus verarbeiten

OSMOSE
Das Bestreben nach Ausgleich auf beiden Seiten einer halbdurchlässigen Membran, bis auf beiden Seiten gleich viele Teilchen schwimmen

POSTBIOTIKA
Inaktive oder tote Probiotika oder deren Stoffwechselprodukte oder mikrobiellen Bestandteile

PRÄBIOTIKA
Unverdauliche Kohlenhydrate und Flavonoide, die das Wachstum der Mikroben fördern

PROBIOTIKA
Lebende, gesundheitsfördernde Mikroorganismen

QUETSCHEN UND ANQUETSCHEN
Im Mörser oder auf dem Schneidbrett mit Messer oder Löffel andrücken oder zerdrücken

RAHM, OBERS
Sahne, Milchprodukt mit hohem Fettanteil

RAUCHTROCKNEN
Trocknen mit Kontakt zu Rauch aus bestimmten Hölzern

REIFEN
Die fertige Zubereitung ruhen und damit besser werden lassen

REISSEN
Blätter händisch zerkleinern

ROLLEN
Halbtrockene Blätter oder Blüten einrollen

SCHNÜFFELN
Daran riechen in kurzen und schnellen Episoden

SIMMERN
Knapp unter dem Siedepunkt köcheln

SPROSSEN
Junge Austriebe aus einer gekeimten Pflanze

STREIFELN
Abstreifen der Blätter vom Stängel

SYNBIOTIKA
Lebensmittel mit Probiotika und Präbiotika

TRÄNKEN
Sich mit einer Flüssigkeit vollsaugen lassen

WALKEN
Mit dem Nudelholz oder anderen Rollen bearbeiten

WUZELN
Zwischen den Fingern oder Händen drehen, rollen, formen

ZERBRÖSELN
Zwischen den Fingern, in einem Mörser oder einer Mühle getrocknete Pflanzen zerreiben

ZERREIBEN
Mit den Händen, Fingern oder Hilfsmitteln in Pulverform überführen

ZERRUPFEN
Pflanzenteile händisch zerkleinern

Literatur

ALLGEMEINE GRUNDLAGEN

Biesalski H.-K., Bischoff S.C., Pirlich M., Weimann A.: Ernährungsmedizin. Nach dem neuen Curriculum Ernährungsmedizin der Bundesärztekammer. 5. Auflage, Georg Thieme Verlag, Stuttgart, 2018.

Buchart K.: Nutrazeutika – Heilende Nahrungsmittel, Kräuter und Gewürze. TRIAS, 2023.

Buchart K.: Traditionelle biogene Arzneimittel im Pinzgau. Dissertation an der Naturwissenschaftlichen Fakultät der Universität Salzburg, 2011.

Bühring U.: Lehrbuch Heilpflanzenkunde: Grundlagen – Anwendung – Therapie. Haug, 2024.

DEBInet Deutsches Ernährungsberatungs- und Informationsnetz: https://www.ernaehrung.de/lebensmittel/ (abgerufen am 9.8.2024); Nährwerte.

Ebermann R., Elmadfa I.: Lehrbuch Lebensmittelchemie und Ernährung. Springer Wien New York, 2. Auflage, 2011.

Elmadfa I., Leitzmann C.: Ernährung des Menschen. Verlag Eugen Ulmer, Stuttgart, 5. Auflage, 2015.

Grassberger M.: Das unsichtbare Netz des Lebens. Wie Mikrobiom, Biodiversität, Umwelt und Ernährung unsere Gesundheit bestimmen. Residenz Verlag, 2021.

Katz S. E.: Die Kunst des Fermentierens. Eine tiefgreifende Erforschung grundlegender Konzepte und Prozesse aus aller Welt. Kopp Verlag, 2015.

Madaus G.: Lehrbuch der biologischen Heilmittel. 11 Bände. Mediamed Verlag, Ravensburg, Nachdruck der Ausgabe 1938.

Österreichisches Lebensmittelbuch (Codex Alimentarius Austriacus): www.lebensmittelbuch.at/ (abgerufen am 9.8.2024). Im Österreichischen Lebensmittelbuch sind Sachbezeichnungen, Begriffsbestimmungen, Untersuchungsmethoden und Beurteilungsgrundsätze sowie Richtlinien für das Inverkehrbringen von Waren online abrufbar.

Sennett R.: Handwerk. Berlin Verlag GmbH, Berlin, 2008.

Sticher O., Heilmann J., Zündorf I.: Pharmakognosie – Phytopharmazie. Begründet von Rudolf Hänsel und Ernst Steinegger. 10., völlig neu bearbeitete Auflage. Wissenschaftliche Verlagsgesellschaft Stuttgart, 2015.

Vierich T., Vilgis T.: Aroma. Stiftung Warentest, Berlin, 2017.

TROCKNEN

Bösch Y., Britt E., Perren S., Naef A., Frey J. E., Bühlmann A.: Dynamics of the Apple Fruit Microbiome after Harvest and Implications for Fruit Quality. Microorganisms. 2021 Jan 28;9(2):272. doi: 10.3390/microorganisms9020272. PMID: 33525588; PMCID: PMC7912366.

Gruber, B.: Die kleine Permakultur-Fibel, Öst. Waldgarten-Institut.

Lorenz-Ladener C.: Dörren – Aroma pur. Ökobuch Verlag, 2. Auflage, 2019.

Mitchell A.E., Hong Y.J., Koh E., Barrett D.M., Bryant D. E., Denison R.F., Kaffka S.: Ten-year comparison of the influence of organic and conventional crop management practices on the content of flavonoids in tomatoes. J. Agric Food Chem 55(15), 6154-9, 2007.

Wassermann B., Abdelfattah A., Cernava T., Wicaksono W., Berg G.: Microbiome-based biotechnology for reducing food loss post harvest. Curr Opin Biotechnol. 2022 Dec;78:102808. doi: 10.1016/j.copbio.2022.102808. Epub 2022 Sep 29. PMID: 36183451.

Zhimo V. Y., Kumar A., Biasi A., Abdelfattah A., Sharma V. K., Salim S., Feygenberg O., Bartuv R., Freilich S., Whitehead S. R., Wisniewski M., Droby S. Assembly and dynamics of the apple carposphere microbiome during fruit development and storage. Front Microbiol. 2022 Aug 9;13:928888. doi: 10.3389/fmicb.2022.928888. PMID: 36016781; PMCID: PMC9395710.

KRÄUTERTEE

Bäumler S.: Heilpflanzenpraxis heute. Band 1: Arzneipflanzenporträts. Urban & Fischer, München, 2012.

Bäumler S.: Heilpflanzenpraxis heute. Band 2: Rezepturen und Anwendung. Urban & Fischer, München, 2013.

Blaschek W. (Hrsg.): Wichtl – Teedrogen und Phytopharmaka. Ein Handbuch für die Praxis. Wissenschaftliche Verlagsgesellschaft, Stuttgart, 6. Auflage, 2016.

Lozak A., Sołtyk K., Ostapczuk P., Fijałek Z.: Determination of selected trace elements in herbs and their infusions. Sci Total Environ. 2002 Apr 22;289(1–3):33–40. doi: 10.1016/s0048-9697(01)01015-4. PMID: 12049404.

Schilcher H., Kammerer S., Wegener T.: Leitfaden Phytotherapie. Urban & Fischer Verlag/Elsevier GmbH, 5. Auflage, 2016.

DÜFTE

Bader M.: Räuchern mit heimischen Kräutern. Anwendung, Wirkung und Rituale im Jahreskreis. Arkana, 2008.

Haider H.: Räuchern mit Kräutern und Harzen. Servus Verlag, 2014.

Wabner D.: Aromatherapie. Grundlagen, Wirkprinzipien, Praxis. Urban & Fischer, 2012.

ALKOHOLISCHE AUSZÜGE

Apotheker Roland Andre, Lindenapotheke, Kellerstraße 38, 85276 Pfaffenhofen.

Keil G. (Hrsg.): Das Lorscher Arzneibuch. In 2 Bänden. Wissenschaftliche Verlagsgesellschaft Stuttgart, 1989.

Stern C.: Die Heilkraft der Pflanzenknospen. Gemmotherapie entdecken und anwenden. TRIAS, Stuttgart, 2015.

MEDIZINALESSIGE UND OXYMELE

Berg A.: Zum glykämischen Index von deutschen Honigsorten. Ernährungs Umschau 12, 2008.

Brauneder M., Buchart K.: Auf Vorrat. Servus Verlag, 2023.

Buchart K.: Essig natürlich vergoren. Einlegen, Ausziehen, Säuern und Kochen. Servus Verlag, 2021.

Malle B., Schmickl H.: Essig herstellen als Hobby. Verlag Die Werkstatt, 2015.

Redzepi R., Zilber D.: Das Noma-Handbuch Fermentation. Verlag Antje Kunstmann, 2019.

ÖLAUSZÜGE UND KRÄUTERFETTE

Buchart K.: Harz- und Pechsalben. Servus Verlag, 2. Auflage, 2023.

Gerhold U.: Pflegende Körperöle. Servus Verlag, 2019.

Loferer Rezeptbüchl, Handschrift aus dem 18. Jahrhundert.

MILCHAUSZÜGE

Forschungsanstalt Agroscope Liebefeld-Posieux ALP, Eidgenössisches Volkswirtschaftsdepartement: https://www.fml-schweiz.ch/pdf/Schaf_Ziegenmilch.pdf (abgerufen am 11. 3. 2024); Zusammensetzung von Kuh-, Ziegen- und Schafmilch.

Karakan T., Tuohy K. M., Janssen-van Solingen G.: Low-Dose Lactulose as a Prebiotic for Improved Gut Health and Enhanced Mineral Absorption. Front Nutr. 2021 Jul 27;8:672925. doi: 10.3389/fnut.2021.672925. PMID: 34386514; PMCID: PMC8353095.

Kormesser P.: Milch und ihre Inhaltsstoffe. Diplomarbeit zum akademischen Grad Magistra der Naturwissenschaften (Ernährungswissenschaften) an der Universität Wien, 2009.

KRÄUTERSALZE UND SOLEAUSZÜGE

Unterrichtsmaterialien Lehrgang »Pflanzenheilkunde« im Schloss Goldegg und im Kräuterkraftwerk in Steinakirchen am Forst.

KRÄUTERHONIG, KRÄUTERZUCKER UND SIRUPE

Berg A.: Zum glykämischen Index von deutschen Honigsorten. Ernährungs Umschau 12, 2008.

Budwig J.: Die Öl-Eiweiß-Kost. Sensei Verlag, Kernen, 8. Auflage, 2007.

Kienbauer W.: Maiwipfelsaft und Franzbranntwein. Projektarbeit Lehrgang Angewandte Pflanzenheilkunde, EIAP, 2024.

FERMENTIERTE TEES, FERMENTIERTE KRÄUTER UND SPRUDEL

Brauneder M., Buchart K.: Auf Vorrat. Servus Verlag, 2023.

Lorenz-Ladener C.: Milchsauer eingelegt. Gemüse gesund und schnell haltbarmachen. Ökobuch Verlag, 2016.

HYDROLATE

Catty S.: Hydrosols: The Next Aromatherapy. Healing Arts Press, 2001.

Glaser Ch.: Das Sachranger Rezeptbuch. S. Kirzel Verlag, Stuttgart, 2006, 2 Bände. Edition und Kommentar der Arzneiverordnungen in einer volksmedizinischen Handschrift des ausgehenden 18. und beginnenden 19. Jahrhunderts aus dem Nachlass des Peter Huber (Müllner-Peter) von Sachrang im Chiemgau.

Kleindienst-John I.: Hydrolate. Sanfte Heilkräfte aus Pflanzenwasser. Freya, 2012.

Malle B.: Ätherische Öle und Hydrolate destillieren. Anleitung – In 6 Schritten zum eigenen Öl und Hydrolat. e-book, 2023.

ANREGUNGEN ZU REZEPTEN

Hans Webersberger, Küchenmeister

Christl Kurz, Bioköchin, Biohotel Kurz, Berchtesgaden

Roland Pejcl, Physiotherapeut

Heilwissenerhebung in der Eisenstraße Niederösterreich

Bezugsquellen

JUNGPFLANZEN, SAMEN UND PFLANZENRARITÄTEN

Versuchsstation für Spezialkulturen Wies
Bestellungen von Jungpflanzen und Samen jeweils Jänner bis Februar, www.agrar.steiermark.at/cms/ziel/95125/DE/

Arche Noah
www.arche-noah.at

Rühlemann's Kräuter und Duftpflanzen
Umfangreicher Katalog zum Downloaden: www.kraeuter-und-duftpflanzen.de

Reinsaat
www.reinsaat.at

MATERIALIEN UND ROHSTOFFE

CreativCosmetik Waltraud Rettenbacher
Ganshofstraße 6
5020 Salzburg
www.creativ-cosmetik.at

Rohstoffe, Weinsäure, Apfelsäure
Großdrogerie Wilhelm Neuber's Enkel
Linke Wienzeile 152
1060 Wien
www.neubers-enkel.at

Steinsalz
Landkaufhaus Mayer Siegsdorf
www.landkaufhausmayer.de

Filter aus Papier
Milchfilter vom Lagerhaus

Bioweingut Staringer
Hauptstraße 17
2262 Stillfried
www.weingut-staringer.at

Wein von Ploder Rosenberg
Unterrosenberg 86
8093 St. Peter am Ottersbach
www.ploder-rosenberg.at

VERPACKUNGEN UND GLÄSER

www.etivera.at
www.packari.com
www.glaeserundflaschen.de

Über die Autorin

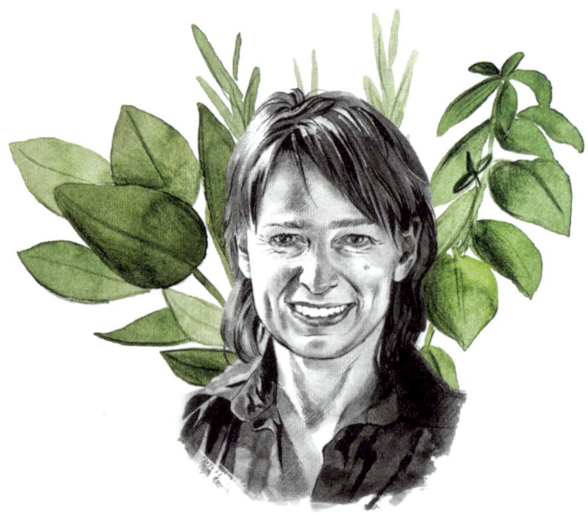

Karin Buchart verbindet das Heilpflanzen-Erfahrungswissen aus den Alpen mit der zeitgemäßen Ernährungswissenschaft und bringt es in eine alltagstaugliche Form. Zwanzig Jahre nach ihrer Heilwissenserhebung im Pinzgau versucht sie die handwerklichen Abläufe für wirksame Kräutermedizin zu beschreiben und darzustellen.

Karin Buchart ist Ernährungswissenschaftlerin, Autorin mehrerer Bücher und Kolumnistin im Magazin »carpe diem«. Mehr als zehn Jahre war sie Lehrbeauftragte an der Universität Salzburg und hat die Reihe »Naturapotheke« im Magazin »Servus in Stadt und Land« geschrieben, die auch als Buch veröffentlicht wurde. Sie hat das Europäische Institut für Angewandte Pflanzenheilkunde mitbegründet und den Lehrgang Pflanzenheilkunde Praktikerin entwickelt, der im Schloss Goldegg und in Steinakirchen am Forst angeboten wird.

www.buchart.at
Instagram: @karin_buchart
Facebook: facebook.com/drkarinbuchart

Viele Impulse bauen ein Gesamtbild: Danke an alle Wegbegleiterinnen!

Alles ist im Fluss – Kräuter und Heilpflanzen haben sich seit Jahrtausenden an die Lebensbedingungen in der Natur angepasst, und wir haben ebenso lange versucht, sie in der wertvollsten Form für uns zu nutzen. Wir haben sie aufgespürt, beobachtet, daran gerochen und sie gekostet. Dabei hat jede und jeder etwas anderes gefühlt. Wenn Kräuterfrauen zusammenkommen, wird das Wissen ausgetauscht, abgeglichen und oft auch viel darüber diskutiert.

Im Jahr 2005 habe ich begonnen, das alte Heilwissen meiner Pinzgauer Heimat zu erfragen und zu erforschen. Die Heilwissenserhebung, das Kernstück meiner Doktorarbeit, war eine inspirierende Zeit, in der sich eine neue Welt für mich eröffnet hat. Ich durfte heilpflanzenerfahrene Pinzgauerinnen und Pinzgauer besuchen und mir erzählen lassen, was sie so mit Kräutern für ihre Gesundheit tun.

Die Erfahrungen mit Heilkräutern sind sehr unterschiedlich und manchmal sogar verwirrend. Nach vielen Jahren wird langsam ein roter Faden erkennbar, die Quintessenz sozusagen, ein Gefühl des Verstehens. Alles wird klarer und einfacher. Der riesige Haufen an Informationen und Erfahrungswissen, der am Anfang eines solchen Weges liegt, ordnet sich.

Ich möchte mich an dieser Stelle bei den vielen Wegbegleiterinnen bedanken, die ihre Überlegungen mit mir geteilt, mich begleitet und bereichert haben. Bei den unzähligen Seminarteilnehmerinnen und Lehrgangsbesucherinnen. Und ganz besonders bei Michael Payer, mit dem ich das TEH-Projekt 2005 in die Welt setzen und auf einen guten Weg bringen konnte. Zu Beginn verhalfen mir die Betreuer meiner Doktorarbeit, Josef Thalhamer und Reinhard Bachleitner, auf einen wissenschaftlich fundierten Weg, danach konnte ich so vieles von Bäuerinnen, Köchen, Therapeuten, Apothekerinnen und Ärztinnen lernen. Ihnen allen gilt mein herzliches Danke!

Bei den Pädagoginnen der HBLW Saalfelden, stellvertretend bei Margit Brauneder und Waltraud Galle, möchte ich mich ebenso bedanken wie bei Anni Eder-Riedl, Silke Stöckl und Christine Stegfellner für die vielen Stunden in der Natur und die Diskussionen über Heilpflanzen. Bei Holly Mickey und Christine Schnaitmann sowie der ganzen Gruppe rund um sie für die vielen und ganzheitlichen Impulse und die fröhlichen Stunden auf der Alm. Bei Monika Vesely, Thomas Pollak und Christof Dietrichsteiner vom Europäischen Institut für Angewandte Pflanzenheilkunde, kurz EIAP, mit denen ich einen ganz neuen Gedankenraum eröffnen konnte, in dem der Lehrgang Pflanzenheilkunde Praktikerin entstand. Die Zusammenarbeit mit den Trainerinnen des Lehrgangs brachte innovative Weiterentwicklungen. Vielen Dank an die Bildungsanbieter, allen voran Schloss Goldegg und WIFI Salzburg, sowie an die Servus-Medien, die Plattformen bieten, um das Thema Kräuter professionell zu transportieren. Und nicht zuletzt danke ich meiner Familie für das Vertrauen, viele Kräuterzubereitungen noch während der Entwicklung auszuprobieren!

Sämtliche Angaben in diesem Werk erfolgen trotz sorgfältiger Bearbeitung ohne Gewähr. Eine Haftung des Autors beziehungsweise des Herausgebers und des Verlags ist ausgeschlossen.

1. Auflage
© 2024 Benevento Verlag bei Benevento Publishing Salzburg – Wien,
einer Marke der Red Bull Media House GmbH, Wals bei Salzburg

Alle Rechte vorbehalten, insbesondere das des öffentlichen Vortrags, der Übertragung durch Rundfunk und Fernsehen sowie der Übersetzung, auch einzelner Teile. Kein Teil des Werkes darf in irgendeiner Form (durch Fotografie, Mikrofilm oder andere Verfahren) ohne schriftliche Genehmigung des Verlages reproduziert oder unter Verwendung elektronischer Systeme verarbeitet, vervielfältigt oder verbreitet werden.
Gesetzt aus der: Hoefler, Zwo Pro, Authenia

Medieninhaber, Verleger und Herausgeber:
Red Bull Media House GmbH
Oberst-Lepperdinger-Straße 11–15
5071 Wals bei Salzburg, Österreich

Illustrationen Cover: Julia Zott
Illustrationen Innenteil: Veronika Halmbacher
Autorenillustration S. 230: Roland Vorlaufer
Umschlaggestaltung: Matthias Preindl
Layout und Satz: Michael Mickl
Lektorat: Sophia Angerer
Korrektorat: Monika Hasleder, Petra Hannert, Billy Kirnbauer-Walek
Lithografie: Josef Mühlbacher

Gedruckt von Neografia in der Slowakei
ISBN: 978-3-7104-0386-6